개정판

허브 및 아로마테라피

박 권 우

선 진 문 화 사

머 리 말

21세기 웰빙시대를 맞아 인간친화적인 각종 기능성 산물이 소개되면서 허브제품이 새로운 대표적인 웰빙산물로서 많은 분들에게 사랑을 받고 있다.

허브가 급속하게 일반인들에게 인기가 있는 새로운 식물로서 자리매김하게 된 것은 일반 약제와 달리 수천 년 전부터 사용되어 와서 부작용이 없이 인간의 건강기능 회복과 증진에 효과가 있기 때문이다. 그래서 학계와 산업체에서도 이 분야의 연구가 증가되고 있다. 또한 농가에서도 FTA이후 한국 농업변화 속에 약용 및 식용 허브가 새로운 작목으로서 관심의 대상이 되고 있는 시점에 와 있다.

필자는 이와 같은 21세기의 변화를 예상하고, 한편으로 허브연구와 재배의 활성화를 위하여 1999년에 한국허브연구회를 구성해서 200여 회원을 모아 년 1회씩 심포지움을 개최하게 된 것도 큰 성과의 하나이다. 그 동안 필자의 실험실에서는 5명의 허브박사와 10여명의 허브관련 석사를 배출하고 수많은 허브관련 논문을 발표하여 국내에서는 이 분야 최고의 연구실이 되었다. 민간부분에서는 국내에 160여 곳의 허브농장들이 생기고, 허브관련 제품 판매망도 전국적으로 많이 개설되어 허브산업이 큰 발전을 하고 있다.

이와 같이 국내 허브산업이 대학과 관심 있는 사람들의 적극적인 노력으로 발전의 초석을 구축하는 한편 90년 말부터 허브 또는 기타 약용식물에서 추출한 에센셜오일(Essential oil)을 이용한 아로마테라피가 한국 아로마테라피 연구회가 중심이 되어 처음 소개되었다. 이는 원예치료와 함께 21세기 자연치료요법으로 자리매김 할 수 있는 새로운 분야라고 볼 수 있다. 그래서, 2005년 한국허브연구회와 아로마테라피 연구회가 합심하여 한국 허브・아로마테라피 학회가 창립되어 매년 정기적인 학회활동을 하면서 학회지도 발간되고 있다.

그러나 허브산업과 아로마테라피 산업은 독자적이 아니고 밀접한 관계를 가지고 상호보완적으로 발전이 요구되는 바, 관심 있는 학계, 소비자, 농가들을 위해서 양 분야를 모두 다루는 새로운 서적의 필요성이 대두되었다.

그래서 현대인을 스트레스로부터 구하며 건강을 증진시킬 수 있는 허브와 아로마테라피를 공부하는 학생뿐만 아니라 흥미 있는 일반인들에게도 쉽게 이해할 수 있도록 허브와 에센셜오일을 모두 심도 있게 다루는 본서를 국내에서 처음 집필하여 두 번째 개정판

을 출간하게 되었다. 본서의 특징은 총론부분과 각론부분으로 나누어서 언급했으며 총론부분은 주로 기본원리를 다루고 각론부분에서는 약용허브(Medicinal herb)보다는 국내에서 재배가 가능하면서 누구나 먹을 수 있는 식용허브(Culinary herb) 40여 종류를 골라서 식물적 특징, 재배와 이용, 그리고 원예치료면과 아로마테라피 적용을 언급했고, 에션셜오일도 각각 종류별 처방 등에 대하여 자세히 서술하였다. 따라서 대학의 교양 및 전공서로서 충분한 내용이 언급되었다고 생각된다.

그렇지만 이 분야에 큰 관심을 갖는 학생, 일반인과 연구가들의 모든 욕구충족을 위하여 전 세계에 분포된 수백 가지의 허브와 에센셜오일을 추출하는 식물 전체를 자세히 다룬다는 것은 불가능하기에 앞으로 거듭 새로운 내용을 보완해서 국내 최고의 허브와 아로마테라피 관련 입문서적으로 발전시키고자 하오니 대학의 동료 교수님과 독자 여러분들의 많은 조언과 협조를 바라는 바이다.

이번에 개정판을 출간하게 된 것은 장마다 새롭게 채색을 하여 보기 쉽게 하였으며, 그림이 희미하거나 뚜렷하지 못한 것 10여개부분 사진을 새롭게 교체하였다. 이와 같은 개정작업을 협조해주신 선진문화사 여러분과 원고를 수정해 재정리해주신 박성옥, 백준필 박사, 김준홍 박사과정, 목민균 석사과정, LA 식물원 안내해준 한미희 원예과 졸업생 여러분께 감사를 드립니다.

2007년 2월

한국원예학회장

한국 허브·아로마테라피 학회장

박 권 우

차 례

Part I. 허 브

Part II. 아로마테라피

Part I

허 브

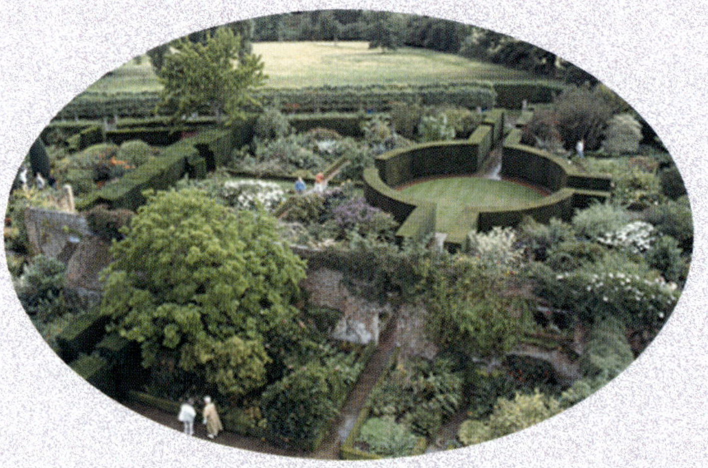

제 **1** 장

허브 총론

1.1 허브의 정의

90년대 초부터 시작된 여행의 자유화와 국민식생활 수준의 향상에 따라 개개인이 선호하는 음식, 기호식품 그리고 건강식품이 다양하게 변화되었다. 음식분야에서는 패스트푸드(Fast food) 산업이 가장 빠르게 발전되었으며, 기호식품으로는 커피에 이어 각종 차가 많이 소개되었다. 건강식품에 있어서도 보신제품의 생산과 소비가 증가하였다. 건강에 관련된 제품 가운데 90년대 중반부터 허브(Herb, 영어로는 어브)에 관련된 상품들이 차를 시작으로 조미료, 의약품, 화장품 등의 형태로 소개되었으며 소비자들에게도 인기 있는 상품으로 변화하였다. 특히 패스트푸드점에서 젊은이들이 먹는 서양요리는 많은 허브가 이용되어 맛을 내고 있는 실정이다. 또한 여성들에게는 허브화장품이 새로운 21세기형 인간친화적인 코스메틱으로 자리잡고 있다. 이와 같은 흐름에 따라 허브식물 또한 주변에서 흔히 접할 수가 있게 되었다. 이처럼 근래 주변에서 자주 접하는 허브는 앞으로 21세기에는 우리 생활 속에 더욱 깊숙이 파고 들 것이 예상되는 바 먼저 허브에 대한 개념을 파악하는 것이 일차적으로 중요한 일이라 생각된다.

허브라는 말은 기원전 4세기경 그리스 학자 Aristotle과 그의 제자 Theopharastus가 식물을 교목(Tree), 관목(Shrubs) 그리고 초본(Herbs)으로 나누면서 처음 사용한 것으로 알려져 있다. 그래서 원래는 허브란 자연에서 자라는 나무가 아닌 모든 풀을 지칭하였다. 그러나 식물을 인간에게 유용한 식물과 그렇지 않은 식물로 분류해 오는 과정에서 허브는 약용적인 기능을 가진 식물을 지칭하는 말로 오래전부터 제한적으로 사용되어 왔다. 그런 발전 과정에서 음식의 맛과 향을 내는 허브를 식용허브로 분류하게 되었기 때문에 오늘날 허브를 약용허브와 식용허브로 나누게 된 것이다.

그러면 허브가 현재 어떻게 정의되고 있는가를 살펴보기로 한다. Funk and Wag-

nalls Dictionary에 의하면 '허브는 목질부를 가지지 않고 개화 후에 죽는 식물'이라고 표기하고 있다. 반면에 Von Nostrand Chemist's Dictionary에서는 허브를 '생약 또는 요리에서 이용을 목적으로 어떤 에센셜 오일을 추출하기 위한 전체식물 또는 식물의 일부분'이라고 정의하고 있다. 또한 유명한 백과사전인 Collier's National Encyclopedia에서는 좀 더 자세하게 언급하고 있다. 즉 허브는 '거의 전혀 목질부를 가지지 않은 식물로서 지상부에 겨울눈을 가지지 않고 가을철이면 지상부 전체가 고사한다. 많은 허브식물들은 여러해살이를 할 수 있는데 그들은 대체로 인경, 괴근 또는 괴경류 등이다. 그와 같은 다년생식물을 제외하고 이년생은 겨울을 나면 죽으며, 일년생은 당년에 개화결실하고 죽는다. 허브는 지구의 북반구 온대지방이 원산지이다. 그러나, 열대지방에서는 대부분 목본으로 존재한다라고 정의했다.

이 외에 많은 의견이 있으나 최근에는 일반적으로 **'허브는 온대지방에서 자라는 인간에게 유용한 모든 식물'**이라고 한정하고 있다. 따라서 허브의 범위에는 원칙은 후추, 계피 등 열대산 식물을 포함시키지 않고 있다. 유럽과 비슷한 기후를 가진 우리나라에서도 허브의 범주에는 국내재배가 가능한 식물을 대상으로 제한해야 한다는 것을 의미한다.

다음에는 허브와 자주 혼돈이 되어 사용하는 스파이스(향신료)의 정의를 살펴보기로 한다.

스파이스라는 말은 라틴어의 'species aromatacea'에서 유래됐는데, 이 단어는 '땅의 과실'이라는 의미이다. 이것을 짧게 하여 'spieces'라고 했으며 나중에 스파이스는 'spice'로 변화됐다고 한다. 스파이스는 허브보다 폭넓은 의미로 사용되며 여기에는 건조시킨 양파, 샤롯, 차이브 그리고 마늘도 포함시키고 있다. 최근 미국 향신료무역협회(American Spice Trade Association)에서는 **'부엌의 조미료 선반에서 다루는 모든 식용 가능한 물질을 스파이스라고 명명한다. 여기에는 허브와 역사적으로 조미료라고 부르는 조미료 종자, 조미혼합물 그리고 건조채소를 포함한다'**라고 하였다.

이상의 여러 가지 설명을 비교해 보면 스파이스가 허브보다 포괄적인 의미를 갖는다고 볼 수 있다. 그러므로 스파이스(Spice)는 향신료(香辛料) 그리고 허브(Herb)는 우리말로 향신채(香辛菜)로서 표현되고 있는 것이 옳다고 본다. 따라서 허브 또는 향신채소는 **'온대지방에서 자라는 식물로서 음식의 맛과 향을 내는 데 사용하는 초본성(草本性) 식물'**로 정의할 수 있겠다. 반면에 스파이스 또는 향신료는 '음식의 맛, 향 그리고 색깔을 내기 위해 온대 및 열대에서 생산되어 건조한 채 이용되는 모든 식물성 재료'라고 표현할 수 있다 사료된다.

우리가 다루고자 하는 허브학이란 허브식물의 분류, 재배역사, 식물학적 특성, 재배, 수확, 저장, 이용, 육종 등을 다루는 원예 또는 자원식물학의 일부분으로 식물학, 원예

학, 식품가공학, 조원학, 향기학, 원예치료학, 대증요법 등의 다양한 기초지식을 필요로 하는 학문이다.

1.2 허브의 재배역사

허브식물의 재배역사는 경제식물-즉 특용작물-의 재배역사를 통하여 유추해 볼 수가 있다. 이는 앞서 언급한 바와 같이 오늘날의 허브는 원래 약용식물에서 분리되어 나왔기 때문이다.

그러므로 세계적으로 약용식물 이용 역사가 깊은 중국, 인도 그리고 이집트 3개국의 재배역사를 간단히 살펴보고 차례로 유럽에서의 허브 발전과정을 기술해 보기로 한다.

1.2.1 중국, 인도 그리고 이집트의 허브 발달사

(1) 중　국

중국의 고대 약용허브는 오늘날까지 광범위하게 이용되고 있는데 그 역사는 매우 길다. 중국에서는 지금으로부터 5,000년 전에 신농씨 염제(B.C. 3737-2697)가 수 많은 약용허브에 대해 연구를 하였다. 당시 그 실제를 연구한 사람은 편작이었는데 그는 365가지 식물의 의학적 처방을 제시했으며 그 가운데 51가지가 허브 종류이다.

이것이 오랫 동안 이 분야에 관심이 많은 사람들에 의하여 구전되어 오다가 도홍경(A.D. 452-536)에 의해 〈신농본초경〉으로 집대성되었다. 이 서적은 16세기까지 이용되다가 이시진에 의해 1596년 〈본초강목〉으로 수정 출판되었다. 여기에는 12,000여종의 처방이 기록되어 있는데 1,074종이 식물, 443종이 동물질, 354종이 무기염의 이용에 대해 언급되어져 있다.

〈본초강목〉은 현대에 이르기까지 우리나라 허준의 〈동의보감〉처럼 중국의 전통의학서로 이용되고 있으며 영어로도 번역되어 서구에서도 많이 읽히고 있다.

(2) 인　도

인도의 의학체계는 "생명의 과학"이라고 알려진 Ayurveda로부터 시작되었다. 신화에 의하면 Ayurveda의 과학은 신의 왕국으로부터 왔다고 한다. 이 사람이 생명의 과학에 대해 타인들에게 이야기했고 이것이 인도 고대세계로 확산되어 사용된 것으로 구전되고 있다.

Ayurveda는 힌두 문화와 종교에 기본을 둔 고대성서인 Vedas의 대부분 교재와 관련이 있다고 추측된다. 이것은 기원전 10,000년경부터 존재했다고 한다. 그러나 기원전 1,000년까지 상당히 발전했을 것으로 생각되나 남겨진 기록은 없다. Ayurveda는 결국 서기 1,100년, 12세기가 되어서 외국의 침범으로 인하여 국가보호문서에서 사라져 버렸다. 그러나 추측컨대 무기염과 약용식물에 대해 기록이 있었을 것이며 그것들은 16세기까지 구전되어 왔었을 것으로 간주된다.

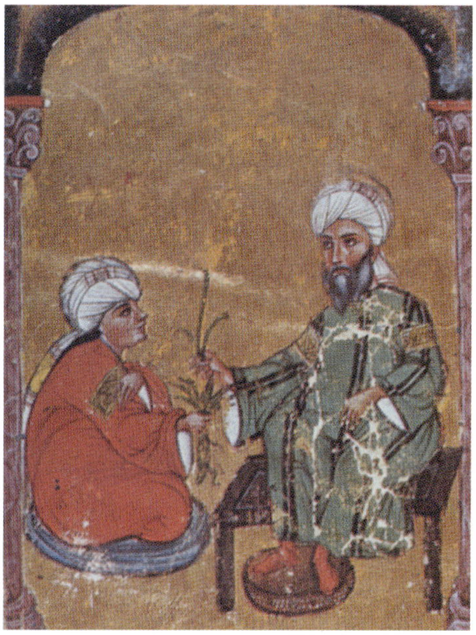

그림 1. 고대 인도의 식물학자

〈Rig Veda〉는 힌두교의 오래된 성서 중의 하나인데 기원전 10세기에 쓰여졌으며 많은 약용식물의 이름이 기재되어 있는데 이는 식물의 비밀을 알고 있는 현자들에 의해 묘사된 것이다. 이와 같은 고대의 박사들은 인조수족, 상처치료, 버섯을 이용한 마취, 뜸과 외과적 기구를 이용한 방광폐색수술 등을 언급하고 있다.

〈Charaka Sambita〉는 인도의 유명한 의학서 중에 하나인데 기원전부터 구전되어 이용되다가 1세기경에 정리하여 출판되었는데 이 책에는 500종의 허브약제가 체계적으로 수록되어 있다.

인도의 체계도 중국의 체계처럼 건강유지와 질병예방을 위해서는 균형이 이루어진 식사, 운동, 사색 그리고 좋은 환경이 필요하다고 하였다.

처방은 허브나 다른 자연적인 물질, 식이요법 그리고 육체적 운동뿐만 아니라 정신적으로도 환자로 하여금 긍정적인 사고를 갖게 하고 질적인 삶을 통해 치유하도록 권유한다. 이것을 우리는 요가라고 부르는데 중국의 의술에도 유사한 것이 있다. 이와 같은 모든 원리는 육체적인 에너지와 마음의 정화를 제어하는 데 있는 것이다.

인도의 많은 문헌과 처방은 유럽으로 전파되어 그리스 대학자 Dioscorides에 의해 1세기경에 응용됐다. 이는 인도의학이 서양의학에 크게 영향을 미친 것을 뜻한다. 인도의 의술은 다시 지중해를 통해 전 로마제국에 널리 전파되었다.

(3) 이 집 트

중국이나 인도와 같은 시각의 허브를 기초로 한 치료가 이집트에서도 전통적으로 이루

어져 왔다. 고대 이집트에서는 신앙적인 모임에서 각종 향료가 사용되었으며, 마술이나 종교인들과 결합된 의술도 상당한 수준에 있었던 것 같다. 의술은 파피루스에 기록되어 전해졌는데 기원전 1,000~2,000년경에 이미 전통의술이 구전되어 왔다고 한다. 이집트인들은 정원에 다양한 식물을 심고서 이들의 이용에 대하여 많은 기록을 벽화나 파피루스를 통하여 남기고 있다.

특히 이집트의 여인들은 각종 향료와 오일을 즐겨 사용했으며, 라벤더 같은 허브를 이용한 목욕법 등도 개발하여 이용한 것으로 파라오의 벽화를 통하여 알 수가 있다(그림 2).

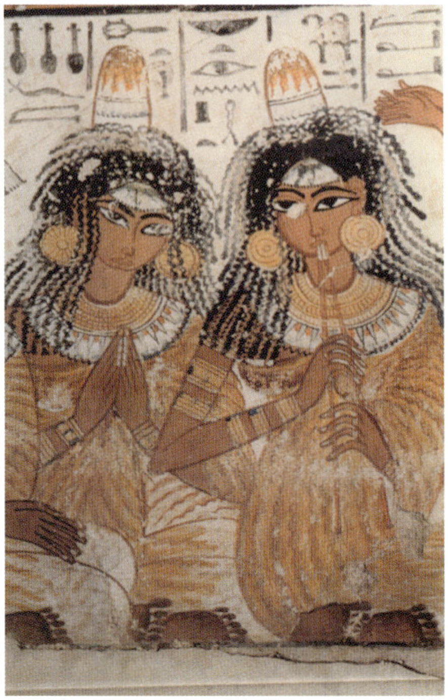

그림 2. B.C. 15세기경 이집트 여인들이 머리에 오일을 바르고 향을 마시는 광경

죽음의식을 달래기 위해 중요한 왕이나 고관들의 시체를 통하여 고대 이집트인들은 고도의 방부기술을 발전시켰다. 사후에 시체의 복부를 제거하고 향기 나는 각종 스파이스, 즉 쿠민, 아니스, 마죠람, 카시아 그리고 계피 등을 채우고서 미이라를 만들었다. 그래서 고대 이집트의 미이라와 함께 아니스, 마죠람 그리고 쿠민 등 여러 허브의 꽃, 씨앗, 잎 등이 고분에서 같이 출토되었다. 미이라를 만들기 위한 방부방법에는 외국의 허브나 스파이스를 많이 필요로 했으므로 여러 다른 국가에서 가져오게 되었으며 이 과정에서 권력충돌을 야기 시켰다. 또한 아프리카에서 몬순 바람을 이용하여 배로 인도로 가거나 낙타 등을 이용한 실크로드로의 향료무역이 이루어져 당시 세계 허브무역을 가능하게 하였다.

1.2.2 유럽허브의 발달사

이집트, 인도 등에서 수천 년 전부터 발달했던 허브는 알렉산더 대왕(B.C. 356-323)의 지중해와 아시아 일부 지역 평정에 따라 그리스에 전파되었다. 그 후 로마제국의 아시아와 아프리카 정벌에 따라 많은 향료와 허브식물이 유럽에 소개되었다. 그 과정을 보면 고대 이집트인들에게 허브식물은 사랑과 부귀를 주었으며 장례식의 방부제로서 사용되었던 허브의 이용법은 중동 지역으로 널리 전파되었는데 이는 많은 허브의 원산지가 지중해 연안이므로 구하기 쉬웠기 때문이었다.

로마가 점령하고 있던 당시 이스라엘에게 기록되었던 신약성서에도 예수가 돌아가신 후 시신을 몰약 등 각종 오일을 이용하여 수습했던 기록이 나온다. 그 기록에는 오렌지 향을 내는 스위트 레몬밤(Balm)을 위시한 여러 향신료를 동양으로부터 낙타에 싣고 이집트로 향하여 왔다는 기록이 나오는데 이것은 시간을 역산해서 계산해 보면 기원전 1729년경의 일이다. 이는 놀랍게도 현재로부터 3,700년전에 대상들이 낙타를 이용해서 수천 km되는 동양의 먼 곳으로부터 향신료를 가져와 이집트에 판매하는 거래가 이루어졌다는 것을 알려준다. 성서에는 약 60군데에서 향신료에 대한 언급이 나오고 있다.

많은 허브와 향신료가 동양으로부터 그리스에 소개되면서 최초의 식물학자인 Theopharastus(B.C. 371-287)가 분류의 과학적인 기초를 다진 후, Dioscorides(1세기경)가 그림 3에서와 같이 De Materia Medica라는 책을 펴내 600여 가지 식물, 35가지 동물질, 90가지 광물질의 의학적 이용을 언급하였다(그림 3). 그리고 식물학의 아버지 Pliny 등에 의해 이 분야는 발전적으로 기록되어져 향신료의 가치가 보다 부각되었으며 중세 때까지 이 서적은 동양의 본초강목처럼 허브의 성서로 애용되어 왔다.

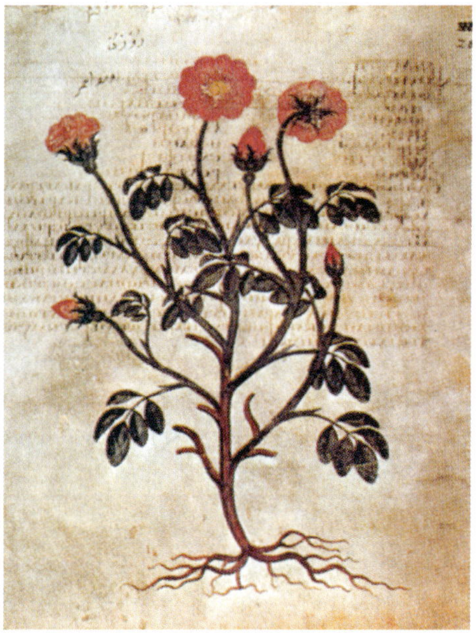

그림 3. Dioscorides의 De Materia Medica의 일부(A.D. 512년에 그린 그림)

기원전 6세기경에 이르러 아라비아의 상인들은 중국, 인도네시아, 스리랑카, 인도 등지에서 향신료를 배 또는 낙타를 이용하여 이집트, 그리스, 이태리로 판매하는 데 깊이 관여했다(그림 4).

모하마드와 그 후계자들은 7세기경에 향료상권에 관심이 많아 그들이 침공한 나라에서 향신료를 가져와 거래했다. 그가 죽은 후 기회를 노리던 베니스의 상인들이 재빨리 향신료 시장에 뛰어들어 많은 수익을 올렸다. 8세기경에 모하마드의 후계자들은 스페인을 침공한 후 사프란을 가져가 공급했으며, 그 이후로 사프란은 스페인 요리에서 필수적인 향신료가 되었다.

9세기경에는 향신료의 가치가 유럽에서 폭등하였다. 그래서 육두구(Mace) 1파운드(약 450g)는 양 3마리의 가치가 있었고 카르더멈 1온스(약 18g)는 가난한 사람의 1년치 생활비와 같았으며, 한 컵의 후추 가격은 한 명의 노예와 맞바꿀 정도의 가치가 있었다.

그러나 이 당시까지도 아랍 상인들이 향신료를 어디서 가져오는지 유럽인들은 전혀 몰랐다. 왜냐하면 아랍 상인들은 독점권을 갖기 위해 향신료의 원산지를 극비에 부쳤는데

이는 극동이나 근동에서 향신료를 가져오기 위해서는 수개월의 목숨을 거는 위험을 무릅쓰는 고생을 해야 했기 때문이었다.

13세기 실크로드를 통해 중국에 들어간 마르코폴로가 그의 명철한 기억력을 기초로 중국 기행문 〈동방견문록〉을 썼고, 그것이 15세기 들어 독일어로 번역되는 것을 계기로 유럽 사람들은 그 때부터 좋은 향신료가 현재의 동남아, 인도에서 오는 것을 알게 되었던 것이다.

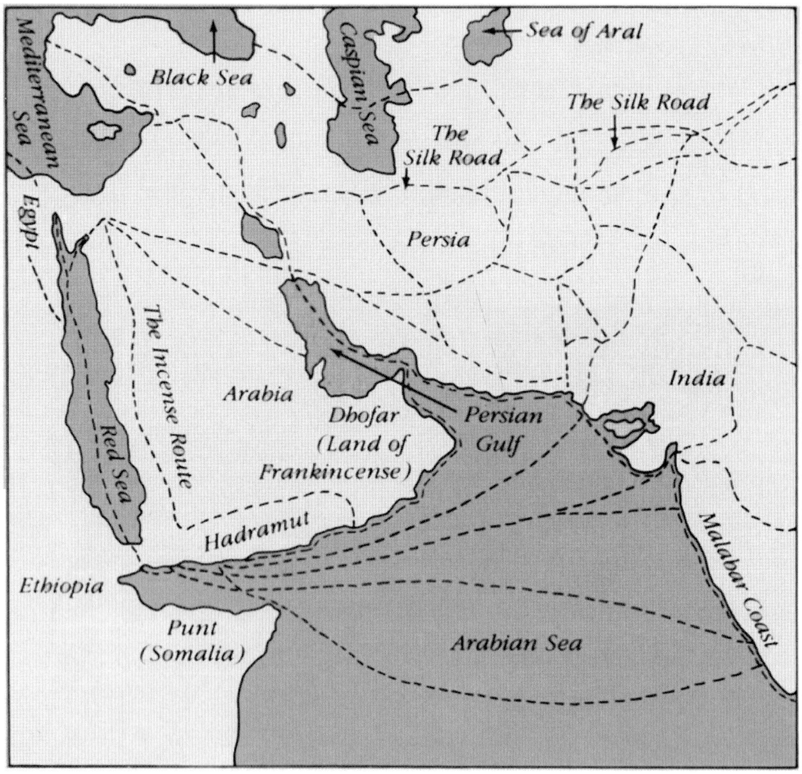

그림 4. 고대의 아시아와 아프리카의 향신료 무역로

이와 같이 폴로의 〈동방견문록〉이 늦게 번역된 것은, 베니스 상인들이 향신료를 인도, 스리랑카, 동인도에서 뱃길로 홍해를 경유하여 들여와서 다시 대상들을 통하여 이집트의 알렉산드리아로 집결하여 유럽 국가에 판매하는 향신료 무역의 독점권을 보다 오래 유지하기 위해 다른 나라에서의 책의 출간을 막았기 때문으로 추측된다.

여러 가지 연유로 폴로의 사후 200년이 되어서야 스페인어로 번역되어 출간된 〈동방견문록〉은 스페인에서 예외 없이 많은 탐험가 및 왕실에서 읽혀졌고, 그들 모두가 위험이 따르는 육지를 통해 값비싼 향신료를 옮기는 것보다는 배편으로 수송하는 것이 편리하다는 생각을 갖게 되었다. 그래서 당시 항해술을 기초로 인도 뱃길을 찾게 되었고 결국 신

대륙이 발견되게 되었다. 그러나 발견된 신대륙에서는 옥수수, 감자, 고추, 담배, 토마토 등은 발견됐으나 유럽인들이 고대하던 값비싼 향신료는 별로 많지 않았다. 신대륙에서 들어 왔던 일부 식물들은 수도원 등에서 재배되면서 그들에 대한 연구가 시작되었다.

16세기 들어와 화란인들은 동남아지역의 향신료 시장을 석권하기 위해 무력을 동원하여 마라카, 말레이시아 그리고 수마트라 북부를 점령하였다. 이 시기에 유럽에서도 몇몇 학자들에 의해 허브의 연구가 심도있게 시작되어 체계적인 허브 목록도 나타났다. 17세기 영국도 동인도회사를 통하여 향신료 무역을 하게 되었는데 전반기는 아시아로부터 수입품의 70~75%, 후반기에는 20%가 향신료였다고 한다.

18세기 들어 미국의 독립과 함께 많은 유럽인이 미국으로 이주하면서 향신료의 요구가 많아져, 중미를 중심으로 값싼 노예 노동력을 이용한 자체 생산에 들어가게 됐다. 이 시기에도 영국은 발달된 항해술을 이용해서 인도와 동남아지역에서 보다 많은 향신료를 유럽으로 가져갔다.

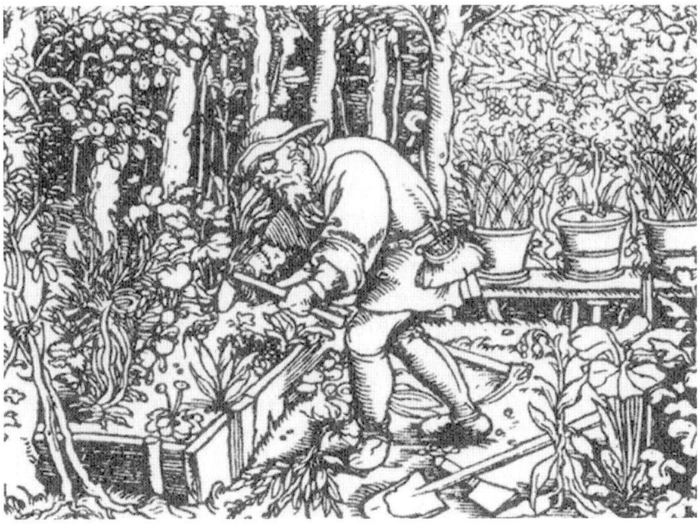

그림 5. 중세 때 허브 채취(목판화)

19세기와 20세기에 들어서면서 미국이 세계적인 향신료 시장에 서서히 큰 역할을 하게 됐는데 이는 인구 증가와 생산력 향상에 따른 결과로 본다. 그 결과 구대륙의 향신료 상권은 미국으로 옮겨지게 됐으며 오늘날 모든 향신료 거래의 중심은 뉴욕의 월스트리트로 옮겨가게 되었다.

이와 같이 향신료가 중세기 이래 중요한 무역상품으로 발전되어 온 것에 비해 허브의 학술적 연구는 17세기까지 큰 진전없이 자연산을 채취하는 수준에 머물렀다.

그러나 18세기 들어 식물학의 발달로 분류학의 체계가 보다 확고해지면서 일반식물과

약용식물이 분리되어 연구가 이루어졌다. 특히 독일이 중심이 된 분석화학의 발달로 인해 향신료로부터 유효 성분을 추출하여 식품, 의약품으로 이용하면서 약용식물과 향신료 산업은 더욱 발전하게 되었고 이들 간에도 대상이 명확히 구별되어 거래되게 되었다.

그러나 20세기 초에 합성의학이 발달을 통한 화학적 방향제 및 인공 조미료의 발전은 일시적으로 천연향과 천연 향신료의 생산에 큰 타격을 주었다. 그러나 2차 대전 이후에 인간의 삶의 질이 높아지면서 화학약품보다는 생약에 대한 관심이 증가되게 되었다. 특히 최근 보건적 식료에 대한 관심이 제고되면서 생태적인 농업의 발전과 함께 천연 향신료의 소비가 늘고 아울러 유럽의 가정원예에서도 허브가 아주 중요한 역할을 담당하게 되었다. 더욱이 유럽 식품가공업체도 천연 향신료를 각종 고기, 유제품 등에 과감하게 사용하고 이것이 소비자에게 인기가 얻어, 지금까지 주방을 지키던 화학조미료의 위치는 매우 좁아지게 되었다.

한편, 허브로부터 추출된 에센셜오일(Essential oil, 精油)이 식품뿐만 아니라 거대한 시장을 가진 화장품 업계, 의약품 업계에까지 인기가 높아지면서 이 분야의 연구 또한 착실하게 진행되고 있다.

인간이 자연의 일부이며 자연 파괴는 곧 인류의 파괴라는 생각과 인간에게 가장 알맞은 물질은 화학적인 것보다 자연에서 생산된 물질이라는 유럽을 비롯한 선진국 소비자들의 생각이 확고해짐에 따라 앞으로 천연 허브의 생산과 이용은 보다 중요한 위치를 차지하면서 발달되는 새로운 역사의 장을 맞이하리라고 생각한다.

1.3 허브의 분류

허브의 분류 방법은 크게 실용적인 분류, 식물학적인 분류, 주요 맛 성분에 따른 분류, 생육 습성에 따른 분류, 원산지에 따른 분류, 그리고 이용목적에 따른 분류 등으로 나눌 수 있다.

실용적인 분류는 과학적인 근거는 결여되어 있으나 이용자가 쉽게 찾기 위해 허브를 알파벳 순서에 따라 열거하는 방법이다. 주로 사전식 허브 재배서가 주종을 이룬다.

식물학적인 분류는 식물 상호간의 유연관계에 따라서 계통적으로 분류하는 것이다. 분류 단위는 종(種, Species), 속(屬, Genus), 과(科, Familia), 목(目, Ordo) 강(綱, Classis), 문(門, Divisio), 계(界, Regnum) 등으로 집단화 한다.

맛 성분에 따른 분류는 특수한 에센셜오일 성분의 구성에 따라 5개 그룹으로 나누는 방법이다.

제 1 그룹 : Cineole 함유 식물－월계수, 로즈매리, 스페인 세이지
제 2 그룹 : Thymol과 carvacrol 함유 식물－백리향, 야생백리향, 오레가노, 사보리, 멕시코 세이지
제 3 그룹 : Sweet alcohol 함유 식물－바실, 마죠람, 타라곤
제 4 그룹 : Thujone 함유 식물－달마티안 세이지, 그리스 세이지, 영국 세이지
제 5 그룹 : Menthol 함유 식물－박하, 스피아민트, 가든민트, 콘민트

생육 습성에 따라서는 1년생 허브, 2년생 허브 그리고 다년생 허브로 나눌 수 있다. 1년생 허브에는 고수, 딜, 바실, 사보리, 아니스, 카모밀 등이 있다. 2년생 허브에는 카라웨이, 파슬리가 있다. 다년생에는 라벤더, 로즈매리, 마죠람, 백리향, 오레가노, 수영 등이 있다.

또한 번식법에 따라서는 종자번식성 허브와 영양번식성 허브로 구분할 수 있다(표 1).

표 1. 생육습성과 번식법에 따른 분류

습 성	식 물 명	번식법
1년생	아니스, 바실, 보레이지, 카모밀, 처빌, 고수(코리안더), 쿠민, 딜, 겨자, 로켓, 사보리	종자번식
2년생	카라웨이, 파슬리, 처빌(월동재배)	종자번식
다년생	캐트닢*, 차이브*, 페널*, 히서프*, 러비지*, 마죠람(프랑스)*, 오레가노*, 루*, 세이지*, 수영*, 백리향*, 겨울 사보리	영양번식

(* : 종자번식도 가능함)

원산지에 따른 분류는 생산지의 이름을 붙여서 분류하는데, 같은 지역에서 생산된 허브라도 원산지에 따라 에센셜오일 성분에 차이가 있기 때문이다. 즉 한국 인삼과 중국 인삼은 조성분이 달라서 가격이 현격하게 차이가 나는 것처럼, 박하, 라벤더, 기타 여러 향신료도 산지별로 품질에 큰 차이가 있다.

허브는 용도에 따라 요리용, 향신용, 염료용, 약용 등으로 나눈다. 또는 이용형태에 따라 가공용과 비가공용품으로 나눈다. 비가공용품은 주로 신선 또는 건조해서 이용한다. 가공용품은 오일 등을 추출해서 각종 상품으로 만들어져 제공된다.

허브는 이용목적에 따라 다음과 같이 나누기도 한다.

① 신경을 안정시키는 허브 : 박하(Mint), 카모밀(Camomile), 라벤더(Lavender)
② 불면을 치료하는 허브 : 서양야생박하, 마죠람(Marjoram), 호프(Hop), 아니스(Anise)
③ 긴장 완화를 시켜주는 허브 : 박하(Mint), 베르가못(Bergamot)

④ 진정작용에 사용하는 허브 : 카모밀(Camomile), 백리향(Thyme), 아니스(Anise), 바실(Basil), 베르가못(Bergamot)

⑤ 차로 사용하는 허브 : 카모밀, 레몬밤(Lemon balm), 세이지(Sage), 라벤더(Lavender), 박하류(Mint), 백리향(Thyme), 로즈매리(Rosemary), 페널(Fennel)

⑥ 목욕용 허브 : 카모밀(Camomile), 세이지(Sage), 백리향(Thyme), 장미, 박하(Mint), 로즈매리(Rosemary), 라벤더(Lavender), Orange꽃, 레몬밤(Lemon balm), 마죠람(Marjoram), 컴프리(Comfrey)의 잎과 뿌리

⑦ 소스용 허브 : 러비지(Lovage), 고수(Coriander), 처빌(Chervil), 히서프(Hyssop), 백리향(Thyme), 타라곤(Tarragon), 세이지(Sage), 레몬그래스(Lemongrass)

⑧ 커리 원료 : 카라웨이(Caraway), 고수(Coriander)

⑨ 피자용 허브 : 마죠람(Marjoram), 오레가노(Oregano)

⑩ 콩요리에 사용하는 허브 : 사보리(Savory)

⑪ 에센셜오일성분 이용 허브 : 바실유, 페널유, 박하유

⑫ 샐러드용 허브 : 안젤리카(Angelica), 고수(Coriander), 딜(Dill), 러비지(Lovage), 바실(Basil), 로즈매리(Rosemary), 히서프(Hyssop), 마죠람(Marjoram), 타라곤(Tarragon), 파슬리(Parsley), 사보리(Savory), 백리향(Thyme), 세이지(Sage), 처빌(Chervil), 박하(Mint), 워터크레스(Watercress), 크레스(Cress), 로켓(Rocket), 수영(Sorrel)

1.4 허브의 선택

허브를 수집하고 선택하는 방법은 우선 자연상태에서 채집하는 방법과 육성 보급된 종류에서 선택하는 법으로 나눌 수 있다.

자연상태에서의 수집은 자료 등을 통해서 성분과 이용법을 숙지하고 건강 증진에 필요한 허브를 선발한 다음에 자연상태에서 자란 식물을 채집하여 이용하는 방법이다. 국내에 자생하는 대표적인 자생 허브는 쑥, 민들레, 쇠뜨기, 쇠비름, 삼지구엽초 등이다. 이들을 수집할 때는 채집장소의 토양이 오염되어 있는지 여부를 고려해야 한다. 그래서 농약을 많이 사용하는 장소, 길가 50 m 이내, 공장지역 인근 1 km 이내 등 오염이 예상되는 지역에서 채취 등은 금하는 것이 좋다. 또한 오염된 하수가 흐르는 강둑 등도 피하는 것이 원칙이다. 가능하면 야산이나 산에서 채취하는 것이 좋다. 그러나 최근에 자연 보

호론자들의 주장에 따라 유전자원 보존 차원에서 자연채취가 국내뿐만 아니라 세계적으로 금지되어 있기 때문에 자연상태의 수집은 하지 않아야 한다. 특히 외국은 자연 채취 가능 식물이 법적으로 지정되어 있으므로 해외 여행할 때 함부로 외국의 자생허브를 채취하지 말아야 한다.

육성 보급된 식물을 허브종자 취급점이나 허브식물을 판매하는 가게에서 고를 때에는 개인의 기호도, 재배장소의 기후조건 그리고 유통되는 허브 종류 등을 고려해야 한다. 먼저 개인의 기호도면에서 보면 자기가 좋아하는 향기와 식물 모양을 참작하는 것이 좋다.

신과 박(2001)의 한국인 허브 선호도 조사에 의하면 로즈매리를 가장 선호하며 다음이 박하, 라벤더, 백리향, 쟈스민, 레몬밤의 순서였다(그림 6). 그러나 20대만을 조사한 경우는 레몬버베나, 파인애플세이지, 레몬밤, 로즈매리, 백리향의 순서였다. 이는 조사대상자의 수준과 조사할 때 제시한 식물 종류 등에 따라 다르지만 대체로 젊은이들은 레몬계통을, 일반인들은 소나무향과 유사한 향을 내는 로즈매리, 라벤더, 생활 속에서 익숙한 향인 박하를 좋아하는 것 같다.

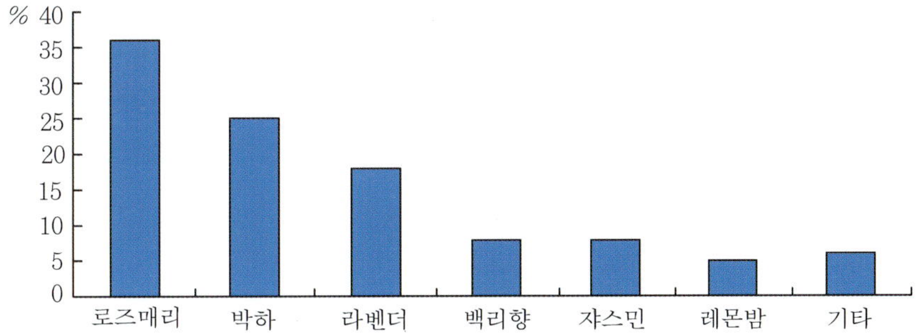

그림 6. 한국인이 선호하는 허브(신과 박, 2001)

재배조건을 고려하여 식물을 고를 때 가장 중요한 점은 노지재배의 경우에는 내한성(耐寒性)이 강한지 여부이며 실내재배를 하는 경우는 내음성(耐陰性)이 있느냐하는 점이다. 노지에서 겨울을 넘기면서 얼어 죽는다면 허브가든 이나 일반 정원에서 가꿀 수가 없기 때문이다. 그러므로 허브종류별 생육이 가능한 최저온도를 알아두어야 한다. 참고로 주요 허브의 월동가능 최저온도를 표시하면 표 2와 같다.

민들레와 같이 뿌리가 월동하는 식물은 최저기온이 －34℃까지 내려가도 땅속에서 월동이 잘 된다. 이와 같이 내한성이 강한 허브로는 안젤리카, 러비지, 치커리 등이며, 이들은 강원도 산간지대에서도 겨울을 넘길 수가 있다. 반대로 서리만 맞아도 죽어 －1℃정도까지만 견딜 수 있는 식물은 유카립투스, 생강, 레몬버베나, 마죠람, 파슬리, 루 등이다. 이 식물들은 중부 지역에서는 월동이 불가능하기 때문에 온실에서 재배해야 하며 따뜻한

표 2. 허브의 겨울철 월동가능 최저온도

최저온도(℃)	허브식물 종류
−34.1	러비지, 민들레, 버르니트, 스위트우드러프, 안젤리카, 에키나시아, 짚신나물, 차이브, 치커리, 컴프리, 톱풀
−28.6	레몬밤, 로만카모밀, 발러리안(Valerian), 서던우드, 웜우드, 인삼, 카라웨이, 캐트닢, 카스트메리, 타라곤, 탄지(Tansy), 홀하운드
−23.1	라벤더(특수종), 박하, 수영, 오레가노, 사프란, 피버퓨(Feverfew)
−17.6	사보리, 페널
−12.1	겐티안(Gentian)
−6.6	라벤더(일반종), 로즈매리, 백리향, 세이지, 월계수
−1.1	레몬버베나, 루, 마죠람, 생강, 파슬리
4.4	고추, 몰약, 알로에, 제라늄

제주도에서만 눈을 맞지 않게 관리한다면 노지에서 겨울을 넘길 수가 있다. 그러므로 영년생(永年生) 허브의 경우에는 월동가능한 최저온도를 고려해서 선택하여 재배해야 한다.

시장에서 판매를 목적으로 할 경우에는 실제 유통되는 종류를 고려해서 선택해야 한다. 국내 특급호텔에서는 꿀풀과(바실, 민트, 백리향, 로즈매리 순서), 산형화과(파슬리, 처빌), 백합과(차이브), 국화과(타라곤) 순서로 소비량이 많았다고 보고된 바 있다(김과 박, 2001). 따라서 시장 출하를 목적으로 할 때는 농가에서도 호텔용으로 유통되는 허브를 대상으로 재배해야 판매가 가능하다.

일본에서는 작은 도시의 수퍼마켓에서도 허브가 유통되나 국내에서는 아직 신선 허브가 일부 대형백화점 이외는 유통이 되지 않고 있는 실정이다. 앞으로 소비층이 확대되면 유통도 증가되리라 예상된다.

1.5 허브 재배지 조건과 관리

가꾸고자 하는 식물이 선택되면 다음은 알맞은 재배지를 결정해야 한다. 허브 재배지를 선택할 때 고려할 점은 광조건, 토양산도, 토양조건 등이다.

1.5.1 광 조 건

가장 중요한 것이 재배지의 광조건을 고려하는 것이다. 원칙적으로 허브는 실내식물이

될 수가 없다. 로즈매리 같은 것을 아파트의 창가에 기르더라도 남향인 곳에서는 생육이 괜찮으나 동향이나 서향인 곳에서는 줄기가 가늘어지고 모양이 보기 흉해지며 향기는 열게 된다. 그러므로 허브를 선택할 때는 한나절 광이 쪼이는 곳이 좋다. 그래서 남향인 아파트 등에서는 그냥 가꾸지만 햇빛이 안 드는 북향에서는 최소한 8~10시간 이상 형광등을 켜줘야 한다. 종일 불이 켜있는 사무실에서는 어느 정도 그늘에 견디는 허브는 괜찮다. 그늘에 견딜 수 있는 허브 종류는 극히 제한적인데 안젤리카, 처빌, 인삼, 생강, 스위트시스리, 한련화 정도이다. 그 이외 허브들은 햇빛이 잘 쬐거나 약간 그림자 지는 정도의 광조건이 필요하다.

겨울철에 햇빛이 직접 들지 않은 실내에서 파슬리, 바실, 딜, 차이브, 오레가노, 박하 같이 광을 많이 필요로 하는 허브를 가꾸려면 식물이 놓인 30 cm 위에 2줄 형광등을 설치하고 1일 14~16시간씩 조명을 해준다. 그렇지 않으면 생육과 향이 나빠 허브로서 가치가 떨어진다.

1.5.2 토양조건

재배지의 토양조건 가운데 먼저 고려할 사항은 토양의 산도이다. 대부분의 허브는 유럽이 원산지로 석회암이 발달된 곳에서 오랜 기간 적응하여 왔기 때문에 pH 6.0~7.0의 약산성이나 중성에서 잘 자란다. 그러나 예외적인 것이 몇 가지 있다. 스위트우드러프는 pH 5.0, 인삼은 pH 5.0~6.5, 라벤더 pH 7.1 등으로 다소 산도의 범위가 다르다. 따라서 재배지의 조건을 pH 6.0~7.0 범위로 해 주는 것이 필요하다. 도심의 땅에서 시금치가 자라지 못하면 산성토양이므로 석회를 뿌려서 산도를 교정해 준다. 보통 10 a당 90~100 kg의 석회를 뿌려주는 것이 표준이다. 이는 3.3 m^2(1 평)에 280~330 g의 석회를 뿌려주는 것을 의미한다. 석회를 구하기가 어려우면 나무를 태운 재, 조개가루 등을 뿌려주면 훌륭한 산성토 개량제가 된다. 그러나 어떤 경우도 책이나 종이를 태운 재를 정원에 뿌려서는 안 된다. 왜냐하면 인쇄잉크에는 많은 중금속이 들어 있어 토양을 오염시키기 때문이다.

기타의 토양조건으로는 물빠짐이 좋고, 양분의 보유력이 높으며, 토양 통기성이 좋아야 한다. 이와 같은 조건을 만들기 위해서는 점토질 토양에는 모래 등을 섞어서 토양을 개량해야 하며, 모래땅은 유기질의 함량이 낮아서 양수분의 용탈이 많으므로 점토를 보충시키거나 충분한 퇴비를 시비해서 토성을 개량해야 한다. 많은 퇴비를 주면 양분의 보유력이 상승되고 토양 통기성도 향상되어 식물의 뿌리가 잘 뻗어 생육이 잘 될 뿐만 아니라, 충분한 유기물로 인해 향신료의 맛과 향기가 아주 좋아진다.

화분이나 플라스틱 꽃상자를 이용한 용기재배 경우에는 식물의 크기나 재배할 장소의 크기에 따라 알맞은 것을 골라서 사용한다. 용기에 넣는 흙은 시중에서 판매하는 수입 또는 국내에서 제조한 인공토양과 유기물을 알맞게 섞어서 파종 전에 조제할 수 밖에 없다(그림 7). 취미 허브 재배자를 위해 일본에서는 캔이나 플라스틱 포트를 이용한 1회용 허브 화분을 개발해서 판매한다. 캔이나 분에는 상토와 씨앗이 비닐에 담겨 있어 개봉하여 용기에 채우고 관수한 다음 비닐속에 든 씨를 꺼내서 뿌리면 된다. 플라스틱 뚜껑은 물받침으로 사용된다.

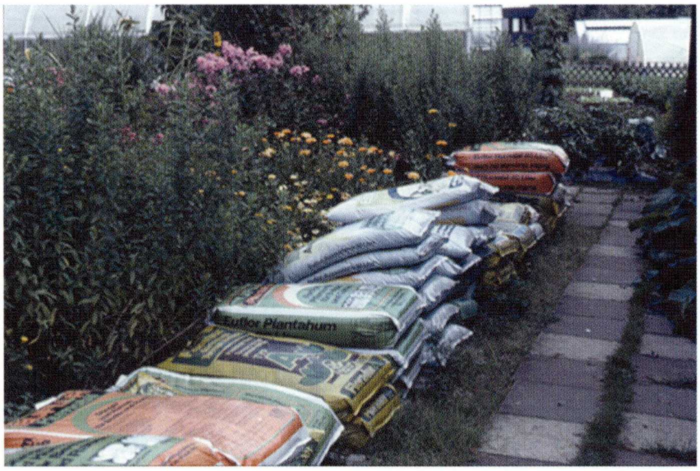

그림 7. 시중에서 판매하는 각종 상토

화분에 넣을 인공토양은 재배자가 직접 만들 수도 있는데 몇가지 혼합 비율을 소개하면 다음과 같다. 퇴비 : 버미큘라이트 : 펄라이트를 2 : 1 : 1로 섞거나, 모래 : 피트모스를 1 : 1, 퇴비 : 모래 : 펄라이트를 1 : 1 : 1, 사양토 : 피트모스 : 굵은 모래를 7 : 3 : 2 또는 분화용토양 : 모래 : 피트모스를 1 : 1 : 1로 섞어서 사용한다. 이들 각종 상토는 원예자재센터 등에서 구할 수가 있다. 물론 소독이 잘 된 밭흙과 퇴비를 7 : 3의 비율로 섞어서 사용해도 좋다.

도시의 정원에서 물빠짐이 잘 안 되는 경우가 있는데, 이 때는 땅속 45~60 cm정도 깊이에 구멍이 난 플라스틱관을 묻어 물이 잘 빠지게 인위적 배수 시설(암거배수)을 설치해야 한다. 왜냐하면 허브는 과습한 상태를 싫어하기 때문이다.

1.5.3 시　비

허브는 화학비료보다 유기질 비료를 충분히 공급해 주어야 한다. 화학비료는 식물의

생장을 지나치게 촉진시켜 허브의 키만 크게 하는 결과를 가져와 잎과 줄기에 방향성분의 농도가 낮아지기 때문에 많이 사용하지는 않는다. 그러나 대단위 재배에서는 화학비료를 사용한다. 박하나 백리향 같이 예취기(刈取機)로 잎과 줄기를 연간 2~3회 절단하여 수확하는 경우는 절단 후 물비료를 뿌려준다.

퇴비는 생육기가 짧은 식물은 10 a당 1,000 kg을 파종 전에 뿌려준다. 그러나 생육기가 길고 여러 번 수확할 경우는 2,000~3,000 kg의 퇴비를 시비하는 것이 좋다. 유럽의 가정원예에서는 토양 유기물 보급을 위해 정지한 가지, 수확 후 남는 식물체 그리고 캐낸 잡초를 일정한 크기의 용기에 담고 썩혀서 유기물로 사용한다(그림 8). 이 때 집에서 나오는 생선뼈, 음식 찌꺼기, 고기뼈 등을 부셔서 퇴비장에 같이 넣고 썩혀서 퇴비로 사용할 수도 있는데 소금성분은 반드시 먼저 제거해야 한다. 여름철에는 50~100ℓ 들이 플라스틱 물통을 준비한 다음 여기에 절반가량 물을 채우고 썩기 쉬운 잎이 넓은 광엽잡초를 넣어서 2주일간 썩힌 다음 이 물을 바가지로 조심스럽게 퍼서 허브 사이사이에 뿌려 주면 훌륭한 유기질 비료가 된다. 만약 너무 많은 풀을 넣고 썩혀서 농도가 진하다고 생각되면 물을 첨가하여 희석해서 뿌려준다.

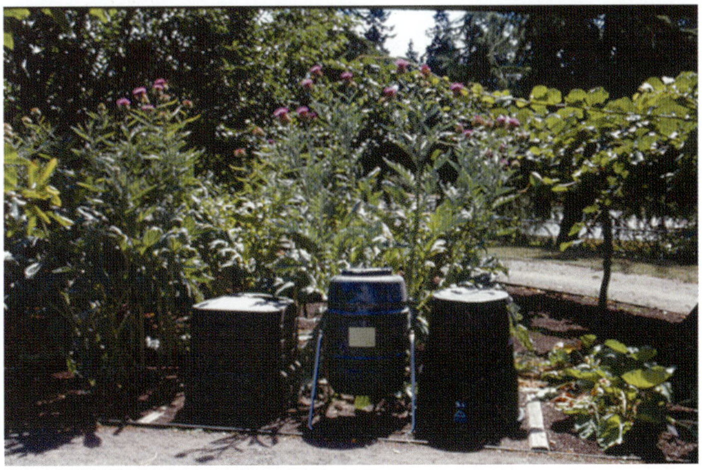

그림 8. 정원에서 잡초 등을 이용한 유기질비료 만드는 용기

가정원예의 경우에는 퇴비 만들기가 어려우므로 원예자재센터 등에서 구입해서 사용하는 수 밖에 없다.

1.5.4 관　수

허브는 상추나 오이를 기를 때처럼 매일 관수를 하면 안 된다. 왜냐하면 허브는 여름

철이 건조한 지중해 지역이 원산지이기 때문이다. 그래서 아파트 등지에서 기를 때도 화분의 토양이 마르지 않을 정도로 2~3일에 한 번씩 관수한다. 노지에 기를 때는 특별히 가물지 않으면 관수하지 않아야 향기가 좋은 허브를 생산할 수 있다.

국내에서는 오히려 장마기에 백리향 같은 식물은 과습해서 병해를 받게 되므로 이랑을 높게 하여 심고, 장마기에는 배수로를 잘 만들어 주어야 한다.

허브 종류별 관수요령을 보면, 월계수, 마죠람, 오레가노, 세이지, 백리향은 토양이 완전히 건조된 후 관수하나, 로즈매리는 건조한 후 물을 주면 죽기 때문에 물주는 시간을 잘 조절한다. 박하, 레몬밤, 생강, 제라늄은 비교적 자주 관수하는 것이 좋다.

관수할 때 물의 온도는 18℃ 이상으로 맞춰주는 것이 원칙이다. 겨울철 얼음같이 찬물을 주면 모든 허브식물은 쉽게 죽게 된다. 손을 물에 담궜을 때 약간 시원한 느낌이 들 정도 온도면 관수해도 된다. 수돗물을 이용할 경우는 물받이에 받아두었다가 하루가 지난 후에 관수하게 되면 여름철에는 염소가 휘발되어 좋고 겨울에는 물의 온도가 상승하여 좋다. 지하수를 이용하여 관수하는 대단위 재배에서는 지하수에 철분이 많지 않은 곳을 택하여 관정을 파야 한다. 철분이 많으면 관수장치가 쉽게 망가지고 잎에 철분이 생겨 상품가치와 생육이 떨어진다.

1.5.5 월동관리

겨울철에는 허브의 종류에 따라 앞서 언급했듯이 중부지방에서 월동이 어려운 경우가 많다. 그래서 늦가을에 식물체 전체를 흑색 비닐이나 볏짚 등으로 잘 덮어주어야 한다. 만약 이와 같은 작업이 어려울 경우는 장미처럼 식물체가 얼지 않게 흙으로 30~40 cm 정도 덮어두었다가 이른 봄 해동이 되면 흙을 걷어내야 한다. 그 이외 겨울에 실내에서 즐기고 싶은 식물이나 내한성이 약한 식물은 캐서 화분으로 옮긴 후 햇빛이 잘 드는 창가에 두었다가 겨울을 넘긴 후 봄철이 되면 정원에 다시 옮겨 심는다.

1.5.6 잡초방지

가정원예에서 여름철에는 많은 잡초가 생기게 되므로 이들의 방제를 위해 식물 사이에 검정 비닐을 덮는 멀칭을 하는 경우가 있다. 허브식물원이나 정원은 형태가 매우 다양하고 비닐멀칭은 외관상 보기가 좋지 않아 별로 실시하지 않는다. 그러므로 허브원은 알맞은 시기에 풀을 제거하는 것이 필요하다. 캐나다와 독일 같이 우드칩(Wood chip)이 많이 생산되는 나라에서는 식물원의 잡초발생 억제를 위하여 이들을 봄 일찍 허브 사이에 5~10 cm 두께로 깔아준다.

유럽에서는 환경친화적 허브를 생산하기 위하여 제초제를 사용하지 않고 잡초를 인위적으로 제거하는 경우가 많다(그림 9). 이렇게 제초제를 이용하지 않고 생산된 허브의 가격은 비싸다.

허브 재배시에 제초제를 사용하면 효과적일 수 있으나 향기성분의 변화를 초래해 품질을 떨어뜨릴 수가 있어 생육 초기에만 제한적으로 사용해야 한다.

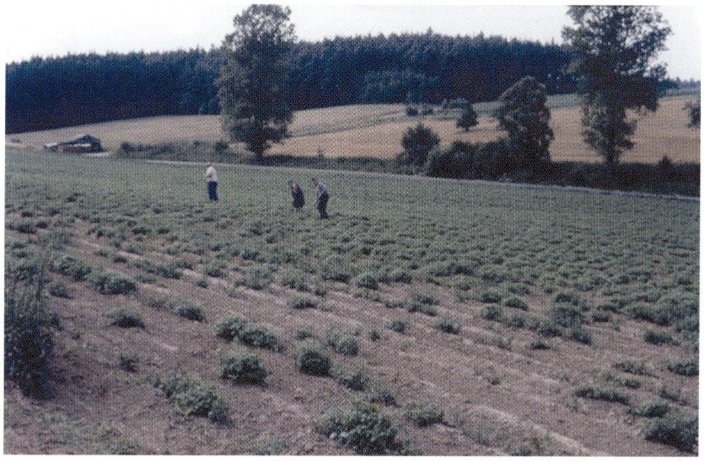

그림 9. 허브 밭에서 잡초제거

1.5.7 병충해 방제

허브는 일반적으로 해충이 생기지 않지만 재배할 때 가장 문제가 되는 것은 1년생 허브에 발생하는 진딧물 같은 충해이다. 작은 면적에서 기를 때는 손으로 잡아 주고, 대단위 재배시에는 농약을 뿌려야 한다. 그러나 과다한 살충제의 이용은 향과 맛을 나쁘게 만들며, 살포 후 1주일 내에는 수확해서는 안 된다. 최근에는 채소나 허브 위에 망사를 덮어서 진딧물을 방지하기도 한다(그림 10).

허브는 대체로 건조하게 기르기 때문에 응애나 가루이(White fly)의 발생도 가끔 나타난다. 이들을 방제하기 위해서는 허브원 주변에 프렌치 매리골드를 둥글게 돌려 심어준다. 또한 비누액을 만들어 뿌려주면 좋다. 방법은 아주 온화한 비누(예 : Ivory)를 칼로 긁어서 가루처럼 만들고 한 수저 정도 비누를 따뜻한 물 1ℓ에 넣어서 녹인다. 이것을 손으로 잡아도 안 될 정도로 해충이 많아지면 1주일에 1회 정도 뿌려준다. 비누액을 살포한 후 바로 수확하지 말고 수일이 지나서 수확한다. 소규모 면적이나 실내 재배 시는 곤충을 유인하여 죽이는 노란색의 끈끈이 테이프를 사서 걸어준다.

가정에서는 재배할 때 허브화분에 진딧물이 생기면 잡아주거나 목욕탕 또는 베란다로

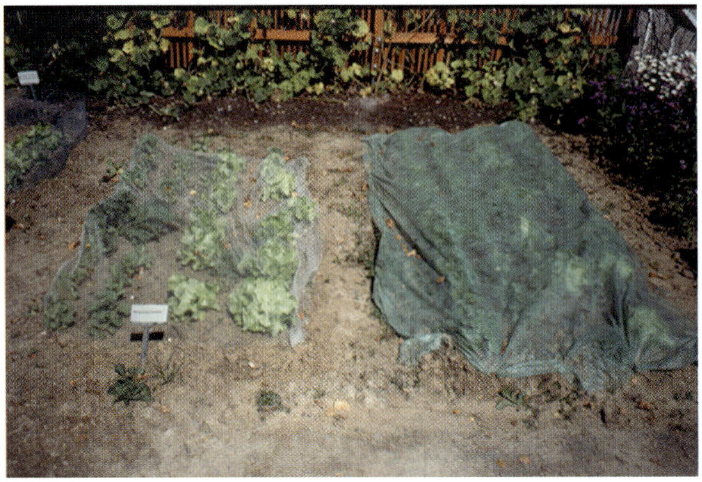

그림 10. 망사를 이용하여 해충을 방제하는 모습

식물을 가져가 호스로 물을 잎에 뿌려 진딧물을 씻어 준다. 그래도 안 없어지면 자연농약을 만들어 살포한다. 우리가 쉽게 만들 수 있는 자연농약은 깐 마늘 2쪽을 잘 갈아서 물 500㎖에 넣고 성분이 물에 잘 스며 나오도록 서너 시간 기다린 다음 마늘을 걸러 내고 이것을 잎에 뿌려 주면 진딧물을 방제할 수 있다. 이 방법은 식물에 따라 민감하므로 일부를 잎에 뿌려 봐서 진딧물은 죽고 식물에 이상이 없으면 전체적으로 뿌려준다. 시판되는 가정용 살충제를 뿌릴 경우는 농약을 뿌린 다음 어린이 손이 닿지 않게 식물을 관리하고 1주일이 지난 후부터 잎을 따서 이용한다.

허브의 종류에 따라 해충을 싫어하는 것이 있으므로 이들을 혼합해서 심으면 해충을 방지할 수 있다. 진딧물은 고수, 마늘, 금잔화, 박하, 유카립투스, 차이브, 캐트닢, 페널, 한련화 등을 싫어한다. 배추흰나비는 서던우드를 싫어한다. 쥐는 웜우드(Wormwood), 응애류는 고수를 기피한다.

허브에 나타나는 병해는 삽목기간 동안이나 장마기의 부패병, 저온기의 흰가루병 등이 주로 발생한다. 삽목시에는 무병 상토를 사용하고 수분관리를 잘하면 부패병을 예방할 수 있고, 흰가루병은 초기에 약제를 뿌려서 방제해야 한다.

1.5.8 기타 관리

그 외 허브식물로 생울타리를 만드는 경우는 알맞게 전정을 해주는 것이 필요하다. 예컨대 지중해 연안 국가에서는 로즈매리 같은 것이 키가 작아도 좋은 생울타리가 된다. 또한 월계수, 라벤더, 캐트닙 등도 낮은 생울타리용으로 이용할 수 있다. 이들은 일정한

크기가 되면 정지를 하여 울타리 모양을 유지하도록 관리한다.

1.6 허브의 번식법

1.6.1 종자번식

종자번식을 하는 식물은 종묘회사에서 종자를 구입하여 파종하면 된다. 그러나 국내에는 허브를 전문으로 취급하는 종묘회사가 많지 않아서 취미원예가가 꼭 필요한 특수종자는 인터넷 등을 통하여 외국의 종묘회사에 직접 신청하여 구입할 수도 있다.

이들 허브종자를 구입할 때는 재배자가 가꾸는 지역이 중부와 남부 그리고 제주도 중 어느 지역인가에 따라 다르다. 남부지방에서는 내한성이 크게 문제가 되지 않으나 중부에서는 표 2에서 언급한 월동최저온도를 고려해서 선택해야 하며 같은 식물이라도 내한성이 강한 품종을 고르는 것이 원칙이다.

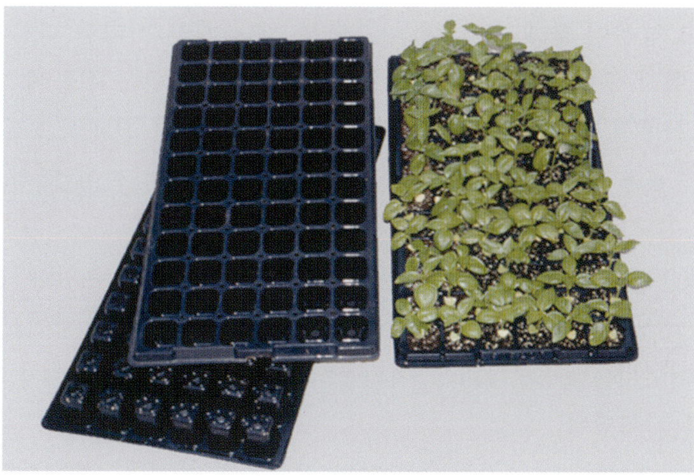

그림 11. 플러그 트레이를 이용한 바실 육묘

종자번식을 실시하는 허브는 밭에 묘상을 만들어 직접 파종하는 경우와 실내 용기에 파종하는 경우가 있다. 밭에 파종할 때는 봄철에 해동이 되고 들판에 잡초 종자가 나기 시작하는 시기가 되면 내한성이 다소 있는 허브를 밭에 파종하여도 된다. 물론 정원 구석에 소형의 터널을 만들 수 있다면 다소 일찍 파종해도 되며, 온실에서는 계절에 상관없이 파종하여 연중 재배할 수 있다. 노지에 직접 씨를 뿌리면 종자량이 많이 필요하므로 작은 분이나 그림 11과 같은 플러그 트레이 등에 파종했다가 육묘 후에 밭에 옮겨 심

는 것이 종자소모량이 적고 튼튼한 모를 심을 수 있어 좋다.

파슬리는 4월초에, 마죠람과 사보리는 4월 중하순에 뿌려도 된다. 그러나 바실 같이 내한성이 약한 것은 5월 초순이 지나야 노지에 뿌릴 수가 있다. 이와 같이 온도의 요구도에 따라 파종하는 시기가 다르다. 그러나 서울지역에서는 어느 씨앗이나 5월 초에 노지에 파종하면 무난하다. 노지 파종은 주로 줄뿌림을 하는데 1.2 m 폭의 이랑을 만들고 식물의 크기에 따라 20 cm 간격으로 골을 파서 씨를 뿌린다. 파종 깊이는 작은 종자는 약 0.5 cm, 큰 종자는 1～1.5 cm로 하는데, 이 때 종자를 심는 깊이는 종자 크기의 3배를 표준으로 삼는다. 파종작업이 끝나면 파종일자가 적힌 라벨을 꽂아 놓는다. 봄철에 발아를 촉진하기 위해서 파종 후 비닐을 덮어 주며, 싹이 나기 시작하면 걷어준다.

파종용 용기는 화분, 플라스틱 또는 스티로폼 상자 등을 사용할 수 있는데 잘 소독된 상토, 구입한 육묘용 배양토 또는 강모래를 채운 후 파종을 한다. 이 때 너무 깊게 파종하지 않도록 한다. 작은 종자를 파종하고 난 다음 위에서 관수하면 종자가 튀어나와 발아가 되지 않으므로 5 cm 정도 깊이로 물을 채운 물통에 파종한 상자나 화분을 놓고 저면관수를 실시한다. 충분히 물에 젖으면 다시 꺼내서 관리하며 관수가 필요할 때만 저면관수를 하고 발아가 되면 화분 위에서 물을 줘도 된다.

노지에서 재배할 때는 싹이 나서 식물이 5～10 cm 정도 크면 알맞게 솎아 주거나 또는 다른 곳에 옮겨 심는다. 용기에 심은 식물도 일정한 크기가 되면 다른 화분이나, 플라스틱 포트에 옮겼다가 서리의 위험이 없으면 심고자 하는 곳에 정식한다.

국내에서는 허브 1년생의 어린 묘가 시판되는 경우가 많지 않지만 시판되는 종류는 필요한 양만큼 구입하면 되므로 육묘의 수고를 덜 수 있어서 편리하다.

1.6.2 영양번식

허브의 영양번식은 삽목, 휘묻이〔取木〕, 포기나누기〔分株〕법이 있다. 허브의 삽목에는 줄기가 굳지 않은 상태에서 늦봄에 실시하는 녹지삽(綠枝揷), 줄기 일부가 굳어질 때인 여름에서 초가을에 실시하는 반숙지삽(半熟枝揷) 그리고 가을의 중간이나 늦가을에 완전히 굳어진 줄기를 삽목하는 숙지삽(熟枝揷) 방법이 있다. 백리향은 녹지삽, 세이지나 로즈매리는 반숙지삽을 할 때 발근(發根)이 잘 된다(그림 12). 삽목할 때 삽수의 길이는 녹지삽은 5～10 cm, 반숙지삽은 10～15 cm 그리고 숙지삽은 15～30 cm으로 실시하는 것이 원칙이다. 그러나 녹지삽이나 반숙지삽에서는 삽수가 부족할 때는 5～8 cm로 잘라서 시중에서 판매하는 발근제를 처리하면 발근이 잘 된다. 삽목할 때는 땅속에 꽂을 부분에 해당되는 줄기의 잎을 제거하여 삽목한 다음 며칠 동안 그늘을 만들어 주며 그 후

반그늘을 유지시켜 준다. 큰 화분에 삽목을 할 경우는 삽목 후 화분을 투명비닐로 덮어서 반그늘에 두면 공중습도가 잘 유지되어 발근 활착이 잘 된다. 삽목용토는 가는 강모래를 사용하거나 모래와 피트모스를 1 : 1로 섞어서 사용한다.

허브 중에 세이지, 마죠람, 히서프, 백리향, 로즈매리는 휘묻이로 번식할 수 있다. 이 방법은 땅에 가까운 줄기를 흙 속에 묻어 뿌리가 나면 모주(母株)로부터 분리시켜 한 개체의 식물을 만드는 방법이다.

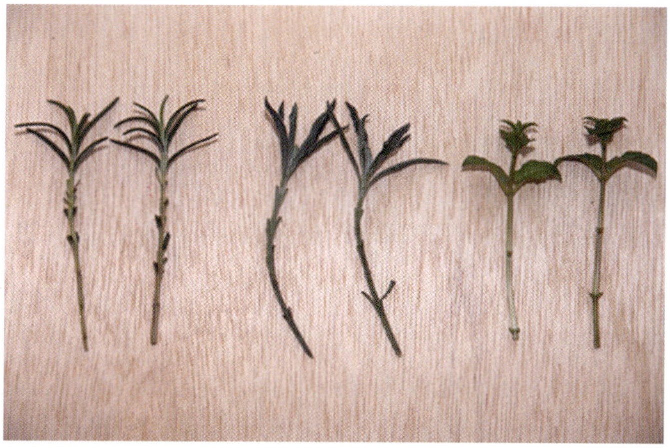

그림 12. 몇 가지 허브의 삽수(좌 : 로즈매리, 중 : 라벤더, 우 : 박하)

포기나누기〔分株〕는 늦가을이나 봄 일찍이 식물체를 캐서 뿌리를 붙여 적당히 포기를 나누어 심는 방법으로 박하, 레몬밤, 차이브, 러비지, 오레가노, 수영, 타라곤, 백리향 등의 식물에 적용될 수 있는 방법이다. 뿌리를 캐내서 연필 굵기의 뿌리를 10 cm 내외로 절단하여 번식하는 식물 중에 대표적인 것으로는 서양고추냉이가 있다.

1.7 허브의 수확, 포장 및 저장

1.7.1 허브의 수확 및 포장

허브는 필요할 때마다 식물체로부터 잎, 꽃 또는 뿌리형태로 채취하여 이용된다. 그러나 가장 좋은 시기는 꽃이 피기 직전이며 가장 알맞은 수확 시각은 아침이슬이 마른 직후로서 오전의 중간 정도가 좋다. 한낮에 수확하는 것은 바람직하지 않다.

수확하는 방법은 잎은 손으로 따며 잔가지는 잘 드는 칼과 가위 등을 이용해서 조심스럽게 잘라서 즉시 사용한다. 그러나 우리나라는 세계적으로 먼지가 많은 나라이므로 대부

분의 허브 잎을 씻지 않고 이용한다는 것은 건강상에 문제가 있다. 따라서 가정의 정원에서는 수확 전날 호스 등을 이용해서 잎에 묻은 먼지를 깨끗이 씻어 준 다음 수확하는 것이 좋다. 그렇지 못할 경우에는 수확한 잎과 줄기를 물에 휘저어 먼지를 닦은 다음 식물체는 깨끗한 타올이나 키친 타올을 이용해서 수분을 제거한다. 그 후에 노랗게 변한 잎이나 벌레가 먹거나 병든 잎을 제거한 다음에 조리하거나 그늘에서 말렸다 저장한다. 대단위 허브 재배지에서는 파슬리 등을 기계로 수확하여 대규모 물탱크에 넣어서 씻은 후에 건조한다(그림 13).

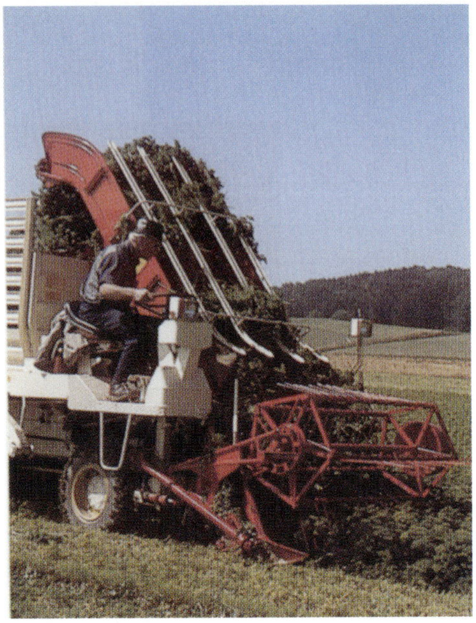

그림 13. 파슬리의 기계수확

허브의 수확을 6월 초에 한번 실시한 다음 기계로 다시 2~3회 더 수확을 할 경우에는 식물의 상태를 보아 수확 후 수일 내로 액비를 주는 것이 좋다. 그러나 수확 직후에 액비를 주면 줄기 썩음병이 발생하기 때문에 줄기가 굳은 다음 시비한다.

꽃을 수확할 때는 건조한 날 한낮에 실시한다. 꽃은 활짝 핀 것을 수확해야 아름답다. 수확한 꽃은 상하지 않도록 조심해서 겹치지 않은 상태로 건조한다. 라벤더는 꽃대가 길기 때문에 가위로 자르지만 그 외는 손으로 꽃을 딴다.

종자를 수확하는 카라웨이, 고수, 쿠민, 딜 그리고 페널의 경우에 종자가 달린 꽃대가 갈색이 되자마자 잘라서 말린다. 그렇지 않으면 익은 종자는 자동적으로 바람에 날려 떨어지게 된다. 만약 매달아 건조해 두고 싶으면 망사로 꽃봉오리 전체를 싸 주어야 종자가 땅에 떨어지는 손실을 막을 수 있다.

뿌리를 이용하는 허브는 가을이 되어 지상부의 잎이 시들기 시작하면 캐는데, 이 때가 향이 최고에 달한다. 캘 때는 뿌리가 상하지 않게 최선을 다한다. 서양고추냉이(Horseradish)는 어느 때라도 수확할 수 있으나 가을철에 뿌리를 수확하여 큰 뿌리는 이용하고 연필 굵기 정도 이하의 가는 뿌리는 젖은 모래에 저장했다가 봄철에 번식용으로 사용한다.

허브를 신선한 상태로 시장에 출하할 때는 식물에 따라 작은 다발로 묶어서 출하하거나 잎만을 채취하여 상자에 넣어서 판매한다. 쉽게 마르므로 신선한 허브는 100 g 또는 200 g 단위로 플라스틱 상자나 비닐백(PE-bag)에 담아서 출하한다. 국내에서는 특별한

규격이 아직 결정되지 않아서 생산자 나름대로 규격을 만들어서 판매한다. 포장하는 플라스틱 필름에 이름, 이용법 등을 써주는 것이 소비 촉진을 위하여 중요하다(그림 14).

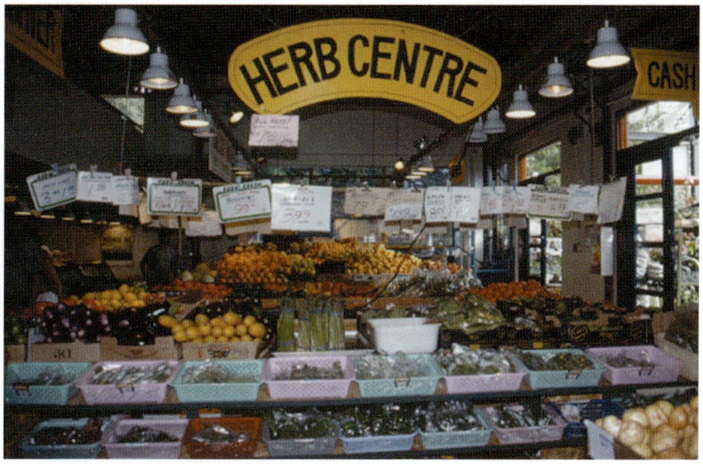

그림 14. 수확한 허브의 소형포장(캐나다)

1.7.2 야생 허브(Wild herb) 수확

우리나라에도 쑥, 울릉도 백리향, 수영, 장군풀 그리고 산부추 등이 자생하고 있다. 따라서 야생 허브를 수확하여 이용할 수 있다. 그러나 식물에 따라서는 충분한 지식이 없이 채취할 경우에 독성이 있는 독초를 고를 수 있으므로 각별히 조심해서 채취하여 이용한다. 또한 자연보호 지역에서는 국내외를 불문하고 채취해서는 안되며, 자연상태에서도 수확 후에도 재생할 수 있도록 어느 정도만 채취해야 한다.

1.7.3 허브의 건조저장

수확한 허브를 말리는 것은 겨울철에 이용하기 위해서이다. 로즈매리, 백리향, 오레가노, 마죠람, 러비지, 월계수잎, 레몬밤, 사보리 그리고 박하는 잘 마른다. 세이지도 잘 마르지만 가끔 곰팡이가 생긴다. 딜, 차이브, 파슬리, 처빌, 페널 그리고 바실도 잘 마르지만 천연향이 없어지므로 냉동시키는 것이 좋다.

말리는 방법 중의 하나는 허브의 묶음을 건조하고 바람이 잘 통하는 그늘에서 거꾸로 매달아 두는 방법이다(그림 15). 말리는 중에 먼지가 쌓이지 않게 거꾸로 매달은 식물체 위에 종이로 고깔을 만들어 씌워 주는 것이 좋다.

허브를 비금속으로 만들어진 트레이에 올려 건조기를 이용해서 말리는 수가 있는데, 이 때의 온도는 23～35℃를 유지한다. 방법은 처음에는 32℃로 24시간 말리고 다음에는

온도를 내려 24~26℃에서 말린다. 어떠한 경우에도 65℃ 이상으로 올려서는 안 되는데 높은 온도에서는 방향성분이 휘발하기 때문이다. 마이크로웨이브(전자렌지)를 이용하여 건조시킬 수도 있는데 짧게 2~4분만 이용하는 것이 좋다.

뿌리를 건조할 경우에는 깨끗한 솔을 이용해서 표피에 묻은 흙을 제거하고 손이나 기계로 절단한 후에 역시 음건(陰乾)한다. 말리는 기간은 식물에 따라 차이는 있으나 10일 이상 말린다. 보통 뿌리를 이용할 때는 심은 다음 3년째 식물부터 수확이 가능하다. 당년에는 뿌리에 저장성분이 적어서 수확하지 않는 것이 원칙이다.

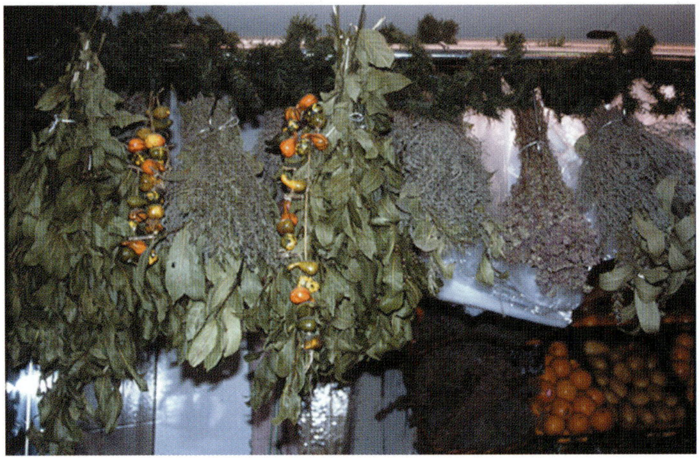

그림 15. 허브 말리기

허브에 따라 다르나 자연상태에서 충분히 말리려면 약 2주일이 걸리는데, 이 때 건조기간은 공기 중의 온도와 습도 그리고 건조방법에 달려 있다. 마른 것은 잎이나 종자를 채취해서 유리병, 항아리 등에 저장한다. 이 때 용기는 잘 밀폐시킬 수 있는 것으로 공기 이동이 없는 것이 좋다. 저장 후 1주일쯤 지나 병 내부에 이슬이 생기는지 살펴봐야 한다. 만약 이상 징후가 나타나면 꺼내서 재차 말린다. 상품으로 판매할 경우는 10, 50, 100, 1,000g 등으로 크기가 디자인된 병에 허브를 채우고 라벨을 붙여서 출하한다. 건조 허브는 집에서 보관하거나 유통 중에도 시원하고 직사광선이 쪼이지 않아야 한다.

1.7.4 허브의 냉동저장

허브를 −32℃ 정도로 냉동시키면 색과 맛이 신선한 것 같이 유지된다. 냉동 중에 소스, 수프, 스튜 그리고 샐러드드레싱에 이용할 수 있다. 방법은 수확해서 깨끗한 것은 그대로 냉동시키고 그렇지 않은 것은 씻은 후 변색된 잎은 제거한 다음 플라스틱 백(Bag)

에 넣고 잘 봉합한다. 잎이나 줄기가 냉동고 내에서 노출되면 수분과 향이 빠져나가 신선감이 없어진다. 바실, 백리향, 딜은 냉동 전에 물에 살짝 데치면 색깔과 향이 좋다. 데친 후에는 꺼내서 물을 타월로 제거한 다음 플라스틱 필름에 넣고 식물명, 채취시기를 명기해 둔다. 냉동된 허브는 6개월간 저장이 가능하다.

1.7.5 허브의 기름내 보존법

바실, 타라곤, 로즈매리 그리고 수영(Sorrel)은 식물성기름 내에 저장할 수 있으며 이 경우 9개월 이상 저장이 가능하다. 사용하는 기름은 올리브유가 좋으며, 그 외 해바라기, 유채, 콩기름도 이용할 수 있다. 올리브유와 다른 기름을 혼합하여 저장용 기름으로 사용할 수도 있다. 방법은 수확하여 깨끗이 씻은 다음 말린 잎을 유리병 속에 넣고 알맞게 기름을 넣는다. 이 때 몇 가지 허브를 차곡차곡 겹겹으로 넣은 경우는 유리그릇에 한 층 넣고 그 높이로 기름을 부은 후 다시 다른 허브를 넣은 후 기름을 붓는 순서로 진행한다. 잎을 꺼낼 때는 기름은 따라 낸 다음에 잎은 샐러드 등에 첨가해서 이용할 수 있고, 여기서 나온 기름은 바베큐, 마리네이드(Marinades) 그리고 샐러드 드레싱으로 사용한다.

1.7.6 허브 가공품 저장

여름의 태양 아래서 자란 허브의 향을 겨울에 즐기기 위해서는 각종 신선한 허브를 식초, 젤리, 버터, 설탕 등의 가공품 상태로 저장했다가 이용할 수 있다.

허브식초(Herb vinegar)를 만들기 위해서 각종 허브를 준비한 예쁜 병에 넣은 후 식초를 채워서 만든다. 이 때 병이 예쁘면 부엌에 진열할 경우 아주 멋있다. 식초를 넣은 후는 매일 한번씩 흔들어 주는데 3주일이 지나면 이용할 수 있다. 속성 식초를 만들려면 병에 식초를 넣기 전에 끓여서 허브가 담긴 병에 부어 넣는다. 이 경우에 유리병은 열에 잘 견디는 것이라야 한다. 이렇게 만든 식초가 각자 입맛에 맞게 되면 식은 후 이용할 수 있다. 허브식초를 만드는 데 사용할 수 있는 좋은 재료로는 바실, 처빌, 딜, 페널, 레몬밤, 박하, 마죠람, 로즈매리, 사보리, 타라곤, 월계수 잎, 백리향 등이 있다. 로즈매리 또는 박하로 만든 허브식초는 과일 샐러드에 적격이다. 자주색 잎을 가진 바실잎이나 적색 후추를 식초에 넣으면 식초의 색깔 역시 자주색으로 변해 정말 예쁘다. 딜이나 페널 꽃봉오리도 좋은 재료가 된다.

허브젤리(Herb jelly)를 만들어 먹거나 요리할 때 첨가시킬 수도 있다. 우리나라 주부들은 집에서 젤리를 만드는 경우가 거의 없으나 서양에서는 즐겨 만드는 주부가 많다.

예를 들면 사과젤리는 허브젤리를 위한 아주 좋은 기본재료가 된다. 잘게 자른 로즈매리, 세이지 그리고 백리향 잎 1/4컵, 혹은 스피아민트, 바실 그리고 레몬버베나 잎 1/2컵을 2컵 정도의 사과젤리 재료에 넣고 끓인 후 병에 넣어 냉장고에 저장했다 먹거나 이들을 요리에 사용한다. 자신이 젤리를 만들지 못하면 시중에서 판매하는 젤리를 구입 후에 프라이팬에 녹이고 여기에 허브를 넣어 끓인 후 병에 다시 넣어 보관할 수 있다.

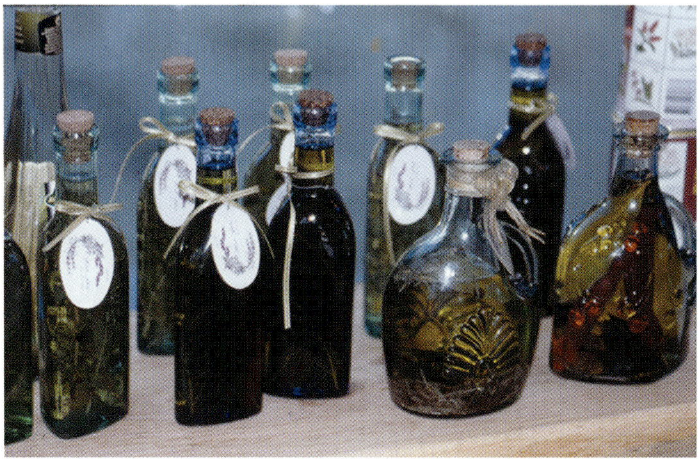

그림 16. 예쁜 병을 이용하여 만든 허브식초

허브버터(Herbal butter)를 만들기 위해서는 먼저 약 120 g(1/4파운드) 정도의 버터를 인체에 무해한 플라스틱 용기에 넣고 담요에 싸서 실내온도에 놓는다. 그러면 버터가 물컹거리게 되고, 이 때 티스푼 3개 정도의 자기가 좋아하는 허브를 넣어서 저은 후 냉장고에 최소한 3시간 이상 다시 넣었다 이용한다. 바실 허브버터를 만드는 실제를 설명하면 1컵 버터에 1컵 잘게 자른 신선한 바실 잎을 넣고 잘게 자른 파슬리를 4스푼 넣어서 만든 후에 보관한다. 그리고 이것을 채소요리나 고기 요리에 이용한다. 랩을 사용할 때는 그릇을 이용해 버터와 허브를 잘 혼합한 다음 길게 자른 랩 위에 혼합버터를 올려놓고 김밥처럼 둥글게 만들어 냉장고에 넣은 후 성형이 되면 김밥 자르듯이 잘라서 버터로 사용하면 된다. 허브버터는 냉장고에서 6주일 그리고 냉동상태에서는 6개월간 저장이 가능하다. 그러나 냉장고에 넣은 것은 가능하면 표시된 버터 보존기간 내에 소비하는 것이 바람직하다.

그 외 허브를 가루로 만들어 캡슐(Capsule), 필스(Pills), 과자, 사탕 등을 만들어 보관하기도 한다.

1.8 허브의 구성성분

허브의 치료적 이용, 식용적 이용, 공업적 이용에 대한 기초 지식을 얻기 위해서는 구성성분에 대한 간단한 기본적 지식이 있어야 허브의 약리적 효과 등을 이해하기 쉽다. 여기서는 허브의 구성성분에 대한 간단한 화학적 특성을 언급해 보기로 한다.

1.8.1 식 물 산(Acid)

약유기산은 허브식물에서 많이 발견되는데, 대표적인 것은 레몬과 같은 감귤류에서 나타나는 구연산이다. 유기산은 탄소연쇄와 탄소환을 포함하는 것으로 구별된다. 공통적으로 －COOH기를 갖는다. 탄소연쇄산(지방산)은 유럽에서 자생하는 쐐기풀 가시에서 감지되는 포름산(Formic acid)에서부터 구연산, 발레르산(Valeric acid)에 이르는데, 후자는 이증요법(異症療法 : 치료하려는 질환과 전혀 반대의 병적 증상을 일으키는 약제를 쓰는 치료법)에 사용되는 진정제의 기초가 된다. 탄소환식산(방향족산, Aromatic acid)은 중요한 약물군이다. 가장 간단한 방향족산은 송진과 향유에서 발견되는 안식향산(Benzoic acid)으로 벤죠인(Gum bezoin)에 많다. 이들은 로션이나 연고로 사용되는데 만성 기관지염의 흡입제로 이용되기도 하고 방부, 해열, 이뇨작용을 한다.

1.8.2 알 코 올(Alcohol)

알코올은 많은 식물의 향성분으로 발견되는데 대표적인 것이 장미의 geraniol이나 박하의 menthol처럼 스테롤이나 휘발성 오일의 구성성분으로 다양하다. 다른 형태는 지방산과 알코올의 혼합인 왁스인데, 식물잎이나 줄기의 코팅된 부분에서 찾을 수 있다.

1.8.3 휘발성 오일(Essential oil, 정유)

휘발성 오일은 이소프렌(Isoprene) 혹은 이소펜탄(Isopentane)같은 단순한 분자에 기초를 두는데, 여러 형태의 방법을 통해 테르펜(Terpene)을 형성한다. 박하나 백리향 같은 허브에서 휘발성 오일을 추출할 수 있는데 이들은 같은 종에서도 다를 수 있다. 이들을 추출해서 에션셜오일(정유)를 만드는데 치료제로 사용되기도 하나 대부분은 향수의 원료가 된다. 에센셜오일은 체내에 쉽게 흡수, 이동되어 치료나 면역작용을 하게 된다.

멘톨과 장뇌는 마취작용을 하고, 겨자유는 자극을 주어 소화를 촉진시키고 위액의 흐름을 증가시키며 장 하부의 연동운동을 진정시켜 산통을 완화한다.

휘발성 오일은 신경 체계에도 영향을 준다. 카모밀은 진정시키고 박하는 기분을 고무시킨다.

1.8.4 탄수화물(Carbohydrate)

탄수화물은 중요한 에너지원으로 포도당과 과당 같은 당분 혹은 전분 형태로 식물체에 다양하게 나타난다. 또는 식물의 섬유소에서 찾을 수 있다. 복합탄수화물인 검(Gum)과 점액은 진통제(머위, 질경이)처럼 진정과 치유효과가 있다. 위 속에 들어가 염증과 자극을 감소시키고 위산 감수성 감소, 설사방지, 연동운동이 저하된다. 호흡계통의 반사신경을 통해 작용하여 점액 분비작용증진, 긴장감과 기침 감소를 가져온다.

1.8.5 페놀 화합물(Phenolic compounds)

페놀은 중요한 식물구성물질이다. 페놀 화합물은 간단한 구조이거나 기본적인 분자범위 내에서 복잡한 조합을 이루고 있다. 간단한 페놀 화합물 중의 하나는 salicylic acid인데 glycoside 형태와 당류와 조합을 이루어 발견되는데 수양버들이 그 예이다. 이 물질은 방부성과 진통제 및 소염의 효과를 가지며, 아스피린으로 알려진 acetylsalicylic acid의 형태로 이루어진 allopathic medicine(異症療法藥)으로 사용된다.

정향(Cloves)에서 추출한 진통제인 eugenol과 백리향에서 추출한 thymol은 salicylic acid 와 비슷한 효능을 가진다.

1.8.6 탄 닌(Tannins)

허브에서 탄닌은 수렴제 역할을 한다. 단백질과 다른 화학물질에 작용하며 피부와 점액분비막에서 보호층을 이룬다. 따라서 장에서 설사나 내출혈을 감소시킨다. 외용으로 화상에 쓰이며 상처에 바르면 염증을 막아준다. 탄닌은 눈, 입, 질, 자궁, 직장이 감염되었을 경우 이용된다.

1.8.7 쿠 마 린(Coumarins)

새 잔디를 깎을 때 발생하는 냄새가 이 화합물로 이루어져 있다. 물론 이 기분 좋은 냄새는 풀에만 있는 것이 아니라 sweet woodruff에도 있다. 쿠마린 자체만으로 효능에 한계가 있고 이 물질의 신진대사와 di-coumarol은 피를 응고시키지 않는 중요한 물질이다. 피의 응고방지약품으로 쿠마린이 사용되며, 혈전증을 방지하기 위해서는 소량의 투

여량을 이용한다.

1.8.8 안트라퀴논(Anthraquinones)

이 물질을 함유하고 있는 식물은 설사의 약효를 가지며, 천연염료로 쓰인다. Glycoside 형태로 이루어져 있고, 식용대황(Rhubarb), aloe 등에 많이 들어 있다. 이 물질은 결장(結腸)을 자극하여 8～12시간 장의 연동작용을 촉진하고 담즙이 있을 때만 기능을 발휘한다. 결장의 벽을 지나치게 자극하여 결장에 통증이 생기는 경향이 있다.

1.8.9 플라본과 플라보노이드 글리코시드(Flavones and flavonoid glycosides)

허브에서 가장 보편적으로 있는 물질이다. 이 물질은 몸의 경련을 막아주고 이뇨작용의 효과와 심장 자극과 같이 광범위하게 사용된다. Rutin, hesperdin, bio-flavonoid, 비타민 P같은 물질은 혈관의 투수율과 부스러짐을 감소시켜 순환기를 강하게 해주고 혈압을 저하시켜 준다. 메밀이 대표적인 식물이다. Bio-flavonoid는 비타민 C의 흡수에 필수불가결하고 비타민 C가 있는 곳에는 반드시 이 물질이 있다.

1.8.10 사 포 닌(Saponins)

항소염제로 코티존(부신피질호르몬)의 합성에 이용되며 성호르몬의 합성에도 관여한다. 허브에 사포닌이 함유되어 있으며 직접적으로 작용하는 것이 아니라 신체는 기능을 발휘하는 화학물질을 만드는데 천연의 소재로 이용할 수 있다. 자연산 사포닌과 합성된 약의 유사점을 확인하기 위해 야생마(Wild yam 또는 산마)에 함유되어 있는 diosgenin이 코티존과 유사함을 비교해 보면 된다(그림 17). 전형적인 항소염의 특징을 가진 허브는 사포닌을 함유하는데 인삼, 도라지 등이 있다.

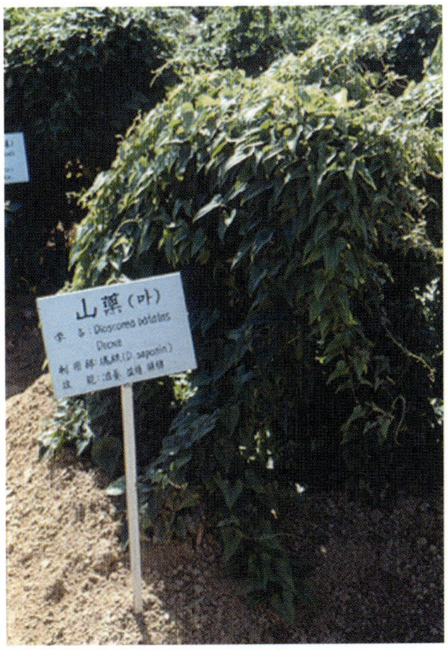

그림 17. 산마(뿌리는 긴 것 짧은 것 등 다양함)

1.8.11 카디악 글리코시드(Gardiac glycosides)

사포닌과 매우 유사한 물질이다. 이 물질은

1785년 디기탈리스에서 발견된 이래 집중연구가 이루어졌으며 허약한 심장을 돕는 약품으로 이용된다.

자연 생약으로 은방울꽃은 독을 지닌 디기탈리스 보다 좋으며 상당히 효과가 있지만 몸 속에서 유독한 구조를 만들지 않는다.

심장의 배당체는 심장근육에 필요한 산소의 공급 없이 심장박동을 강하게 증가시킨다. 따라서 심장의 효율을 높이고 산소부족 없이 무리한 심장을 안정되게 해 준다.

1.8.12 쓴 맛(苦味素, Bitter principles)

쓴맛을 내는 이유는 과다하게 쓴맛을 지닌 화학물질이 들어 있기 때문이다. Terpene (방향성 오일 부분 참조)이나 다른 종류의 물질과 iridoid에 속하는 대부분의 쓴맛을 가진 다양한 구조를 가진다.

쓴맛은 약효를 가진다. 반사작용을 통해 미뢰(Taste bud)에 이르며 소화액을 분비자극하며 간의 활동을 자극한다. 약품으로써 쓴맛의 원리를 연구 중이며 약효는 항생, 내병성, 항암성 등을 보인다. 중국에서는 목화의 쓴맛은 남성의 정자를 감소시킨다고 보고하고 있다.

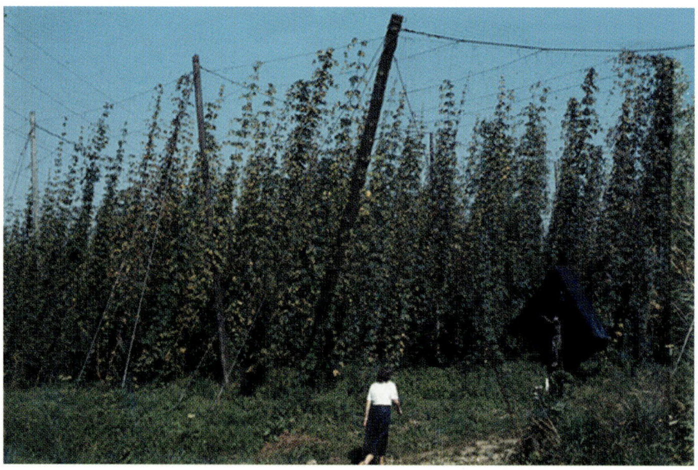

그림 18. 독일의 호프 농장

쓴맛의 정도는 식물에 따라 다른데 호프, 루, 금잔화 등에 많이 들어있다. 같은 식물이라도 햇빛이 많고 건조한 곳에 자란 식물이 쓴맛이 강하다. 호프의 쓴맛은 맥주 제조에 이용되는데 키가 4 m정도 되는 덩굴식물로서 그림 18처럼 포도 같이 높이 유인하여 가꾸고 가을에 꽃을 수확하며, 건조시켜서 사용한다.

1.8.13 알카로이드(Alkaloids)

식물에서 가장 약효 있는 물질로 인간의 영과 육에 작용한다. 환각제와 흥분제가 있고 유독한 알카로이드에 부르신(Brucine)이 있다. 간, 폐, 신경계통, 소화계에 작용한다. 허브연구가들에게 있어 가치가 있는 많은 식물들이 알카로이드를 함유한다.

그러나 식물 자체에는 중요한 기능을 가지고 있지 않으며 과다한 질소는 알카로이드를 증가시킬 수가 있다. 이 물질은 식물계의 상호작용을 통해 인간이나 동물에게 치료 물질원을 제공한다.

알카로이드는 그 구조가 매우 다양하다. 구조에 질소를 가지며 중요한 생리적 역할을 한다. 기본적으로 13개의 그룹으로 나누어져 있고 각각의 역할은 그들의 구조에 따라 다양하게 나뉜다. 따라서 이 물질에 대해 일반적인 것을 논하기가 어렵다.

1.9 허브의 치료적 이용

허브의 이용은 크게 식용을 통한 내적치료(Internal remedies)와 외적치료(External remedies)로 나누어 다룰 수 있다.

1.9.1 내적 치료

허브를 이용하는 가장 적절한 방법은 이들을 복용하는 것인데, 이는 치료하고자 하는 목적에 맞추어 허브를 먹으면 약효가 나기 때문이다. 복용하는 방법은 매우 다양한데 약효나 이용자의 선호도에 따라 결정해야 한다.

(1) 물을 기초로 한 처방

물을 이용한 추출방법으로 우려내기(Infusion)와 달임(Decoction)으로 나눌 수 있다. 허브를 이용할 때 견고하고 목질의 물질을 함유할 때는 달임법을 이용하고 그렇지 않은 경우는 우려내기를 한다.

우려내기는 우리가 집에서 허브차를 먹는 것처럼 뜨거운 물로 허브의 성분을 우려내서 이용하는 방법이다. 신선한 허브를 사용할 때는 항상 건조처방량의 3배를 사용하는데, 이는 신선허브에 수분이 많기 때문이다. 우려낼 때 잎, 꽃, 녹색의 줄기는 쉬우나 수피, 뿌리, 종자, 나무진(Resin)을 이용할 때는 건조 후 가루로 만들어 이용한다.

방향성이 강한 허브는 증발과정에서 오일의 손실을 막기 위해 밀폐시킨 병에서 우려내야 한다. 다량의 향이 함유된 것은 열에 닿을 경우 구성성분이 파괴될 수 있으니 질그릇에 물과 허브를 동량으로 넣고 6~12시간 방치한 후 걸러서 이용할 수 있다. 물 대신에 우유를 이용하면 우유 속의 지방과 오일이 식물의 오일을 잘 분해시키기 때문에 좋다. 그러나 우유에 과민성인 사람은 이용이 곤란하다.

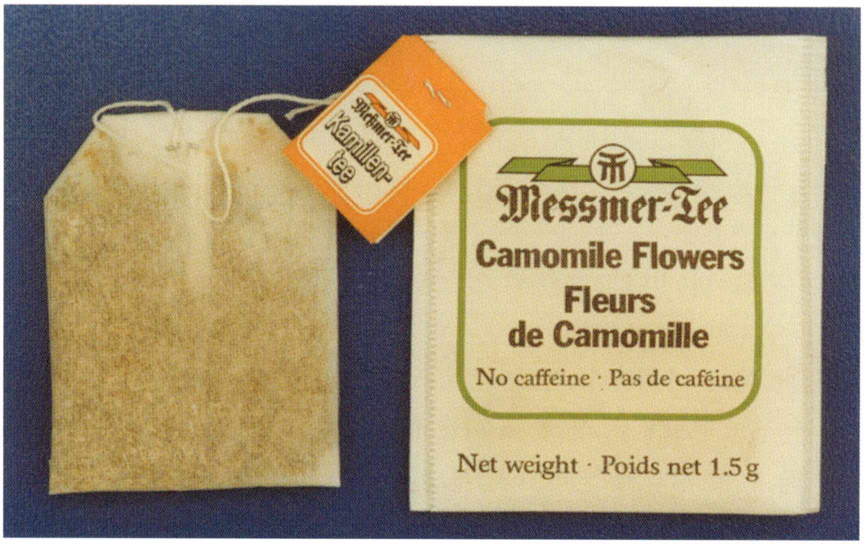

그림 19. 카모밀 허브차

우려내기 중에 한 방법인 차 만들기를 설명해보기로 한다. 허브차(Herbal teas)는 허브의 잎, 꽃 그리고 뿌리 등을 끓인 물(80℃ 정도)에 넣고 우려내서 마시는 법이다. 만드는 방법은 차 주전자에 먹고 싶은 허브의 잎이나 꽃 등을 담고 끓인 물을 부어 3~5분 정도 우려낸 후에 마시면 된다. 마른 것은 1티스푼(5㎖), 신선한 허브는 3티스푼(15㎖)을 끓인 물에 넣었다가 역시 3~5분 후에 마셔도 된다. 이 때 신선한 잎은 크기에 따라 다르나 2~3 잎을 사용하면 된다. 종자나 뿌리 등은 마시기 전에 달여야 한다. 방법은 물 2컵(450㎖)에 한 스푼(15㎖)의 뿌리를 넣고 물이 절반(225㎖)이 될 때까지 달인다. 이 때 필요한 시간은 허브 뿌리의 종류에 달려 있다. 그 다음 뿌리나 종자를 꺼내고 꿀 등을 넣어 마시면 된다. 주로 많이 이용하는 식물은 아니스, 레몬밤, 카모밀, 페널, 바실, 레몬버베나, 박하 그리고 세이지 등이다. 최근에는 누구나 이용할 수 있게 봉지에 담긴 허브차가 많이 공급되는데 성분을 고려하여 이용하면 건강증진에 많은 효과가 있다.

달임법은 뿌리, 근경, 나무, 수피, 견과 및 몇몇의 종자들은 견고하거나 세포벽이 단단

하므로 활성물질이 물과 잘 섞이도록 하기 위해 우려내기보다 많은 열이 필요하기 때문에 물에서 끓이는 법이다. 보통 물 500㎖에 약 30g의 허브를 용기(유리, 세라믹, 질그릇)에 넣고 10~15분간 끓여준다. 휘발성 오일을 함유한 것은 뚜껑을 덮어준다.

최근에 국내에서 개발된 각종 우려내는 기구를 구입하여 가정에서 이용하면 우려내기가 쉽다

(2) 알코올을 기초로 한 처방

알코올은 물보다 좋은 용해추출제이다. 물과 알코올의 혼합제는 허브 성분과 관련된 모든 것을 거의 녹이고 동시에 방부제적인 작용을 한다. 이런 알코올 제품은 팅크제(Tincture)라 한다. 팅크제를 하위 개념으로 설명할 때는 글리세린이나 식초를 기초로 한 제품도 포함시킨다.

가정에서 이용하려면 적어도 30%의 알코올을 구해서 원하는 허브를 넣어 2주간 추출한다. 이 때 매일 2회 정도 흔들어 준다. 이것을 거즈로 걸러서 병에 넣고 뚜껑을 닫아 놓았다가 처방에 따라 이용한다. 보드카는 좋은 장기 보존성 팅크제를 만들 수 있다. 높은 알코올로 추출한 팅크제를 몇 방울 이용해서 목욕, 족욕(足浴)을 하면 좋다.

가장 좋은 또 다른 팅크제는 와인에 허브를 넣은 것이다. 와인에 허브를 넣어 만든 aperitifs(아페리티프 : 식욕촉진을 위해 식전에 마시는 술)나 liqueurs(리큐어 : 식후 마시는 알코올 음료)들은 원래는 소화과정을 돕는 허브치료제였다. 그러므로 자기가 선호하는 허브를 재배하거나 구입하여 소주 등에 넣어서 마셔도 아주 좋다.

(3) 식초를 기초로 한 처방

식초에 각종 허브를 넣어 추출해서 팅크제로 쓸 수 있다. 일반식초보다 사과식초나 포도식초가 좋다. 이들을 이용해서 식초요리를 만들 수도 있다. 허브식초를 만들면서 병에 잎, 줄기, 열매 등을 조화롭게 넣으면 예쁜 식초병이 된다.

(4) 글리세린을 기초로 한 처방

글리세린 팅크제는 알코올보다 소화기관을 부드럽게 해주는 장점이 있다. 그러나 이것은 알코올보다 진액이나 유지성분을 잘 녹이지 못하는 단점이 있다. 만드는 방법은 500㎖ 글리세린과 물을 1 : 1로 섞어서 여기에 건조된 허브 120g을 넣고 2주간 둔다. 이 때 매일 1~2회 흔들어준다. 2주 후에 걸러서 찌꺼기를 짜낸 것은 알코올팅크제와 같다. 신선 허브를 사용할 때는 글리세린 : 물을 3 : 1로 희석하고 여기에 240g 신선한 잎이나 줄기를 넣는다.

(5) 시　　럽(Syrup)

허브를 우려내면 아무래도 우리 입맛에 맞지 않다. 그래서 여기에 물엿이나 꿀을 알맞게 넣으면 좋다. 그렇지 않고 설탕을 이용해서 만들 경우에 설탕 2.2kg을 끓는 물 1ℓ에 붓고 휘저으면서 잘 녹인다. 이 시럽을 팅크제 : 설탕시럽을 1 : 3으로 희석해서 저장했다가 사용한다. 그러나 너무 많은 설탕은 건강에 나쁘니 사용자가 적당한 양을 넣어서 사용해도 된다.

(6) 옥 시 멜(Oxymel)

옥시멜은 꿀과 식초를 알맞은 비율로 섞은 것을 말한다. Oxymel 베이스(Base)를 만들려면 1kg의 꿀에 500㎖ 식초를 넣고 시럽이 될 때까지 끓인다. 여기에 자기가 원하는 가루로 만든 허브잎, 다진 종자, 슬라이스한 근경 등을 알맞은 양만큼 채취해서 착즙한 액을 넣어서 이용할 수 있다.

(7) 건조한 허브를 기초로 한 처방

허브를 음지에서 말린 후에 이것을 가루로 갈아서 먹기 좋은 상태로 만들어 이용할 수 있다. 많은 허브 가루는 쓴맛을 내기 때문에 이것을 캡슐(Capsule)이나 알약으로 만들어 먹으면 좋다. 캡슐을 제라틴으로 만들어 여기에 허브가루를 약 0.5g 넣고 봉한 다음 이용한다. 캡슐은 약국에서 구할 수 있다. 그 외 알약(Pills)을 만들 수 있는데 가정에서 만들기가 좀 어렵다. 만들려면 막 구어낸 식빵 속을 꺼내서 작게 잘라 허브가루를 묻혀서 손으로 환(丸)을 만들면 가능하다.

(8) 허브엿 만들기

조청이나 엿을 녹인 후에 허브가루를 넣고 휘저어서 잘 섞이면 식힌 후에 밀가루 반죽위에 올려놓고 알맞게 잘라서 허브사탕이나 엿으로 먹을 수 있다. 박하(Peppermint) 오일을 떨어뜨려 박하사탕을 만드는 방법은 100g 설탕 녹인 것에 20방울 박하오일을 떨어뜨리고 저어서 이것을 식혀서 마름모꼴로 알맞게 잘라서 먹는다.

1.9.2 외적 치료

허브의 외적인 치료는 에센셜오일을 이용한 치료와 유사하지만 신선 또는 건조허브를 이용한다는 점에서 다소 차이가 있다.

(1) 수 요 법(水療法 : Water therapy)

수요법은 크게 목욕법과 세척법(Douches)이 있다. 목욕법은 라벤더, 레몬밤, 로즈매리 잎으로 우려낸 물에서 목욕을 하는 것이며, 세척법은 질 등에 허브액체를 관주시켜 주는 방법을 말한다. 목욕법은 다양한 허브를 이용할 수 있으므로 각각 허브의 약리작용을 알고 사용하면 좋다. 세척법은 1일 3~7회 정도 실시하면 좋다.

(2) 표면 테라피(Surface therapy)

고약(Ointments) 또는 연고는 반고형으로 제조한 것으로 피부에 사용할 수 있다. 만들 때 재료는 바세린을 이용하는 것이 좋다. 방법은 바세린 200g에 허브가루를 테이블스푼 가득히 넣고 10분간 끓인다. 물론 신선한 뿌리, 잎, 꽃을 이용해도 된다. 금잔화(Calendula)를 이용한 연고 만드는 법을 소개하면 60g의 신선한 금잔화꽃에 200g의 바세린을 넣고 혼합하여 끓인다. 10분 정도 지나 거즈로 걸러서 용기에 넣고 식은 후에 봉한 다음 타박상 통증 치료 등 외용으로 사용한다. 그 외 허브오일을 각종 캐리어오일(Carrier oil : Part Ⅱ. 참조)에 희석해서 사용할 수 있다.

좌약(Suppusitories)은 코나 귀 등에 넣어 이용할 수 있다. 좌약을 만들 때 이용하는 기본 물질은 역시 글리세린이다. 여기에 자기가 원하는 치료 허브가루를 넣어서 만들어 이용할 수 있다. 그러나 이것은 기술과 부작용 등을 고려해 가정에서는 사용하지 않는 것이 좋다.

습포법(Compresses)은 허브를 넣고 뜨겁게 달여낸 약에 충분히 적신 거즈 같은 것을 피부에 올려놓고 통증 등을 치료하는 방법으로 많은 허브에 적용할 수 있다.

찜질(Poultices)은 습포와 유사하다. 고형물인 식물을 직접 이용하는 점에서 다르다. 말리지 않은 잎 또는 뿌리를 얇은 거즈 사이나 피부에 직접 붙인다. 거기에 비닐을 덮고 전기패드 등을 이용해서 30분 정도 따뜻하게 유지시켜 찜질을 한다. 쑥찜질이 대표적인 예이다.

도고제(塗膏劑, Liniments)는 인대나 근육 자극을 목적으로 피부를 통해 쉽게 흡수시키기 위해 특별히 고안된 것이다. 이들은 반드시 외적으로 이용되며, 알코올 추출물이나 허브오일이 첨가된 사과즙식초가 혼합물로 이용된다.

에센셜오일(Essential oil) 이용이 있는데 이 부분은 아로마테라피에서 언급하고 있으니 참고하기 바란다.

1.10 허브의 식용적 이용

1.10.1 허브요리

허브요리법에 대해서는 외국에는 그 종류가 매우 다양하다. 그러나 우리나라에서는 이용 역사가 짧고 주로 가루나 건조된 잎 상태로 수입되어 거래되어 신선한 허브를 쉽게 구입할 수 없을 뿐만 아니라, 소비자들이 서양허브를 접할 기회가 없어 허브요리는 매우 제한적으로 이용되고 있다. 그러나 최근 국내에서도 패스트푸드 산업이 점차 발달되고 외국의 대형 식품업체가 국내에 음식점을 개설하고 있어 젊은 층의 입맛도 매우 서구화되고 있다. 따라서 앞으로의 세대들은 허브요리를 즐겨먹을 것으로 생각되어 허브요리의 실제에 대해 몇 가지를 소개하기로 한다. 이는 허브 이용이라는 측면에서 가장 좋은 접근 방법으로 가령 음식점, 대학 동아리 등에서도 허브요리 실습을 통해 한국인에 알맞은 사용법을 돌출할 수 있으리라 기대된다.

수프(Soup)에 이용할 수 있는 일반적인 식물은 처빌, 마늘, 레몬밤, 러비지 잎과 종자, 마죠람, 박하, 파슬리 잎, 줄기, 뿌리, 로즈매리, 사보리, 수영, 타라곤, 백리향 등이다. 콩수프에는 바실, 보레이지, 딜, 마죠람, 박하, 파슬리, 로즈매리, 사보리, 박하향이 좋다. 감자국에는 월계수 잎, 카라웨이, 파슬리가 잘 어울린다. 토마토에는 바실, 딜, 마죠람, 오레가노, 타라곤, 백리향을 사용하면 토마토 냄새를 줄인다. 수프에 관련된 많은 메뉴가 있으나, 서양인들의 입맛과 우리의 입맛이 다르므로 각자가 좋아하는 허브를 골라서 만든다.

보통 4~6인분 수프를 만들 때 우리가 먹는 마늘, 양파, 후추 등을 기본적으로 넣고 1~2개의 허브를 약 1~2스푼 정도 넣어서 맛과 향을 내게 하는 것이 기본 원리이다. 예를 들어, 4인분 꽃양배추(Cauliflower) 수프를 만들려면 중간크기 꽃양배추 1개, 셀러리 줄기 1개, 마늘구 1개(6~8쪽), 처빌 1스푼, 백리향 1스푼, 월계수 잎 약간, 후추 1/4티스푼, 닭고기 우린 물 2컵을 냄비에 넣고 약 30분간 충분히 끓인 후에 여기에 농도가 열은 크림 1컵을 첨가시키고 불을 끈 후, 소금을 넣어 먹는다.

우리가 프랑스 고기요리(Meat dish)를 접하면 많은 향신료가 혼합된 것을 알 수 있다. 이와 같이 서양의 메뉴에는 허브가 많이 곁들여져서 요리가 이루어진다. 프랑스인은 모든 고기요리에서 고기냄새를 없애기 위해서 반드시 허브를 사용한다. 각종 고기별로 알맞은 허브를 예를 들면 다음 표 3과 같다. 여기에 수록된 허브를 참고로 한국인의 입맛에 맞는 허브요리법을 개발할 필요가 있다.

표 3. 각종 고기류 및 치즈 요리시 알맞은 허브의 종류

요리 종류	알맞은 허브
토끼고기	바실, 월계수(베이), 러비지종자, 마죠람, 로즈매리, 세이지
닭 고 기	처빌, 차이브, 페널, 레몬밤, 마죠람, 박하, 파슬리, 사보리, 타라곤, 백리향(타임)
오리고기	월계수(베이), 로즈매리, 세이지, 마죠람, 타라곤
거위고기	페널, 세이지, 마죠람
칠면조고기	파슬리, 세이지, 마죠람, 타라곤, 백리향(타임)
쇠 고 기	바실, 고수(코리안더), 페널, 러비지종자, 마죠람, 박하, 오레가노, 파슬리, 로즈매리, 세이지, 사보리, 타라곤, 백리향(타임)
돼지고기	처빌, 고수(코리안더), 페널, 러비지종자, 마죠람, 세이지, 사보리, 백리향(타임)
간 요 리	바실, 딜, 마죠람, 세이지, 타라곤
햄 요 리	쥬니퍼열매(베리), 러비지, 마죠람, 박하, 겨자, 오레가노, 파슬리, 로즈매리, 사보리
생 선 류	아니스, 차이브, 카라웨이종자, 딜종자, 생강, 고추냉이, 마죠람, 박하, 겨자종자, 너트맥, 양파, 오레가노, 고추가루, 후추, 양귀비종자, 로즈매리, 사프란, 세이지, 사보리, 타라곤, 백리향(타임)
달걀요리	바실, 처빌, 차이브, 딜, 파슬리, 타라곤
경(硬)치즈	카라웨이, 딜종자, 로즈매리, 세이지
연(軟)치즈	카라웨이, 처빌, 차이브, 딜종자, 페널, 마죠람, 박하, 로즈매리, 세이지, 사보리, 백리향(타임)
폰 듀	바실, 마늘, 박하

(Bremness, 1988; Farrell, 1985)

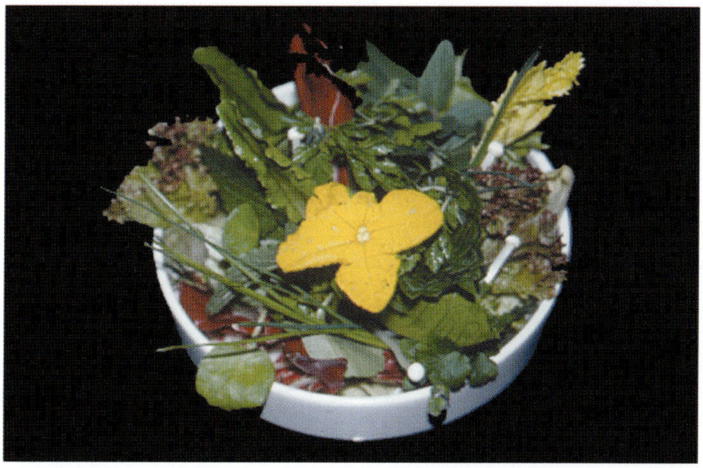

그림 20. 채소와 허브를 이용한 셀러드

곁들인 채소요리(Vegetable side dish)는 샐러드로서 큰 의미를 갖는다. 대체로 샐러드를 만들 때 가장 중요한 것은 채소가 갖는 고유의 색깔을 잘 조화시키는 것이다. 보통 녹색 엽채류(葉菜類)와 적색 또는 황색의 과채류(果菜類) 그 외 화채류(花菜類)가 잘 조합이 되도록 하고 그 위에 드레싱을 뿌려서 먹는다. 색깔이 다른 허브는 다양한 영양가를 가지므로 건강에 좋다. 드레싱의 4대 기본은 올리브유, 소금, 식초, 후추이다. 여기

표 4. 채소 종류별 조화가 잘되는 허브

채 소 류	알맞은 허브
아티쵸크	바실, 사보리, 타라곤
아스파라거스	처빌, 차이브, 로즈매리, 레몬밤, 타라곤
아보카도	딜, 마죠람, 타라곤
강 낭 콩 (꼬투리용)	딜, 마죠람, 박하, 오레가노, 로즈매리, 세이지, 사보리, 타라곤, 백리향(타임)
비 트	처빌, 시나몬, 크로브, 카레, 겨자, 타라곤
브로콜리	바실, 차이브, 고추냉이, 육두구, 양파, 오레가노, 후추
양 배 추	아니스, 차이브, 딜종자, 페널종자, 마죠람, 겨자, 오레가노, 파슬리, 세이지, 사보리, 백리향
당 근	처빌, 파슬리
꽃양배추	차이브, 딜 잎과 종자, 육두구, 페널, 로즈매리
옥 수 수	고수, 육두구, 후추
오 이	카라웨이종자, 차이브, 딜종자, 페널, 겨자, 후추
가 지	바실, 시나몬, 카레, 마죠람, 박하, 오레가노, 로즈매리, 세이지
호 박	바실, 딜, 마죠람, 로즈매리, 타라곤
양 송 이	바실, 딜, 레몬밤, 마죠람, 파슬리, 로즈매리, 사보리, 타라곤, 백리향
양 파	바실, 마죠람(수프용), 오레가노, 세이지, 타라곤, 백리향
완 두 콩	바실, 처빌, 마죠람, 박하, 파슬리, 로즈매리, 세이지, 사보리
감 자	바실, 월계수잎, 차이브, 딜, 러비지, 마죠람, 박하, 오레가노, 파슬리, 로즈매리, 사보리, 백리향
사우어크라우트 (양배추김치)	딜, 페널종자, 카라웨이종자, 러비지, 사보리, 타라곤, 백리향
시 금 치	보레이지, 처빌, 마죠람, 박하, 로즈매리(수프용), 세이지, 수영, 타라곤
토 마 토	바실, 월계수, 처빌, 차이브, 딜종자, 마늘, 마죠람, 박하, 오레가노, 파슬리, 세이지, 사보리, 타라곤
순 무	올스파이스, 카라웨이종자, 카레, 후추, 로즈매리
쥬키니호박	바실, 처빌, 양귀비종자, 로즈매리, 타라곤

(Bremness, 1988 ; Farrell, 1985)

에 가정에 따라 양파, 차이브 등 다양한 허브를 넣는 것은 유럽인의 전통이다.

최근까지 우리나라에서는 결혼 전에 여자 집안의 장맛, 된장 맛을 보는 습관이 있었다. 이는 그만큼 요리에서 필요한 조미료의 중요성을 강조한 것이라 추측된다. 그러나 서양에서는 샐러드 드레싱 맛이 그 가문의 자랑거리가 되고 있다. 아마 이것은 우리가 즐겨먹는 김치맛이 그 집안의 자랑이 되는 것과 같은 맥락이라고 생각한다.

서양에서는 채소 종류별로 음식궁합이 맞는 허브를 추천하고 있는데, 일반적으로 사용하는 것과 주요 채소별 적합한 허브를 제시하면 표 4와 같다.

1.10.2 기타 식용적 이용

허브의 식품적 이용은 매우 다양해서 제빵, 허브차 그리고 보건적 민간약으로 이용 등을 들 수 있다.

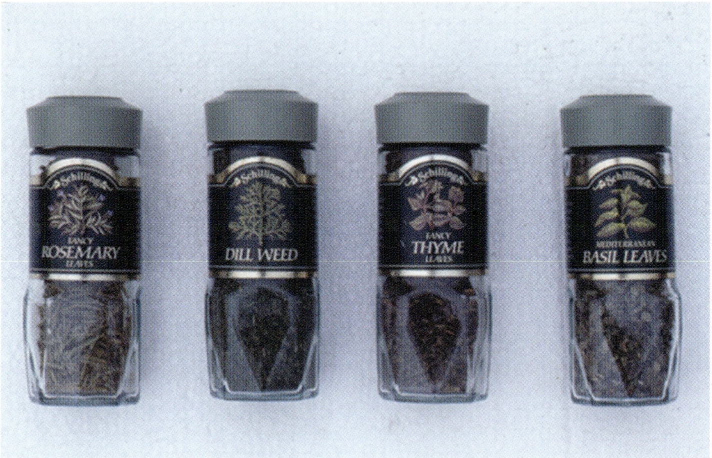

그림 21. 가공하여 병에 담은 각종 조미허브

먼저 제빵 분야에서는 빵, 케이크 그리고 비스킷 등을 만드는데 향과 색깔을 내기 위해서 이용한다. 여기에 많이 이용하는 종류로는 러비지, 로즈매리, 세이지, 차이브, 사프란 등이며, 종자로는 양귀비, 카라웨이, 페널 그리고 딜 종자 등을 이용한다. 잎들은 주로 아주 잘게 썰어서 사용하거나 가루를 이용한다. 처음 밀가루 반죽을 만들 때 넣어 주거나 허브에서 추출한 에센셜오일을 일정량 넣게 된다. 종자는 주로 빵을 만들 때 그 위에 뿌려서 이용한다. 국내에서는 허브를 이용한 빵이 생산되고 있지 않으나 서양에서는 어느 빵집에서나 양귀비 씨를 표면에 올려서 만든 빵이나 각종 허브종자를 섞어서 만든 식빵을 발견할 수 있다.

혼합 조미료(Seasonings)라는 것이 있는데 이는 최소한 소금을 기초로 작게는 2~3가지, 많게는 9~10가지 향신료와 향을 혼합하여 만든 것이다. 이는 주로 식품 가공회사들이 생산하는 것인데 국가마다 또는 조미료 종류에 따라 일정한 혼합비율이 있다. 그 대표적인 육류전용 소스에는 5가지 혼합 방법이 있는 프랑크푸르트 조미료, 3가지 혼합 예가 있는 보로냐 조미료, 이탈리안 포크 소시지 조미료, 폴란드 소시지 조미료인 Kiebasa 그리고 훈제 간 소시지(Smoked liver sausage) 조미료 등이 있다.

우리나라에서도 한국인에게 맞는 허브혼합 조미료가 개발되어야 한다고 생각된다.

1.11 허브의 공업적 이용

허브는 허브염료(Herbal dyes), 향기나는 허브종이(Herbal papers)제조, 허브화장품(Herbal cosmetics) 제조와, 향수, 치약, 세제(洗劑) 등에 널리 이용되고 있다. 그 외 약제의 향기를 내는 원료 등 공업적인 면에서 다양한 상품이 개발 보급되고 있다.

허브염료를 사용해서 양모, 비단, 면 등을 염색하면 천연의 색을 낼 수 있으며, 이는 이미 고대로부터 알려져 왔다. 그러나 이와 같은 과정은 복잡하여 여기서는 생략하기로 한다.

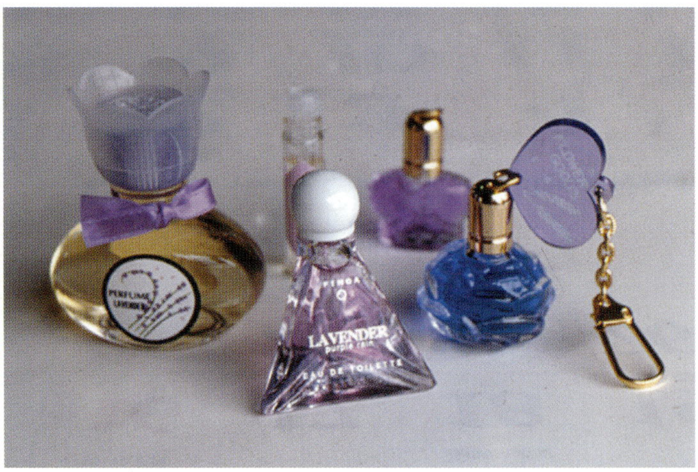

그림 22. 허브향수

허브를 이용해서 천연향이 나는 종이를 만드는 것은 유럽에서는 취미가들이 이용하고 있다. 주로 재생 종이를 만들 때 사용한다. 인조 향기가 나는 것보다 천연향을 내는 것이 가격이 비싼 것은 제조과정에서 많은 노력이 요구되기 때문이다. 편지지 같은 것은 자기나 상대방이 좋아하는 허브향을 떨어뜨린 후 사용하면 향기가 오래간다.

허브잉크 만드는 법은 잉크에 2～3티스푼의 가루로 만든 허브를 넣어서 우려낸 후 사용한 크리스마스 카드에 글을 쓰면 향기가 난다. 크리스마스 카드에는 로즈매리가 좋고 발렌타인 데이에는 장미 향기가 좋다.

허브화장품으로는 크림, 로션, 목욕용 샴푸, 허브비누, 향수 등을 만드는 것으로 화장품 산업체에서는 큰 비중을 차지하고 있다. 우리나라에서도 몇몇 회사가 허브화장품을 보급하고 있다. 대체로 아주 민감한 피부는 원료허브에 들어 있는 성분에 따라 화장품을 사용하면 알러지가 생길 수가 있으니 주의한다. 향신료 가운데 크림이나 로션재료로 많이 이용하는 식물은 알로에, 보레이지, 카모밀, 페널, 라벤더, 파슬리, 박하, 로즈매리, 세이지 그리고 백리향 등이 있는데, 만드는 방법 등은 아로마테라피편에 언급되고 있다.

그 외 허브를 목욕용 허브(Herbal baths)로 전용할 수 있다. 그 대표적인 것이 라벤더인데 라벤더라는 말은 목욕하다라는 말 '라바'에서 따온 이름을 붙인 향신료다. 우리나라에서도 쑥탕에 가면 쑥을 다발로 묶어 물에 담가 놓는 것을 볼 수 있다. 그러나 피부를 심하게 문지른 후에 쑥탕에 들어가거나 연약한 피부는 충혈이 되는 수가 있으니 주의한다. 이와 같은 이유로 자기가 좋아하는 여러 가지 말린 허브를 면이나 거즈 주머니(10×8 cm)에 넣어 뜨거운 물이 담긴 욕조에서 우러나도록 두었다가 목욕을 하면 피부를 부드럽게 하면서 긴장을 완화시켜 준다. 목욕용 허브를 이용하여 허브치유를 할 수 있는 허브 종류를 보면 이완용(Relaxing)으로는 카모밀, 쟈스민, 호프 등이 좋고, 자극용으로는 바실, 월계수잎, 페널, 라벤더, 레몬밤, 박하, 로즈매리, 세이지 그리고 백리향 등을 이용한다. 그러므로 식용을 목적으로 채취한 허브 이외는 낫 등을 이용해 식물체를 잘라서 거꾸로 매달아 음지에서 건조한 다음 비닐 등으로 잘 포장하여 저장했다가 겨울에 목욕용으로 사용하면 좋다. 욕조의 물의 온도는 최저 30℃ 이상이 되어야 에센셜오일이 추출되어 미용 효과와 근육이완 수축을 촉진시켜 준다. 대체로 30～40℃ 물에 10～15분 정도 추출시키면 에센셜오일이 많이 녹아 나오게 된다.

허브양초는 왁스를 구입해서 미지근한 냄비에 녹여서 건조한 잎을 몰탈(Mortar)로 갈아서 만든 허브가루를 알맞게 넣거나 또는 자기가 좋아하는 적당량의 오일(왁스무게의 약 3～5%)을 넣고 휘저은 다음 양초모양의 그릇에 부어넣고 양초를 만든다. 많이 쓰이는 오일은 박하오일, 장미오일, 세이지오일, 라벤더오일, 레몬오일 등이다.

이상 열거한 이외 향수로 사용할 수 있는 허브향, 허브비누(Herbal soaps), 모발용 허브, 눈 치유제(Eye care) 그리고 치약 등으로 우리 생활주변에서 광범위하게 사용되고 있다.

1.12 허브 데코레이션

허브를 기르는 기쁨 중에 하나는 이들을 신선한 채로 또는 건조하여 꽃꽂이, 꽃다발, 장식용 레이스, 화환 등을 만들 수 있다는 점이다. 특히 화훼류를 이용한 데코레이션보다 화색은 다소 떨어지지만 은은한 향기가 발생한다는 점에서 아주 훌륭한 데코레이션 재료라 할 수 있다. 허브 데코레이션 만들기 실제는 다음과 같다.

1.12.1 허브 꽃꽂이

허브 꽃꽂이(Herbal arrangement)용으로 사용하는 것은 거의 모든 허브의 꽃과 잎을 이용할 수 있으나, 대체로 잎이 예쁘고 줄기가 단단한 것이 좋다. 지금까지의 꽃꽂이가 단지 꽃의 아름다움만을 주었으며, 식물에서는 감상하는 사람에게 역한 냄새를 가져다주는 경우도 있었으나, 허브를 혼합해서 꽃꽂이를 한다면 식물에서 풍기는 향기로 인해 관람하는 이에게 황홀감을 주게 될 것이다. 타라곤 같은 쑥 종류와 세이지를 꽃꽂이하면 잎 뒷면이 회색으로 멋이 있고 머리카락처럼 가는 잎을 가진 페널은 나름대로 우아함을 주며, 그리고 자주색이 얼룩진 세이지를 이용할 경우에 색의 조화는 한층 더 아름다움을 줄 것이다.

그 외 자색 또는 황색무늬가 들어있는 박하류의 이용도 참신한 꽃꽂이가 되리라 본다. 따라서 표 5에 나타난 이용부위를 감안하여 때와 장소에 맞는 허브 꽃꽂이 법을 각자가 개발하는 것이 중요하다고 본다.

표 5. 데코레이션용 허브

이용부위	해당식물
꽃	알리움, 안젤리카*, 베르가못*, 보레이지*, 카모밀, 라벤더*, 금잔화, 마죠람, 박하, 양귀비, 로즈매리, 백리향, 제비꽃
잎	타라곤*, 바실, 월계수(베이)*, 페널, 마죠람, 박하, 파슬리, 로즈매리, 세이지
종자가 영근 꽃봉오리	알리움*, 안젤리카*, 페널*, 러비지, 양귀비*, 수영*

(*는 건조화로 이용가능) (Bremness, 1988)

1.12.2 향낭 만들기

향낭(Potpourri)은 프랑스말로 원래 뜻은 '발효된 포트(Rotten pot)'라는 말로서 만드는 방법에 따라 습한 재료와 건조한 재료를 이용하는 두 가지 방법이 있다.

습한 향낭(Moist potpourris)은 꽃잎이나 다른 식물에 소금을 첨가시켜서 혼합 후에 즙액이 나오면 이것을 발효시킨 것을 이용한 향낭으로 병에 담고 마개를 막아두어 공기 접촉이 안 되게 하면 향은 오래간다. 그러나 이것은 우리가 사용하기에 다소 불편하다. 왜냐하면 보통의 향낭은 향기가 계속 유출되게 만들어야 하기 때문이다.

습한 향낭을 만들려면 먼저 입구가 넓은 항아리(예, 작은 고추장단지) 또는 유리병을 준비한다. 그리고 자기가 원하는 향의 여러 종류 꽃잎을 깔고 거기에 가는 소금을 뿌린다. 이렇게 차곡차곡 올리고 맨 위에는 금속이 아닌 플라스틱이나 유리 등으로 꽃잎을 눌러준다. 여기에 다른 꽃잎을 추가로 첨가하려면 그 때마다 나무 숟가락으로 저어준다. 만일 검은 색의 액체가 나와 발효되면 역시 잘 저어준다. 이렇게 적어도 2주일이 지나면 케이크(Cake)처럼 굳어진다. 이것을 작은 조각으로 만든 다음 다시 담고 자기가 원하는 향신료(Spice), 향기 나는 잎, 레몬껍질 그리고 에센셜오일을 첨가시킨 다음 휘젓고 다시 2주일을 밀봉시켜 후숙시킨다. 이렇게 오래두면 둘수록 장기간 향기 나는 향낭재료를 만들 수 있다. 이것을 꺼내서 향낭을 만들거나 포도주잔이나 기타 예쁜 용기에 넣어서 집안에 세워두면 향기가 난다.

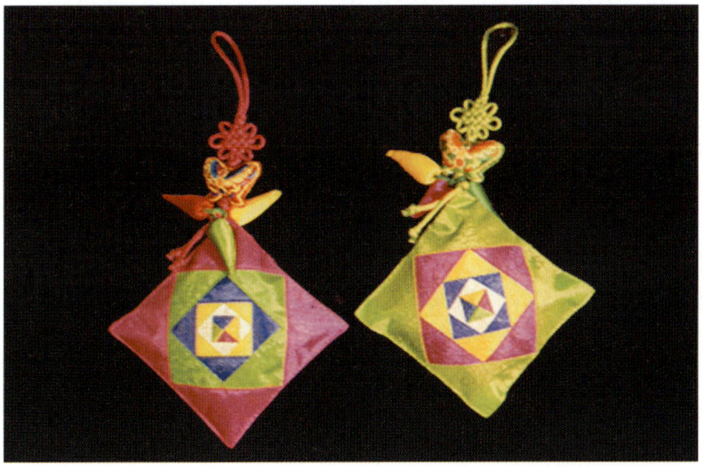

그림 23. 향 낭

건조향낭(Dry potpourris)은 주로 건조시킨 다양한 허브 재료만을 사용하여 만드는 방법으로 현재 우리나라에서 가장 보편화된 향낭이다. 향기가 휘발되면 향을 첨가시켜서 사용할 수가 있다.

향낭의 주요 재료는 장미꽃잎이다. 장미 중에는 향이 강한 품종이 있는데 이들의 꽃잎을 말리면 향이 오래간다. 대체로 적색이나 핑크계 품종에서 향이 높다. 주요 종은 *Rosa gallica*이다. 장미 이외 라벤더나 장미향이 나는 제라늄도 좋은 재료이다. 이들도 장미향

이 나는 향낭의 첨가재료로 좋다. 그 이외 향이 강한 꽃잎을 사용해도 좋다. 물론 제비꽃(Violet), 향기가 강한 흰붓꽃(White iris) 뿌리나 기타 향이 강한 재료를 허브가게에서 사서 혼합할 수 있다. 즉 레몬껍질, 정향(Clove), 계피(Cinnamon bark), 월계수잎(Bay leaves), 바닐라(Vanilla bean), 로즈매리(Rosemary) 그리고 올스파이스(Allspice) 등이다. 꽃잎은 아침에 이슬이 마른 후에 채취해서 음지에서 말린다. 꽃잎이 완전히 마르면 병에 보관했다가 향낭을 만들 때 사용한다.

건조향낭을 만들려면 먼저 충분히 큰 유리병(예, 꿀병)을 준비한다. 여기에 0.5ℓ 말린 장미꽃잎, 건조한 각종 허브꽃잎 2~4컵, 흰붓꽃 뿌리(Iris root) 2~3스푼, 으깬 향신료(예, 정향, 계피) 2~3스푼, 으깬 허브잎(예, 로즈매리, 월계수) 2~3스푼, 말린 레몬껍질 1~2스푼, 에센셜오일(예, 장미, 파초우리, 쟈스민, 네러리, 로즈매리 등) 6~10방울을 차례로 넣는다. 이것을 꽉 봉한 후 6주일간 둔다. 이 때 3~4일에 한번씩 조심스럽게 흔들어 준다. 다음에 꺼내서 향낭을 만들고 남은 것은 봉해두었다가 필요시에 사용한다. 향낭의 모양, 색깔, 크기는 이용 목적이나 사람에 따라 다양하게 만들 수 있다.

1.12.3 기타 데코레이션

허브의 이용은 매우 다양한 바 몇 가지 예를 설명하기로 한다.

서양에서는 부케(Bouquet)용으로도 많이 사용하고 있다. 우리나라에서는 신부용으로는 서양란 같은 것을 많이 사용하나 향기가 없는 것이 단점이다. 이 때 핑크빛 장미를 중앙에 두고 주변에 골든마죠람, 로즈매리, 반엽박하잎, 적색세이지를 알맞게 조화를 시킨다면 훌륭한 신부용 부케가 될 것이다. 어버이날 부케는 중앙에 붉은 카네이션을 두고 로즈매리 잎을 둥글게 배치하고 안젤리카 잎으로 뒤를 바치면 예쁜 부케가 될 것이다. 다양한 색깔과 향기, 꽃 모양을 가진 허브는 부케용으로도 적합하다.

둥근 소형화환(Wreath)이나 벽걸이 장식용(Hanging) 화환도 각종 허브를 이용해서 만들 수 있다. 월계수 잎을 바탕으로 하고 각종 꽃을 꽂으면 예쁜 둥근 소형화환을 만들 수 있다. 소형화환은 화장실 또는 자동차 뒤에 두면 자연향기를 맡을 수가 있고 인체에 해롭지 않아 좋다. 부엌의 벽걸이 장식용 화환도 바탕을 볏짚으로 엮은 다음 각종 허브를 꽂아서 예쁘게 걸 수 있다. 보다 아름답게 만들기 위해서는 계피, 마늘, 붉은 고추 등을 통째로 엮어주는 것이 좋으며 그 사이사이에 로즈매리, 백리향, 세이지, 마죠람, 박하, 파슬리, 타라곤 등을 알맞게 배열한다. 색을 맞추기 위해 세이지는 자색계통을 그리고 박하는 반엽 품종을 택한다.

화관(Garlands)은 집에 특별한 일이 있을 때 길게 엮어서 바의 가장자리나 응접실의

벽면에 장식할 수 있다. 이 경우는 각종 열매, 잎과 건조화를 사용하는 것이 좋다.

허브 바스켓(Herbal baskets)은 꽂꽂이용 대나무 또는 등나무로 만든 소형 바스켓에 각종 허브를 일반 화훼용 건조화와 함께 장식한다. 이 때 중요한 것은 각각 허브의 색깔, 모양, 단단한 정도 등을 고려해야 하는데, 잎이 달린 것보다 건조화를 위주로 한다. 건조화는 채취한 다음 묶음을 만들어 음지에 거꾸로 매달아 건조시키거나 전자렌지를 이용해서 만들 수 있다. 전자렌지를 이용하여 건조시킬 때는 허브에 함유된 수분을 고려하여 처리시간을 조절한다.

테이블 장식(Table decorations)은 식탁 위에 컵, 맥주잔 등에 허브를 꽂아주거나 촛대받침에 허브를 실 등을 이용해서 알맞게 묶어서 전체를 아름답게 한다. 특히, 뷔페식을 할 경우에 그릇과 그릇사이에 허브를 낮게 깔거나 사이사이에 꽂아주면 김치냄새나 기타 비린내를 제거할 수 있다. 이 때는 박하나 세이지 같은 것을 이용하면 좋다. 또한 예쁜 컵이나 그릇에 물을 담고 허브 잎과 꽃을 띄워도 예쁘다.

1.13 허브가든

그 지역에서 자랄 수 있는 허브식물을 모아서 체계적으로 구분하여 심거나 조경학적 안목으로 배열하여 만든 정원을 서양에서는 허브가든(Herb garden)이라고 부르고 있다. 허브가든의 역사는 매우 길어 중세기에 수도원에서 약용식물과 과수류 등을 혼식해서 가꾸었던 때부터 유래되고 있다. 따라서 허브가든을 분류함에 있어 Kreuter(1979)는 수도원 정원을 가장 중요하게 다루고 있다. 그러나 최근에 와서는 허브를 가꾸는 범위가 실내에서까지 이루어지게 되어 그 규모에 따라 대규모 허브가든, 소규모 허브가든 그리고 허브 용기재배 등으로 나누고 있다.

이들 허브가든을 만들기 위해서는 설계와 재식계획 등을 식물의 특성을 고려해서 다음과 같이 실시해야 한다.

1.13.1 허브가든의 설계

허브가든을 설계함에 있어 대체로 다음 4가지 단계를 거쳐야 한다.

첫째, 원하는 규모와 식물의 종류를 고려해야 한다. 즉 설계의 목적이 대단위 전시포 또는 수도원 정원 같은 것을 설계할 것인가, 소형 가정 허브가든으로 규모가 마당에 한정될 것인가에 따라 다르다. 또한 원하는 식물을 한꺼번에 재식할 것인지 분산해서 심을

것인가에 따라 다를 수 있다. 식물의 특성상 아주 습한 연못가의 땅에서 잘 자라는 것이 있는가 하면 암석정원같이 땅을 높여서 건조한 곳이 필요한 식물이 있다. 따라서 이와 같은 제반사항을 고려해서 설계를 해야 한다.

둘째로 장소를 선택하고 기본설계를 해야 한다. 설계도 작성을 위하여 장소를 결정해서 설계에 착수한다. 이 때 건물의 위치에 따라 장소 선택이 제한적이 되겠지만 반드시 충분한 햇빛이 드는 곳이 허브에 적합하다는 점을 고려한다. 이와 같은 기본생각을 가지고 건물, 울타리, 담의 위치, 통로, 가정의 경우는 매설된 각종 파이프 그리고 건물의 문으로부터 행동의 편의성 및 위치에 따른 조망도 감안한다. 만일 지적도 등이 없으면 실제로 정원이 들어설 장소를 실측하여 기록하고 약 1 : 100의 설계도를 작성한다. 이 때 도면상의 1 cm는 1 m이므로 설계하기 쉽다.

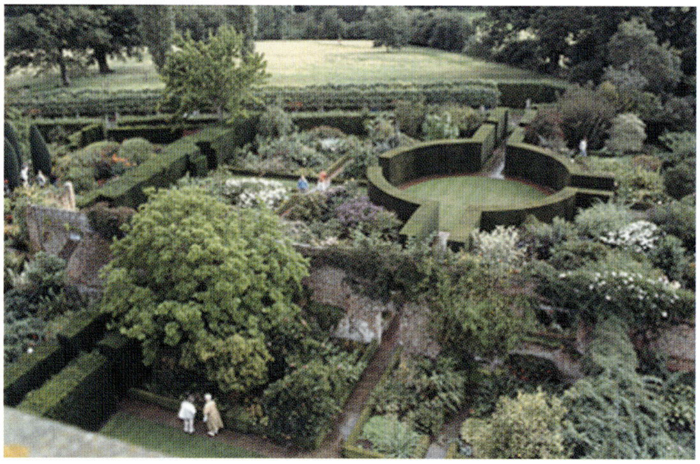

그림 24. 대규모 허브원(영국)

셋째로 주요 구성물을 배치한다. 기본건물 설계도를 여러 장 복사하고 나서 그 위에 영구구조물인 집, 차고, 이외 정원전용 소형창고, 물탱크 등을 포함한 각종 통로, 재식장소 및 크기, 담장, 울타리, 잔디 등을 대략적으로 설계한다. 이 때는 세부적인 것보다 대체적인 윤곽을 그리므로 주저함이 없이 다양한 형태로 설계자의 생각에 따라 그려본다.

마지막 단계에서는 실제 각종 식물을 연필을 가지고 여러 장소에 그려 넣는다. 이 때는 정원수나 생울타리, 통로 등을 그려 넣고 그 사이에 향신료를 안배하는데 지피식물로 가능한 식물, 약간 그늘진 곳에서 자랄 수 있는 식물, 양지가 필요한 식물, 키가 커서 뒷쪽에 배치해야 할 식물, 꽃의 색깔과 피는 시기가 다른 식물에 따라 장소를 안배시킨다. 식물과 식물간의 간격은 번식력이 왕성한 것들은 충분한 간격을 주어 심도록 설계한다.

너무 왕성한 식물 곁에 너무 연약하고 키 작은 식물의 배치는 피해야 한다(표 6).

이상과 같은 4단계 계획이 끝나면 실제 식재계획을 해야 한다.

표 6. 설계시 참고해야 할 특성별 허브의 분류

특 성	식 물 종 류
레몬향기나는 식물	레몬 버베나, 레몬밤, 레몬 타임(백리향), 향기나는 제라늄, 레몬그래스, 레몬 바실, 레몬 박하
회색 잎 식물	애그리모우니, 캐트닢, 라벤더, 루, 세이지
황금빛 잎 식물	애플민트, 골든 마죠람, 레몬밤, 세이지(골든세이지), 실버타임(백리향), 황금 반엽 백리향
자주색 잎 식물	바실(퍼플), 페널(퍼플), 레드민트(Red mint), 세이지(퍼플)
백색 꽃 식물	아니스, 바실, 카라웨이, 카모밀, 처빌, 마늘, 히서프, 너트맥(Nutmeg)
황색, 크림색 꽃 식물	아니스, 안젤리카, 애그리모우니, 딜, 페널, 러비지, 겨자
자주색 꽃 식물	차이브, 히서프, 라벤더, 박하, 세이지, 제비꽃
핑크색 꽃 식물	고수, 쿠민, 오레가노, 핑크 히서프, 핑크 라벤더, 마죠람, 백리향
청색 꽃 식물	보레이지, 치커리, 히서프, 로즈매리
적색 꽃 식물	베르가못, 양귀비, 샐러드 버레트
다소 습한 곳에도 자라는 식물	안젤리카, 베르가못, 러비지, 박하류, 파슬리, 제비꽃
지피식물	카모밀, 코르시카 박하, 골든 마죠람, 박하향 제라늄, 로즈매리(Prostrate type), 사보리(지피용), 백리향, 스위트 바이올렛
내음식물	안젤리카, 캐트민트, 차이브, 처빌, 골든 마죠람, 러비지, 박하, 파슬리, 프리뮬라, 로즈매리, 수영

1.13.2 허브가든의 식재계획

대체적인 설계가 끝나서 수 많은 식물 개개의 특성을 고려해서 명확한 세부 재식계획을 세운다. 이 때는 먼저 자기가 가꾸고자 선택한 식물이 어떤 토양, 어떤 광조건 그리고 어떤 특수조건을 요구하는지 알아야 한다. 그리고 모든 식물이 설계의 목적, 즉 허브로의 이용, 약용식물로의 이용, 또는 화장용이나 방향허브로서의 이용 같은 이용목적에 부합한 식물인가를 고려한다. 식물도 자라는 데 상호간의 궁합이 있어 알맞게 조화를 이루면 좋은데, 허브의 방향성분으로 인하여 곁에 심은 잎채소에 전혀 해충이 붙지 않는 경우도 있다. 예를 들어 토마토와 백리향 또는 박하를 조화있게 심으면 좀가루이(White fly)가 발생하지 않는다. 상추와 처빌을 같이 심으면 진딧물의 발생이 적다. 장미와 차이브 또는 마늘을 같이 심어도 진딧물 발생이 적다. 따라서 식물 상호간의 특성의 조화를

감안한다. 생육의 왕성한 정도와 약한 정도, 개화시기의 차이, 겨울 정원의 모습을 고려한 사철식물의 안배, 여름철 식물 엽색의 앙상블, 식물 키의 조화 그리고 허브이기 때문에 자주 수확해서 잎, 줄기를 사용해야 하므로 다른 허브식물에 피해가 없이 수확이 가능하게 통로로부터 멀지 않은 곳에 안배한다. 따라서 이와 같은 점을 고려하여 암석정원 같은 것을 계획해 볼 만하다. 또한 향기가 많이 나는 식물은 통로의 주변에 배치하는 것도 한 방법이다. 그리고 관상적 가치는 떨어지면서 자주 요리에 사용되는 파슬리, 차이브 같은 허브는 정원의 한쪽에 채소 심듯이 심는 것도 한 가지 고려할 점이다.

따라서 일반 정원수는 식재설계와 재식이 비교적 쉽지만 허브가든의 설계는 모든 수많은 식물 개개의 특성과 이용 목적을 모르면 설계를 할 수 없는 특징을 가지고 있다.

1.13.3 허브가든의 형태

허브가든의 형태는 크기에 따라 대규모 허브가든과 소규모 허브가든으로 분류한다.

대규모 허브가든은 대학의 부속 농장이나 식물원의 전시포용 허브가든, 관광농원의 허브가든, 또는 수도원의 허브가든 등이 여기에 속하는데 그 규모가 대단히 크기 마련이다. 따라서 어떤 대학이나 연구기관의 전시용 허브가든은 대체로 설계하는 방법이 식물의 생육년한에 따라 1년생, 2년생, 다년생 식물포로 나누거나 이용 목적에 따라 잎, 꽃, 줄기, 구근 등의 식물로 나누거나 식물이 가진 성분에 따라 분류하거나 한다. 또는 식물의 속에 따라 십자화과, 꿀풀과 등으로 나누어 식재하기도 한다.

그러나 관광농원에서는 대체로 식재된 생울타리와 기타 관상수와 알맞은 조화를 이루도록 설계하여 만든다. 관람하는 사람이 보기 쉽게 중앙에는 키 큰 식물을, 통로변에는 키 작은 식물을 배치한다.

수도원의 정원은 재배상을 정사각형 또는 직사각형으로 구분하여 설계되므로 각각 재배구역(크기 1.5~2.0 m^2 정도)에 들어갈 식물을 구상해서 한 장소에는 같은 식물을 심도록 한다. 이와 같은 대단위 허브가든의 통로는 침목, 벽돌, 포장석, 넓은 자갈, 시멘트 블럭 등을 이용해서 예쁘게 만드는데 대체로 이용객의 숫자나 설계시의 경비를 고려해서 통로재료를 선택한다.

소규모 허브가든은 주로 가정의 정원에 국한되거나 주말 농장의 범주에 속한다. 소규모 가든에서는 신선한 허브를 매번 수확할 수 있다는 기쁨이 충족되기 때문에 서양에서는 가장 인기 있는 허브가든이다. 이 경우는 부엌에서 가장 가까운 동선(動線)에 위치하며 대체로 1.2×1.8 m 또는 1.8×1.8 m(1평) 정도면 충분한 경우도 있다. 여기에 바실, 차이브, 파슬리, 로즈매리, 백리향, 박하 등 6개의 기본 허브를 심는다.

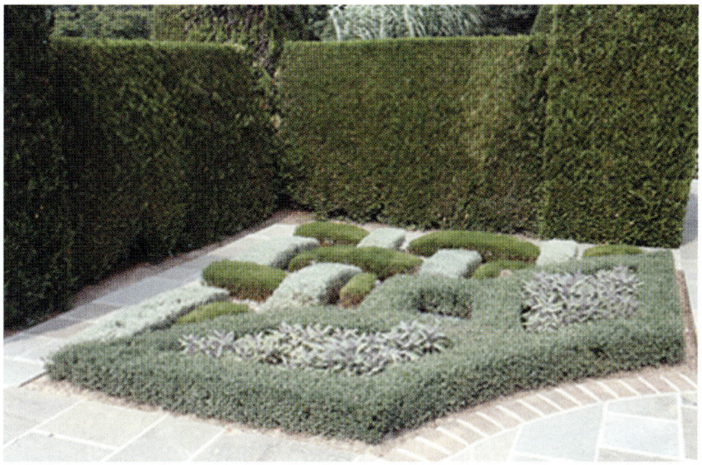

그림 25. 소규모 허브원(미국, 나이아가라폭포 식물원)

다소 여유있는 면적을 가진 경우에는 여기에 첨가시켜서 딜, 사보리, 오레가노, 월계수(베이), 타라곤 그리고 향기나는 제라늄을 심는다. 우리나라의 중부지방에서는 월계수와 제라늄은 겨울에 실내에 옮겼다가 봄에 정원에 다시 내다 심어야 한다.

이들 소규모 정원은 북쪽이 벽이나 생울타리로 되어 바람막이가 있고 햇빛이 잘 드는 남향이 좋다. 통로는 자연석을 듬성듬성 두어 사이로 다닐 수 있게 하거나 시멘트 블럭을 사용할 수 있다. 그러나 시멘트 블럭은 독성분 또는 중금속이 녹아 나올 수 있으므로 가정원예에서는 통로나 가장자리용으로 사용치 않는 것이 원칙이다.

가정원예에서는 좋은 허브를 수확하기 위해 충분한 유기물을 넣어서 토양을 비옥하게 만든 후 식물을 심어야 한다.

국내에도 몇 개의 허브가든이 있는데 아직도 부족하며, 특히 서울의 현재인구를 감안하더라도 경기도 일원에 10개 정도의 허브가든이 더 생겨야 한다고 생각된다.

1.14 허브산업의 현황과 전망

1.14.1 국내현황과 발전방향

우리나라의 허브산업은 초보단계이며 면적과 생산량 자체가 농림부의 통계 연보에 잡혀있지 않다. 다만 약용식물은 농촌진흥청 작물시험장이 중심이 되어 연구와 발전이 되고 있으나 허브는 분화식물로서 몇몇 관심있는 허브농가가 중심이 되어 생산, 가공되고 있는 실정이다. 그리고 국내 허브가공품도 허브종류별 처방 중심이 아니고 주로 식료품

의 상태인 허브차가 주를 이룬다. 물론 허브농장에 따라서는 화장품 등을 생산하고 있으나 품질이 다소 낮다. 그러므로 앞으로 한국인이 선호하는 향을 중심으로 고급생산품을 개발해야 한다.

근래 허브를 이용한 향기 산업체가 국내에서 생산을 시작하였으나 IMF 이후 경제여건이 크게 호전되지 않아 큰 발전을 보지 못하고 있다. 그러나 생활수준이 향상되면 허브산업도 발전되리라 예상된다.

한국의 허브산업 발전을 위해서는, 한국인에게 맞는 자생 및 외래 허브의 선발보급, 허브관련 식물원의 지속적인 확대, 너무 가격이 높게 책정된 허브관련 제품의 가격의 현실화 그리고 지속적인 허브관련 강의 및 교육 등을 통한 농가생산 증대 및 매스컴을 이용한 허브관련 제품의 소비촉진이 병행되어야 한다고 본다. 특히 방송매체를 통한 다양한 허브 생산품 소비 증대는 허브 농가뿐만 아니라 산업체의 발전을 가져올 수 있다고 생각되어 관련 연구자 및 산업체의 지속적인 홍보가 현시점에서는 가장 중요하다.

끝으로 허브는 생체로 많이 먹기 때문에 21세기의 허브생산 방향은 농약을 쓰지 않는 환경 친화적 허브생산, 기계화를 통한 생산비 절감형 경제적 농법 그리고 소비자 선호도 중심의 상품개발 등의 3가지 목표를 가져야만 국내 허브산업이 국제경쟁력을 가지면서 자생력도 증대시키리라 사료된다.

1.14.2 국외 허브생산 현황과 발전방향

허브의 세계적인 생산량은 통계자료를 정확히 조사하기는 어렵지만 일반적으로 가장 많이 생산되는 것이 박하류이고 다음이 감귤계 허브이다. 박하류는 식용뿐만 아니라 약용 그리고 공업용으로 광범위하게 사용되기 때문이며, 감귤계도 허브로서 보다는 각종 패스트푸드나 음료에 많이 첨가되기 때문이다. 그 외 장미나 라벤더는 허브의 여왕이라고 할 만큼 널리 이용되기 때문으로 추측된다(표 7).

이와 같은 허브의 생산량과 함께 향신료(Spice)의 FAD의 2000년 생산량의 순서는 마늘(68%), 피망과 올스파이스(Pimento & Allspice, 15%), 생강(5%), 아니스와 페널(Anis & Fennel, 2.2%), 후추(White & Black pepper, 1.8%), 기타 계피(Cinnamon, 0.8%), 박하(0.6%), nutmeg(肉荳蔲), mace & cardamoms(0.5%), 기타 0.9% 순이다.

앞으로 향신료도 건강증진과 항암작용이 있다는 마늘과 조미료로 쓰이는 생강의 생산량이 늘고 그 외 향신료도 소비자의 기호도에 따라 증감변화가 예상되나 생산량의 품목별 중요도는 큰 변화가 없으리라 예상된다. 다만 90년대 비해서 2000년은 총생산량이 약 30% 증가한 것으로 미루어 매년 3%이상의 생산량 증대가 예상된다.

표 7. 주요 허브의 세계 생산액(1,000$)

허 브	생산액($1,000)	허 브	생산액($1,000)
〈박하총량〉	186,600	고 수	9,000
페퍼민트	96.000	크 노 브	8,750
쿨 민 트	57,600	카 모 밀	8,400
스페아민트	33,000	이랑이랑	7,000
〈감귤계〉	83,290	로즈매리	5,000
레 몬	30,000	민 들 레	4,500
오 렌 지	27,000	레몬그래스	4,340
라 임	10,540	네 러 리	3,750
베르가못	10,350	마 죠 람	2,100
만 다 린	5,400	바 실	1,540
장 미	40,000	백 리 향	1,125
라 벤 더	19,000	소 나 무	1,000
유카립투스	15,550	월계수잎	720
쟈 스 민	15,000	파 슬 리	600
산달나무	14,000	안젤리카	490
베 티 버	13,000	오레가노	400
시다우드	11,000	카라웨이	300
제 라 늄	10,000	기 타	105,268

(陽川, 1998)

앞으로 세계 허브생산은 중국의 생산량에 달려 있다. 현재까지 허브나 스파이스(Spice)의 생산량은 모두 중국이 1위를 차지하는데 이는 중국의 정치적인 안정이 있는 한 경쟁력이 있는 생산물이 될 것이다. 그 외 유럽허브의 주요 생산지역인 아프리카의 생활수준이 향상되면 생산 단가가 상승될 것이 예상되는 바 이것이 세계 허브시장에 큰 변화를 가져올 수가 있다고 본다.

결론적으로 저개발국의 고임금 추세에 따른 세계적인 허브생산 감소를 대비해서 기계적인 대량생산이 가능한 허브만이 세계시장을 석권하며 그 외 허브는 소량 고품질 체계를 유지하면서 가공산업의 발전을 기하는 것이 21세기 세계 허브산업의 발전방향이라고 생각된다. 또한 앞으로 소비자들은 환경친화적인 농법에 의해 생산된 무농약 재배 허브 또는 유기재배 허브 생산품을 선호하게 될 것인 바 생산자는 이 점을 대비해서 생산을 하고 가공산업체도 신상품 개발에 가장 우선적으로 고려해야 할 사항이라고 할 수가 있겠다.

제 **2** 장

허브 각론

2.1 겨　　자(Mustard)

학　명 : *Brassica alba, B. nigra*　　**영　명 :** mustard

과　명 : Brassicaceae(배추과)　　**기타명 :** 芥子, 胡芥(中)

〔재배 역사〕

겨자의 품종에 대한 언급은 성경에서 나올 정도로 옛날부터 이용되었다. 그리스인들은 겨자를 약용적 뿐만 아니라 향신료로 사용했다. 로마인들도 씨를 갈아서 포도주와 함께 혼합해 오늘날의 식용겨자처럼 먹었다. 그러나 식탁에서 겨자가 많이 이용된 것은 중세기부터다. 영어 "Mustard"는 라틴어로 "mustum ardens", "burning must"라는 뜻인데 이는 포도액(Must)에 매운 씨를 섞었다는 프랑스요리에서 연유된 것이다. 인도인들은

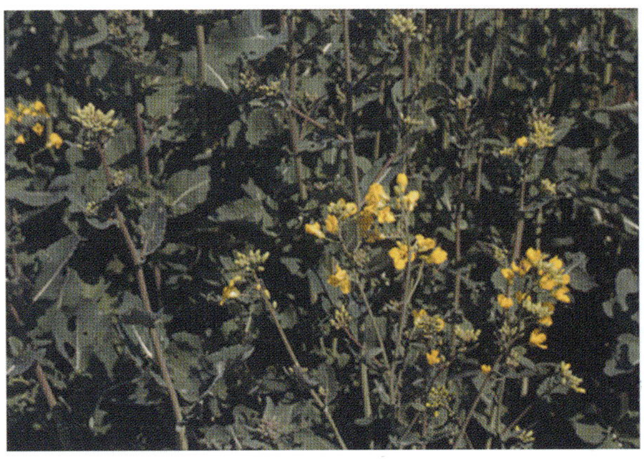

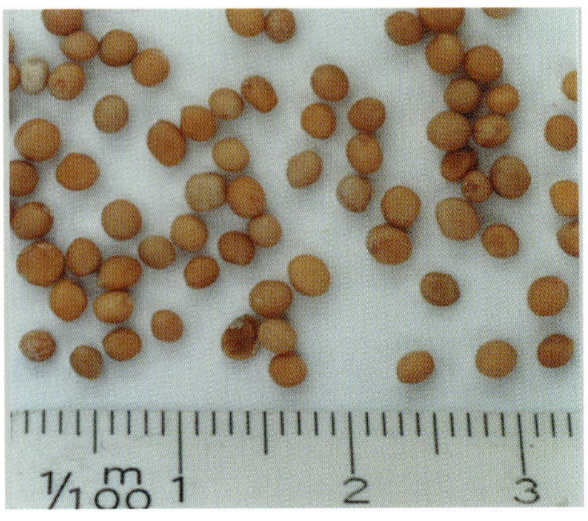

그림 26. 겨자(좌 : 개화기 식물, 우 : 종자)

흑겨자에 동물성 유지를 섞어서 류머티즘 치료에 사용했다. 그 외 가루를 먹으면 두통과 치통이 치유된다고 인도인들이 이용하고 있다.

〔식물학적 특징〕

유채처럼 생긴 노란꽃이 피는 겨자는 종자를 말려 식용 겨자를 만든다. 상업용은 보통 흑겨자(Black mustard), 백겨자(White mustard ; *B. alba* 또는 *Sinapis alba*라고 함) 그리고 갈색겨자(Brown mustard ; *B. juncea*)의 종자를 혼합하여 만드는 것이다.

겨자의 키는 90~130 cm이며 잎은 얕게 찢어진 형태로 뻣뻣하다. 작고 노란색을 띤 꽃들은 초여름에 개화하고 그 후 종자의 꼬투리로 변한다. 가장 잘 자라고 많이 이용되는 것은 흑겨자와 백겨자이며 흑겨자의 종자가 백겨자보다 더 맵고 향긋하다.

종자의 크기는 백겨자는 직경이 2 mm로 무게는 6.5 mg이며, 흑겨자는 직경이 1 mm, 무게는 1.3 mg이다.

〔재 배〕

봄에 종자를 폭 1 m에 20 cm 간격으로 뿌리면 1주일이 지나 발아하며 어떤 조건하에서도 잘 자란다. 우리나라에서는 월동성을 고려하여 중부이남에서 가꾸는 것이 좋다. 100 m^2에 필요한 종자량은 70 g 정도이다. 토양 pH는 4.2~6.0으로 약산성에서 잘 견딘다.

〔수확・저장〕

우리나라에서는 갈색겨자(*B. juncea*)는 갓에 해당된다. 따라서 어린 식물은 갓김치의 원료로 사용된다. 다른 겨자의 유식물은 어릴 때는 솎아서 샐러드로 이용한다. 특히 근래 미국에서는 다양한 잎 색깔의 겨자식물을 샐러드용으로 기르고 있다. 종자 채취용은 개화 후 여름에 황갈색 또는 흑색을 띤 성숙한 종자 꼬투리로부터 종자를 수확한다. 종자 수확량은 100 m^2당 12~20 kg이 된다.

〔이 용〕

종자는 알맞은 비율로 섞어서 겨자를 만드는데 각 겨자 종류별 함유성분은 다음 표 8과 같다. Herb mustard를 만들기 위해서는 모르타르와 막자를 이용하여 2테이블스푼의 black mustard 종자와 2테이블스푼의 white mustard종자, 1/4티스푼의 후추, 1/4티스푼의 소금, 1/4티스푼의 말린 오렌지 또는 레몬 껍질을 혼합하여 가루로 만든 후 1티스푼의 꿀과 식초를 넣고 노란색을 내기 위해 1/8티스푼의 심황(深黃) 색소를 넣은 후 냉장고에 보관한다. 종자 수확량은 100 m^2당 12~20 kg이다.

갈색겨자는 신미성분이 강하고 휘발성인데 비해 백겨자는 신미성분이 비휘발성으로 맛이 온화하다. 따라서 소비자의 기호도를 고려하여 선택하여 재배 및 가공을 해야 한다.

표 8. 각종 겨자종자의 특성

종 류	갈색·흑색겨자 (Brown·Black mustard)		백 겨 자 (White mustard)
기본식물	*B. juncea*	*B. nigra*	*B. alba*(*Sinapsis alba*)
상업적 명칭	Brown	Black	White or yellow
배당체(신미성분)	Sinigrin(Allylisothiocyanate)		Sinalbin(p-Hydroxy-benzyl-isothiocyanate)
특 징	1) 신미성분이 휘발성이다. 2) 신미가 매우 강하다. 3) 맛이 백겨자보다 떨어진다.		1) 신미성분이 비휘발성 2) 신미가 온화하다. 3) 맛있다.
주요 산지	캐나다, 폴란드, 중국, 네덜란드, 덴마크	덴마크, 폴란드, 네덜란드	캐나다, 네덜란드, 폴란드, 아메리카, 프랑스, 영국, 에티오피아, 이탈리아, 덴마크
주 재 료	동양겨자	와사비 부재료	양겨자, 마요네즈

〔처 방〕

백겨자는 류머티즈나 신경성 통증에 이용되며 차는 소화불량에 좋다. 차는 2스푼의 부순 종자를 1/4ℓ 끓는 물에 넣고 10분간 우려낸다. 이것을 2~3잔씩 매일 마신다.

팩(Pack)을 만들어 이용하는 방법은 헝겊이나 부직포로 만든 주머니에 아픈 부위의 정도에 따라 50~100 g의 가루로 된 겨자를 넣고 물에 넣어 약간 반죽 상태가 되면 꺼내서 아픈 곳에 10여분간 올려놓는다. 어린이의 경우 3~5분간만 올려놓는다.

족욕용으로는 30 g의 으깬 종자를 50 g의 소금과 같이 적당량의 물에 넣고 끓인 후 식힌 다음 발을 10분간 푹 담구어 두면 발목에 나타나는 류머티즘에 좋다.

소화불량에는 매일 20~30립의 종자를 깨물어 먹는다.

2.2 고 수(Coriander)

학 명 : *Coriandrum sativum* **영 명 :** Coriander, Cilantro, Chinese Parsley

과 명 : Umbelliferae(산형화과) **기타명 :** 고수나물, 蒝荽

〔재배 역사〕

잎이나 미숙과(未熟果)에서 빈대냄새가 난다고 하여 독일에서는 빈대풀(Wanzen-kraut)이라고 부르는 고수는 향신용(香辛用) 허브식물로서 원산지는 지중해 연안이다.

지금까지 알려진 향신료 식물 가운데 가장 역사가 오래된 작물 중의 하나로서 B.C. 5,000년경부터 재배되어온 것으로 알려져 있는데, 이는 이집트의 파피루스(Papyrus)에도 기록되어 전해 오며 고대 이집트 묘에서도 종자가 발견되기 때문이다. 성서의 출애굽기에도 기록되어 있으며, 인도나 중국에서도 예로부터 재배한 기록이 있다. 즉 중국은 전한(前漢)시대(B.C. 100년경)에 중앙아시아를 통해 들어온 것으로 전래된다. 그래서 중국에서는 향초(香草)라고 하며 고기 요리에 많이 쓰이는데 처음에는 그 향에 익숙하지 않은 경우가 많다. 열대 아시아 지역에서도 많이 이용한다.

우리나라에서도 예로부터 이용되었으나 언제부터 재배했는가는 기록에 없다. 주로 경기 일원과 사찰 등에서 많이 가꾼다.

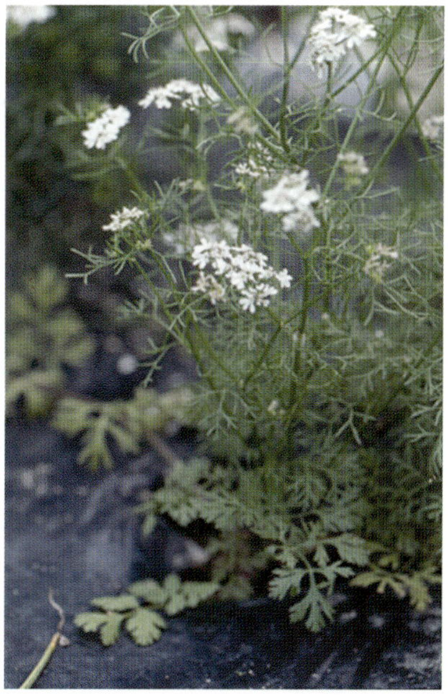

그림 27. 고 수
꽃눈분화가 되면 잎이 코스모스 잎처럼 결각이 심해진다.

〔식물학적 특징〕

고수는 당근과 같은 산형화과에 속하며, 뿌리는 약하고 곧으며 키는 30~70 cm에 달한다. 잔가지가 많이 생기는데 잎모양은 오그라들지 않은 파슬리 잎과 같이 복엽(複葉)이며 진한 초록색이고 털이 있다. 6~7월에 가지 끝에 꽃대가 오르는데 꽃자루의 잎은 보통 잎과는 달리 코스모스의 잎처럼 침상(針狀)이고 가는 2회우상복엽(二回羽狀複葉)이며 꽃은 흰색 또는 장미빛을 띠면서 많이 달린다. 씨는 2개의 반원형으로 이루어졌는데 보통 씨의 크기는 직경이 3~5 mm이다. 고수의 익지 않은 종자는 빈대 냄새 같은 불결한 냄새가 나지만 익으면 오렌지 껍질에서 나는 것과 같은 좋은 향기가 난다.

고수 열매는 독특한 향과 맛을 내는 에센셜오일(精油)을 0.2~1.5% 함유하는데, 러시아 계통의 작은 종자는 0.2~1.5%, 인도 계통의 큰 종자는 약 0.2%가 포함되어 있다. 에센셜오일의 주성분은 60~70%가 리나룰(Linalool)이며 그 외에 게라니올(Geraniol) 등이 들어 있다. 잎에는 신선 중 100 g에 대해 수분 87.9%, 단백질 3.5%, 지방 0.6%, 탄수화물 6.5%, 무기질 1.7%가 들어 있으며, 특히 비타민 A가 10,400~12,600 I.U., 비타민 C가 50 mg이 들어 있어 채소로서 단백질과 비타민 A, C가 많이 함유된 것을 알 수 있다.

〔품 종〕

고수는 크게 분류하면 종자가 큰 계통(var. *vulgare*)과 작은 계통(var. *microcarpum*)이 있다. 종자가 큰 계통은 우리가 보통 가꾸는 계통으로 지름이 3～5 mm이고 작은 계통은 1.5～3 mm인데, 작은 계통은 멕시코가 원산이라고도 하며 흔히 러시아 계통이라고 부른다.

유럽 품종에는 극조생종에 Csillag(헝가리), 조생종에 Lozenl(불가리아), Sandra(루마니아), 중생종에 Thüringer(독일), Petro(독일) 그리고 중만생종에 Jantar(우크라이나) 등이 있다.

〔재 배〕

고수를 재배하는 데는 특별한 조건이 요구되지 않을 정도로 환경 적응성이 높다. 그러나 햇빛을 잘 받는 곳으로 토양이 비옥하면 보다 생육이 잘된다. 특히 다소 석회가 함유된 땅이면 좋다.

파종은 봄에 토양이 다소 열기를 갖는 4월 초에 실시하는데 줄간의 간격은 30 cm이고 약 1 cm 깊이로 파종한다. 싹이 난 후 포기와 포기 사이의 거리는 약 10～15 cm 되게 솎아 준다. 대단위 재배에서는 흩어뿌림을 실시하는데 10 a당 2～3 kg의 종자가 필요하다.

싹이 난 후 2～3회 중경제초(中耕除草)를 실시하며 건조가 계속되면 12～15일 간격으로 관수하여야 한다. 충해는 적으나, 병해로는 흰가루병, 풋마름병 등이 있어 이의 예방에 힘써야 한다.

〔수확 · 저장〕

파종 후 30～40일이 되면 잎을 채취할 수 있다. 고수는 잎의 이용은 부분적이며 거의 종자를 이용하는데 7～8월에 종자의 색이 황갈색으로 되면서 완전히 익고 식물체가 다소 노화되면 줄기를 잘라서 말린다. 그러나 산형화과에서 흔히 볼 수 있듯이 일찍 핀 꽃은 종자가 완숙이 되었는데 다소 늦게 핀 꽃은 종자의 성숙이 더디므로 적당히 익었을 때 식물을 베어 말린다. 줄기를 벨 때는 이슬이 다소 내린 오전 일찍 실시하는 것이 좋은데, 이는 줄기가 다소 촉촉해서 완숙된 종자가 식물체로부터 떨어져 나가는 것을 막을 수 있기 때문이다. 잘라 낸 줄기는 손에 움켜쥐기 좋을 정도의 단으로 나누어 묶고 말린 다음에 멍석 위에서 줄기를 턴다.

인도의 경우 10 a당 종자 수량은 약 57～75 kg, 잎은 90～140 kg 정도 된다고 한다.

〔이 용〕

잎은 채취하여 샐러드에 넣거나 생선요리 등에 넣어서 그대로 먹는다. 가열하면 향이

날라 간다. 특히 어렸을 때 수확하여 이용하면 좋다. 서울 근교에서나 사찰에서는 고수를 소규모로 가꾸는 곳이 많다. 중국, 태국 등지에서는 신선 식물체를 요리에 많이 이용한다.

가정에서 이용할 때는 고수열매를 부수어 깨소금을 쳐 먹듯이 이용하며, curry(카레)의 원료로 사용한다. 우리들은 이용을 않지만 발칸반도(그리스, 유고, 불가리아 등)와 인도 및 동남아시아에서 고수열매는 중요한 조미료 식물로서 각종 빵 쿠키 등에 다양하게 이용된다. 그 외 유럽에서는 특별한 소주의 향을 내는 데 이용한다. 한방에서는 고수를 건위, 이뇨, 해열, 해독제, 강장제로도 이용한다.

〔처 방〕

차로는 1/2티스푼의 종자를 한 잔의 뜨거운 물에 우려낸다. 이렇게 만든 차를 식전 30분에 한 잔씩 마시면 위통을 멈추게 하고, 소화에 도움이 된다. 그리고 으깬 종자를 이용한 찜질은 류머티즘 통증을 낫게 한다.

표 9. 고수종자의 대략적인 조성분(100 g 가식부)

성 분	함 량	성 분	함 량
물	8.9g	Ca	709mg
에 너 지	298㎉	Fe	16mg
단 백 질	12.4g	Mg	330mg
지 방	17.8g	P	409mg
총탄수화물	55.0g	K	1,267mg
섬 유 소	29.1g	Na	35mg
회 분	6.0g	Zn	5mg
		리보플라빈	2mg

(Farrell, 1985)

2.3 금 잔 화(Calendula)

학 명 : *Calendula officinalis* **영 명 :** Calendula

과 명 : Compositae(국화과) **기타명 :** Pot marigold

〔재배 역사〕

셰익스피어는 A Winter's Tale에서 태양의 허브(Herb of the sun)라고 극찬한 것으로 이미 잘 알려져 있는 허브이다. 옛날부터 서인도, 아랍, 로마, 그리스에서 수프나 고

깃국에 넣어 먹었다. 힌두족은 사원의 제단을 꾸밀 때 그리고 페르시아인과 그리스인들은 꽃잎을 음식의 색과 향을 내기 위해 사용한다고 한다. 또한, 미국의 남북전쟁 때는 전쟁터에서 이 잎을 상처난 곳에 바르는 것으로 이용했다고 한다.

〔식물학적 특징〕

원산지는 남유럽으로 우리나라에서는 주로 꽃식물로 알려져 있으나 유럽에서는 약용 허브로 잘 알려져 있다. 화분에 재배하는 금잔화는 오랜 기간 동안 유지되는 밝은 오렌지색과 노란색 꽃을 관상하기 위해 주로 재배된다. 학명인 *Calendula*는 매달(라틴어 : Calends) 첫 번째 날에 꽃이 핀다고 믿기 때문에 붙여진 것이다. 금잔화는 주로 화단용 식물로 재배되어 화단의 가장자리를 장식하는 가장 화려한 일년생 작물 중 하나이다. 그 외 향신료로 이용되기도 한다.

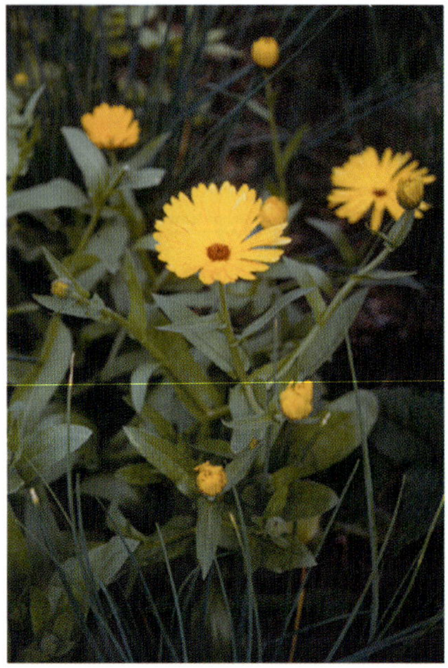

그림 28. 금 잔 화

〔재　　배〕

금잔화는 어느 토양에서든 광만 충분하면 잘 자라므로 태양이 잘 드는 곳이 좋으며 좋은 양토에서 잘 자란다. 번식은 종자번식을 하며 재식거리는 30～45 cm 간격으로 실시한다. 관수만 알맞게 하면 재배하는 데 특별히 어려운 것은 없다.

〔수확 · 저장〕

꽃은 7～8월에 피는데 1주일에 2회씩 개화할 때 수확하고 잎은 어린것을 채취한다. 대개 꽃은 봄과 가을의 시원한 조건에서 개화하며 종자를 얻기는 힘들다. 꽃잎은 낮은 온도에서 말려야 색이 잘 보존된다. 그리고 기름에 보존한다. 수확량은 100 m^2에 꽃잎은 9～15 kg, 꽃봉오리는 18～25 kg, 그리고 개화기에 식물체 전체를 수확하면 25～40 kg을 얻을 수 있다.

〔이　　용〕

잎과 꽃은 대개 쓴맛을 나타내지만 어린 싹은 샐러드용으로도 사용된다. 또한 노란 염료를 꽃잎으로부터 추출하여 사용하기도 한다.

음식에 사프란 같이 색을 내기 위해 쓰이는데 쌀밥을 착색시키고, 닭고기와 고기, 수프, 치즈, 요구르트, 버터, 케이크 등의 색을 내는 데 이용된다.

의학적으로는 꽃은 부패를 방지하는 효능을 가지고 있다고 여겨져 왔으며 위와 관련된 질병과 근육통 완화에도 효과가 있다고 알려져 있다. 또한 구충, 흥분제로 사용한다.

카렌듈라 오일(Calendula oil)은 꽃잎에서 추출하는데 정유가 0.02% 정도 되고, 그 외 사포닌, 쓴맛 성분, 플라보노이드, 카로티노이드, 점액물질, 수지 등으로 이루어져 있으며 주로 황달에 담즙분비를 촉진시킨다. 그 외 상처나 염증 난 곳에 연고, 입욕 그리고 바르는 약제로 쓰인다. 피부조합제나 방향치유법에 사용한다. 특히 모유를 먹일 때 유두가 갈라진다거나 염증이 있을 때 완화에 좋다.

〔처 방〕

차로서는 1~2티스푼의 건조화를 1/4ℓ의 끓는 물에 넣고 10분간 우려낸 다음 매일 2~3회 마신다. 연고로 만들 때는 1/4 kg의 돼지기름(라드)에 약 50개 정도의 꽃을 넣고 뜨겁게 한 다음 하루 밤을 차게 둔다. 다음날 다시 한번 뜨겁게 한 다음 체로 걸러서 사용한다.

2.4 딜(Dill)

학 명 : *Anethum graveolens* **영 명 :** Dill

과 명 : Umbelliferae(산형화과) **기타명 :** 소회향, 蒔蘿, 小茴香(中)

〔재배 역사〕

딜을 한국과 중국에서는 소회향이라 하는데, 원산지는 지중해 연안 또는 북인도로서 유럽에는 이탈리아 해안에 자생종이 있다. 근래 유럽의 옥수수 밭이나 기타 밭에 많이 자라 잡초로 취급받기도 한다.

재배 역사는 오래되어 고대 팔레스타인에서 기록을 볼 수 있고 그리스, 로마 시대부터 가꾸어 왔으며 성서(마태복음)에도 기록이 있다. 중국의 기록은 개보본초(開寶本草)에 처음 기재되어 있어 서역에서 수입된 것으로 추측되며 광동, 광서 지방에서 많이 가꾸고 있다. 우리나라는 중국명을 따서 한약재로 시라자(蒔蘿子)라고 하는데, 한약상들에 의해 오래 전에 종자는 중국으로부터 수입되었을 것으로 추정되나 재배에 대한 기록은 별로 없다.

이름은 옛 스칸디나비아어인 '잠잠하다'라는 dilla에서 유래된 것으로 아마도 그것의 맛이 강하여 미각기관을 '잠재운다'라는 의미에서 나온 것으로 보인다. 또한 최면에도 관

련이 있다.

〔식물학적 특징〕

딜은 산형화과에 속하는 1년생 작물로 잎은 식용 아스파라거스의 잎처럼 생겼으나 다소 굵은 2~3회우상복엽(二~三回羽狀複葉)이다. 키는 50~125 cm이며 봄에 뿌리면 7~8월에 개화한다. 화경은 20~50본으로 길이는 5~10 mm, 꽃잎은 황색으로 일찍 떨어진다.

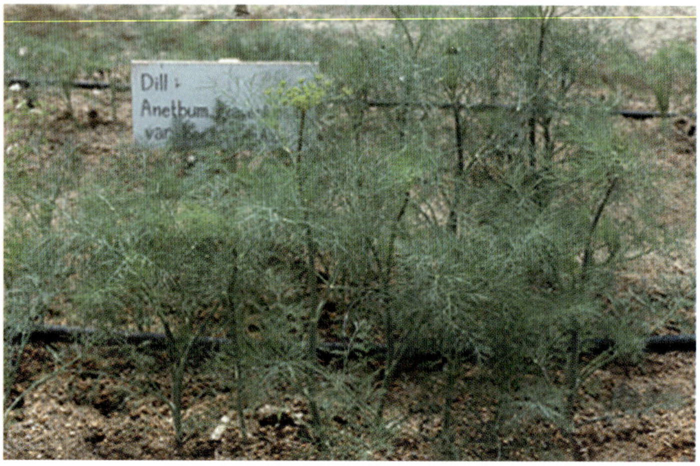

그림 29. 딜

종자는 원형으로 크기는 4~5 mm, 폭은 2~3 mm이며, 굵기는 0.5~1 mm, 뒤쪽에 3줄의 간선(肝腺)이 있다. 보통 발아율은 25~47% 정도이며 발아율 조사 기간은 21일이고, 발아 온도는 15℃ 정도이다. 종자 1ℓ의 무게는 300~400 g이며 천립중은 1.8 g이고, 1 g 종자수는 800~1,000립이 된다. 보통 2~3년 동안 발아력을 가지고 땅에 떨어진 씨는 우리나라에서도 잡초처럼 다음해 저절로 발아한다.

잎과 씨앗에는 에센셜오일을 함유하는데 과실 중에는 3~4%이며 주성분은 carvone (40~60%), 지방유(18%), 그 외 약 20%의 단백질을 함유한다.

〔품　　종〕

품종에는 일반적인 dill과 tetra dill(약간 잎의 색깔이 짙음) 그리고 그 이외 국가에 따라 1~2개 선발된 품종이 있다. 그러나 주로 일반적인 딜(Common dill)을 가꾼다. 잎색은 녹색인 것과 붉은 색을 띠는 것이 있다.

2배체 dill에는 잎이 녹색인 Aros(스웨덴), 암록색인 Bouquet(Asgrow Co.)과 Diwa (독일), 담록색인 Dukat(유럽 각국), 암록색인 Pikant(스웨덴) 그리고 Sari(독일) 등이

있다.

4배체에는 Elefant(독일), Herkules(독일), Tera(독일) 그리고 Vierling(독일) 등이 있다. 4배체는 줄기에 안토시안 색소가 나타나는 경우가 많다.

〔재 배〕

토양은 다소 비옥하나 습하지 않으면 어떤 조건에나 잘 적응한다.

파종은 서리의 위험이 없는 4월에 실시하는데 잎을 이용할 경우에는 파종 간격을 25 cm로 하고, 종자를 이용할 목적인 경우는 35 cm로 줄뿌림을 한다. 보통 줄뿌림할 때 잎을 이용할 경우, 파종은 10 a당 약 2 kg의 종자가 필요하며, 종자를 채취하는 것을 목적으로 하는 재배에서는 약 1 kg이면 된다. 파종기가 늦을수록 잎수량이 적은데 이는 곧 화아분화하여 개화되기 때문이다. 잎을 채취하는 품종은 영양생장 기간이 약 8주일이다. 그러므로 후작(後作)으로 7월 하순에 다시 한번 파종하여 2회 재배할 수 있다. 또한 계속적으로 수확하기 위해서는 1～2주일 간격으로 계속 파종한다.

시비는 전작에 충분한 퇴비를 사용했을 경우 10 a당 N 8 kg, P_2O_5 8 kg, K_2O 16 kg을 표준으로 하는데, 만일 전작에서 유기물의 이용이 적을 경우 20～30% 정도 시비량을 증가한다.

딜은 병충해에 매우 강한 편이어서 정상적으로 잘 관리할 경우 거의 병충해가 발생하지 않으므로 재배가 용이하다.

〔수확・저장〕

신선한 잎과 줄기로 이용하고자 할 때에는 식물의 크기가 20～30 cm 달했을 때 낫으로 베거나 기계 수확기를 이용해서 채취하는데, 수량은 10 a당 1.5～2 ton 정도 된다. 그러나 건조시켜 이용할 때에는 키가 좀더 커서 30～35 cm 정도일 때 실시하는데, 이 경우는 생체로 약 2 ton 이상 수확을 올릴 수 있다.

딜은 피클용 오이에 넣어서 많이 이용하는데 잎에 향이 보다 많이 함유하게 키가 40～60 cm에 달하고 꽃이 피기 바로 직전에 수확한다. 이 때는 10 a당 수량이 품종에 따라 2.6～3.3 ton에 달한다. 수확시는 너무 땅위에서 가까이 베지 말고 다소 위쪽을 절단하여야 흙 등의 오염물이 적게 부착되어 좋은 품질을 유지할 수 있다.

종자를 채취하기 위해서는 역시 아침 일찍 수확하는데, 시기는 종자립(種子粒)이 갈색을 띠기 시작할 때가 가장 좋다. 너무 식물체가 말랐을 때 수확하면 종자를 밭에 많이 떨어뜨리므로 주의해야 한다.

일반적으로 종자는 10 a당 80～100 kg 정도 채취할 수 있다.

〔이　　용〕

잎은 각종 샐러드에 섞어서 이용하며 고기의 비린내를 없애기 위해 혼합하여 이용한다. 이미 언급했듯이 피클용 오이의 독특한 향은 전부 딜의 향기에서 온다.

종자도 각종 피클이나 소스, 치즈향을 내는 데 사용되며, 증류하여 dill oil이나 dill water를 만들어 소스 등에 이용한다.

미숙한 종자는 수 백년간 맛있는 식초의 원료로 사용되어 왔다. 씨방과 줄기의 일부를 꺾어서 식초에 담근다.

〔처　　방〕

딜은 위 기능을 촉진시켜 입맛을 돋우고 장 통증과 가스제거에 효과가 있다. 그 외 모유를 촉진한다.

차로서는 1티스푼의 으깬 종자를 1잔의 끓는 물에 넣어 우려낸 후 매일 3번씩 식사 후 30분에 먹거나 잠자기 전에 먹는다.

표 10. 딜 종자의 대략적인 조성분(100 g 가식부)

성　분	함　량	성　분	함　량
물	7.7g	Ca	1,516mg
에 너 지	305㎉	Fe	16mg
단 백 질	16.0g	Mg	256mg
지　방	14.5g	P	277mg
총탄수화물	55.2g	K	1,186mg
섬 유 소	21.9g	Na	20mg
회　분	6.6g	Zn	5mg

(Farrell, 1985)

2.5 라 벤 더(Lavender)

학　명 : *Lavandula angustifolia*　　**영　명** : Lavender

과　명 : Labiatae(꿀풀과)　　**기타명** : 薰衣草(中)

〔재배 역사〕

원산지는 남유럽의 지중해 연안으로 알려져 있다.

라벤더는 그 독특한 향기와 맛 때문에 고대 로마시대부터 약용 및 조미료식물로 널리 이용되어 온 식물이다. 고대 로마인들은 라벤더 잎이나 꽃을 목욕물에 섞어서 즐겨 이용

했는데, 그와 같은 이유에서 라벤더라는 식물이름이 라틴어의 *lava* 또는 *lavare*(목욕하다)에서 연유되었다고 한다.

현재는 유럽의 화장품이나 약업계에서 남프랑스, 이탈리아, 스페인 등지에서 대단위로 재배하여 라벤더향(Lavender oil)을 추출해 화장품, 샴푸 등에 이용하고 있다. 가장 이름난 고급 라벤더향은 지금은 영국에서 생산되고 있는데 대영제국 식민지에서 맨 처음 향료재배를 시작한 것은 1568년부터라고 하여 그 역사가 오래됨을 알 수 있다.

우리나라는 근래 일부 취미원예가가 수입하여 재배하는 곳이 있는데 문제점은 내한성이 약한 점이다. 남부지역에서는 월동에 큰 문제가 없다.

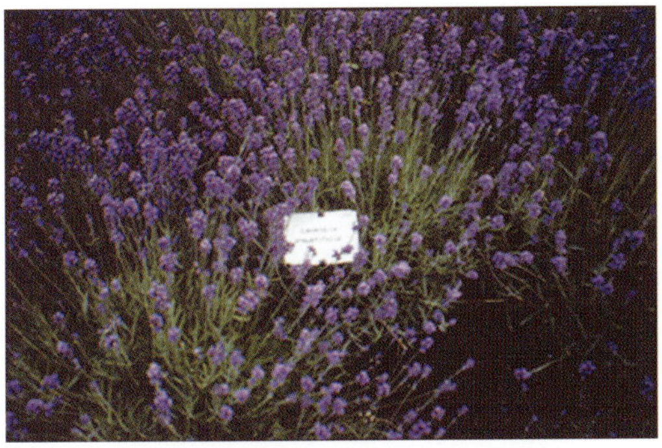

a. 라벤더

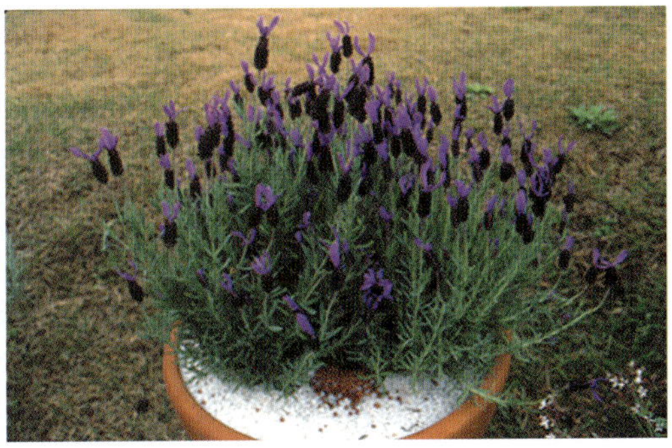

b. 스페인 라벤더

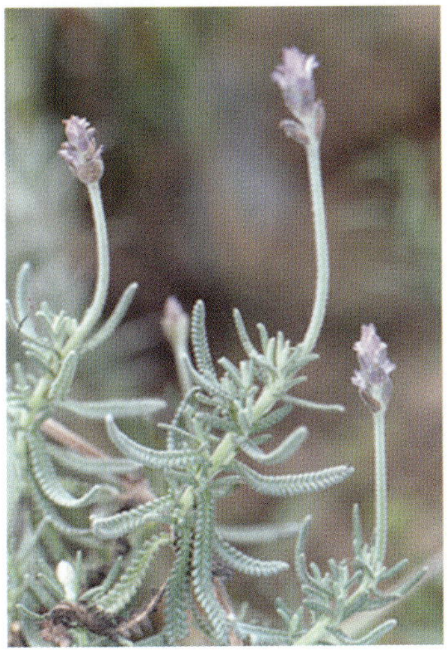

c. 프린지드 라벤더

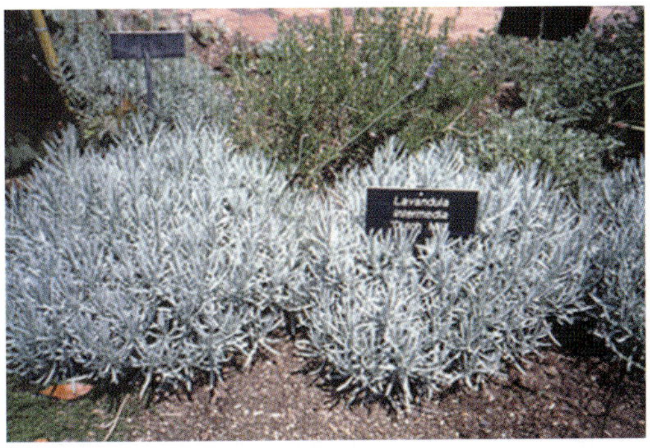

d. 더쥐 라벤더

그림 30. 라 벤 더

〔식물학적 특징〕

라벤더의 크기는 30～60 cm로서 상록성이며 밑가지는 다소 목화(木化)되어 있다. 정

원에서 잘 가꾸면 키가 90 cm까지 달하기도 한다. 나무 전체에서 향을 내며 흰색의 아주 작은 털이 덮여서 약간 흰색을 띠며 줄기는 둔한 사각형으로 줄기가 군생(群生)한다. 잎은 엽병이 없는 침(針) 모양을 하고 잎은 폭보다 길이가 7~10배 정도 되어 가늘다. 잎은 윤생(輪生) 또는 대생(對生)이며 완전히 자란 잎은 4 cm, 폭은 4~6 mm이다. 잎의 윗면은 털이 있고 뒷면은 편편하며 역시 잔털이 나 있다. 꽃은 아주 작고 바이올렛 빛깔을 띤다. 그러나 계통에 따라 흰색, 연한 핑크색 등 다양하다. 개화기는 보통 6~9월이며 긴 꽃대에 층층히 핀다.

뿌리는 쉽게 뻗는 성질을 가지며 여름철은 장마기가 없고 건조한 지중해성 기후 같은 곳에서 잘 자란다.

종자 1 g은 약 1,000~1,500립으로 크기가 작다. 보통 채종한 직후에 뿌리고자 할 때는 3~5℃에 약 30일간 저온처리를 실시해야 한다. 발아에 알맞은 온도는 20~30℃의 변온이 좋다. 보통 발아세를 조사하는 날은 치상 후에 7일째이며 발아율 조사일은 35일이므로 발아기간이 대단히 긴 것을 알 수 있다.

꽃이나 꽃대에서 추출한 에센셜오일은 lavender oil(약 3%)이라고 하는데 주성분은 1-linalyl acetate이며 에센셜오일의 30~40%를 차지한다. 그 외 linalool-ester, linalool, geraniol, 1-a-pinene, cineole을 함유한다.

〔품　종〕

라벤둘라 속(屬)은 소형(小形) 목본성 식물을 포함하여 종류가 많지 않은데 카나리아 제도부터 인도에 걸쳐 약 25종이 있다. 그 가운데 2종류가 조미료 식물로 이용되며 다른 식물은 향신료용 에센셜오일을 채취하는 데 이용된다. 대표적인 조미료 식물은 *Lavandula angustifolia* DC이며 그 외 많은 변종들이 있다.

Lavandula angustifolia DC는 라벤더의 대표종으로 품종명으로 English lavender 또는 narrow-leaved lavender라 불린다. 프랑스에서 유명한 라벤더향(French lavender oil)이라 불리는 제품은 주로 이것에서 채취한다.

각각 품종군을 자세히 언급하면 다음과 같다.

① **English lavender**(*Lavandula angustifolia* DC) : 지중해 연안이 원산지로 방향성이 가장 큰 종으로 1.2 m 크기와 넓이로 덤불을 이룬다. 줄기는 짧은 털로 덮혀 있고 아랫부분은 목질화되어 있다. 약 5 cm 길이의 좁고 가는 잎에 부드러운 결각이 있다. 한여름에는 화경과 줄기가 35~60 cm의 길이로 길게 자라 개화한다.

품종마다 특징이 있어 구별되는데, 'Alba'는 흰꽃이 피고 잎은 회색이며 키는 30

cm이다. 'Compacta'는 2.5 cm 정도 자란다. 'Hidcote'는 30 cm 높이까지 천천히 자라며 매력적이고 작은 은색의 반짝이는 잎과 붉은 자주색 꽃을 피운다. 'Jean-davis'는 45 cm까지 자라며 분홍색 꽃을 피운다. 'Munstead'는 왜화성으로 잎은 녹색이고 다른 종보다 조금 일찍 많은 꽃을 피운다. 'Twinkle-pink'는 32～45 cm로 크고 매우 향기로운 꽃을 피운다.

② **Fringed lavender**(*Lavandula dentata*) : －10℃까지 견디며, 60～90 cm의 높이로 자라고, 2.5～3.8 cm 길이의 작은 잎을 갖는다. 잎은 옅은 회녹색을 띠고 사각형의 톱니나 톱 같은 결각을 갖는다. 온난 지역에서는 짙은 색의 꽃이 연중 무리를 지어 개화한다. 또 다른 변종들은 밝은 회색의 커다란 잎을 가진다.

③ **Spike lavender**(*Lavandula latifolia* L.) : 월동이 －20℃까지 가능하고 60 cm의 높이로 자란다. 넓은 잎과 작고 좁은 꽃을 가져 다른 종보다 꽉 찬 느낌을 준다. 식물 내의 에센셜오일량은 많으나 질이 좀 떨어지는 경향을 나타낸다.

④ **Spanish lavender**(*Lavandula stoechas*) : 월동이 －20℃까지 가능하고 60～90 cm의 높이로 자란다. 회색의 잎은 1.5 cm 길이 밖에 안되며 좁은 모양을 하고 있어 빽빽한 느낌을 준다. 꽃은 짙은 자주색으로 끝에 나비 모양의 2～3개의 꽃잎이 붙으며 초봄에 일제히 개화 후 진다.

⑤ **Dutch lavender**(*Lavandula x intermedia*) : 1920년대에 육성된 품종으로 키는 40～90cm 이다. 잎은 회녹색으로 담자색의 꽃이 핀다.

〔재 배〕

라벤더는 종자번식을 할 경우 원하는 품종을 구입하여 보통 3월에 온상이나 실내에서 용기에 파종한다. 발아기간은 앞서 언급했듯이 3주 이상 걸리므로 그 기간 동안 충분한 수분과 알맞은 온도(밤 20℃, 낮 30℃)를 유지시킨다. 싹이 난 후 4월말부터 터널이나 서리가 내리지 않는 햇빛이 잘 드는 장소에서 모종을 굳혀서 4월 말에서 5월 초에 정식을 실시한다. 정식시 이랑폭은 60 cm, 주간거리는 30 cm로 한다. 그러나 대규모 재배에는 1.2 m 간격으로 심어야 줄기를 기계로 채취할 수 있다.

심기 전에 재배지에는 충분한 유기물과 석회를 시용하고 깊이 갈아주어야 한다. 왜냐하면 한번 심으면 6～10년간 수확을 계속하기 때문이다. 정식 후에는 관수를 잘 하고 첫해 겨울에는 3～4 cm 정도 볏짚이나 낙엽을 덮어 보온을 해야 한다.

재배시 유의점은 대단위 재배의 경우, 주간거리가 넓어 잡초의 발생이 많으므로 철저히 뽑거나 제초제를 뿌려준다. 그렇지 않을 경우 잡초로 인하여 초기생육이 떨어지며 그 결과 수량이 영향을 받는다.

첫해는 낙엽이나 볏짚을 덮어 겨울을 넘기게 되므로 한해(寒害)의 피해가 적지만, 커서 충분한 보온이 부족하거나 북쪽 지역의 경우 상부의 목화가 되지 않은 부분이 겨울 동안에 고사(枯死)하므로 봄에는 언 잔가지를 제거해준다.

삽목번식을 할 경우는 휘묻이 방법을 사용하거나 포기나누기를 하는데, 삽목시기는 가을이나 봄철에 가지를 약 10 cm 정도 잘라서 음지에서 실시한다.

일반적으로 갱신작업은 10년마다 실시하는 것이 보통이다.

라벤더를 가꾸기 위해서는 비교적 토양 선정을 잘 해야 한다. 왜냐하면 배수가 양호하며, 모래땅에 다소 자갈이 혼합되어 있고 너무 비옥하지 않은 땅을 좋아하기 때문이다. 아울러 햇빛을 잘 받는 남향으로 습하지 않고 너무 추워서 동해(凍害)의 피해가 없어야 한다.

〔수확 · 저장〕

수확은 가정에서 이용하는 경우와 공업용의 차이가 있다. 식물 전체가 방향성을 띠고 있지만 꽃에서 향이 가장 강하다. 건조시킨 후, 저장하기 위해서는 수확시기를 개화 직전에 실시하며 시간은 에센셜오일 함유량이 최고 때인 한낮이 가장 적합하다. 종자 역시 성숙시에는 방향성을 갖는다. 수확량은 100 m^{2}에 2~3 kg의 건조화를 얻을 수 있다. 건조는 약간 그늘진 곳에서 실시한다. 건조시 온도는 35℃를 넘으면 안 된다.

〔이 용〕

가정용은 어린 잎을 가진 줄기 끝을 주로 이용하는데, 이것을 생으로 또는 건조하여 고기요리, 찌개, 양고기요리, 소스 등에 넣어 먹는다. 우리나라의 경우 김치 냄새가 문제인데 아파트나 냉장고에 바짝 말린 라벤더를 모퉁이에 두면 냄새를 막을 수 있다. 또한 독특한 향기로 인해 옷장이나 방안에 걸어 두면 곰팡이가 잘 끼지 않는다.

공업용은 개화기 초기에 전체 식물을 수확하여 라벤더 기름을 짜서 화장품, 향료 또는 약용으로 이용한다. 장식용으로는 드라이 플라워의 훌륭한 재료가 된다.

다른 허브류가 요리용으로 사용된 것과는 다르게 라벤더는 요리에는 거의 사용되지 않고 주로 꽃과 종자를 건조하여 방향물질을 만드는 데 쓰인다. 향유는 비누나 향수, 목욕제의 재료로 사용되고 방충제를 만들기도 한다. 라벤더를 부엌이나 찬장, 옷장에 걸어 두면 곰팡이가 잘 생기지 않는다.

의학적으로는 혈압강하, 신경안정을 가져오고 피부의 감염도 억제시킨다. 그 외 류머티즘에도 효과가 있다. 목욕물에 여섯 방울 정도 넣고 어린이를 목욕시키면 매우 조용하게 잠들게 할 수 있다.

〔처 방〕

차로서는 티스푼 2개 분량의 꽃을 1/4ℓ 끓는 물에 넣고 10분간 추출해서 꿀을 넣어 차로 마신다.

입욕법은 50~60 g의 말린 꽃을 1ℓ의 물에 넣고 10분간 끓인 후에 걸러 욕조에 넣고 목욕을 한다.

와인은 1/2ℓ의 백포도주에 1주먹 정도의 꽃을 넣고 끓인 후에 걸러서 차게 해서 약간씩 마신다.

라벤더 물약을 만들려면 꽃과 소주를 1 : 4로 섞어서 3주간 그늘에 놓는다. 통풍과 류머티즘이 있는 곳에 바르고 문질러 준다.

2.6 러 비 지(Lovage)

학 명 : *Levisticum officinale* **영 명 :** Lovage

과 명 : Umbelliferae(산형화과) **기타명 :** 歐當歸(中)

〔재배 역사〕

러비지의 원산지는 남유럽으로 추정되는데, 주로 이탈리아에서 자생식물이 발견되어 이 지역이 원산지가 아닌가 생각되기도 한다. 고대시대에 러비지를 이탈리아에서는 Panakes 또는 Panax(파낙스)라고 불렀는데, 이는 만병통치라는 의미이다. 우리나라의 유명한 인삼의 학명이 *Panax ginseng*인데 서양에서는 인삼이 알려지기 전에는 지난 600년간 러비지가 인삼처럼 '활력을 주는 식물' 또는 '만병통치'라는 형용사를 붙여 사용할 정도로 많이 이용한 향신료 식물이다.

재배는 고대 로마시대부터 추정되며 우리나라에는 재배되지 않고 엑기스를 외국에서 수입해서 사용한다.

〔식물학적 특징〕

여러해살이 초본성 식물로써 내한성이 강하며 지상부는 여러 개의 가지가 생기며 뿌리의 근관(根冠)은 30~40 cm 깊이에 달한다. 줄기는 속이 비어 있는데 그대로 자라게 두면 2 m까지 자라며 토양조건이 좋은 곳에서는 3 m 정도 자란다.

잎은 아주 반들반들하게 윤기가 흐르는 녹색이며 셀러리 잎과 유사하다. 일반 재배에서는 6~8월에 걸쳐 연녹색 또는 노란색의 꽃이 핀다. 씨앗은 익으면 땅에 떨어지므로

알맞은 시기에 채취해야 한다. 주로 종자번식을 실시하나 포기나누기〔分株〕를 통한 번식도 잘 된다.

보통 발아율은 30~50% 정도로 매우 낮으며 암발아종자이다. 발아율 조사 마감일은 28일로서 발아기간이 길며, 발아하는 데는 20℃와 30℃의 변온(變溫)이 좋다.

잎은 아주 강한 맛을 내며 셀러리보다 약간 약하다. 세계적으로 유명한 매기(Maggi ; 유럽과 미국에 널리 알려진 식품회사)회사가 주로 이 조미료식품의 추출물을 이용하여 간장 같은 소스를 만들어 시판하는데 대단한 인기가 있다. 그래서 사람들은 매기 플랜트(Maggi plant)라고 부른다. 러비지의 독특한 맛의 주성분은 에센셜오일이며 그 외 쓴맛 등을 함유하고 있다.

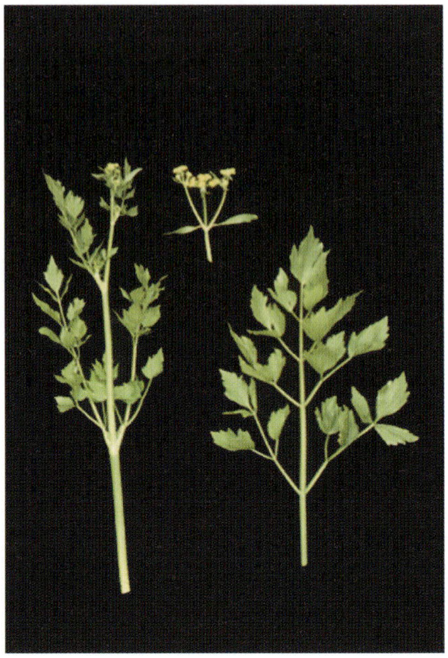

그림 31. 러 비 지

〔품 종〕

러비지는 페르시아 지방 야생종(*L. persicum*)과 일반종으로 나누나 각 국가 나름대로 품종명이 없이 러비지로 불리는 일반 계통이 재배된다.

〔재 배〕

러비지를 재배하기 위해서는 토심이 깊어야 하며, 퇴비 등 유기질이 풍부한 곳이라야 한다.

한번 재식하면 10~15년 같은 장소에서 재배해야 하므로 처음 정식 전의 토양 선정에 유의한다. 파종은 3월이나 8월에 실시하는데 한 가지 주의할 점은 종자를 채종 후에 즉시 뿌려야 한다. 왜냐하면 종자의 발아 유효기간이 아주 짧기 때문이다. 파종은 노지에서 직파재배시는 점뿌림을 하고, 묘상에서는 줄뿌림을 하여 육묘한 후 5월 초에 노지에 정식한다. 보통 10 a당 필요한 종자량은 직파의 경우 약 500 g이 필요하다.

심는 거리는 50×50 cm로 실시하며 정식 후에는 크게 손질할 것이 없이 제초를 잘 실시한다.

겨울에는 어린 식물의 경우, 흙을 다소 덮어서 월동하는 것이 좋으나 3~4년이 지난 식물은 그냥 두어도 월동이 가능하며 잎은 겨울에 죽고 새봄이 되면 다시 싹이 난다.

충해로는 뿌리에 침입하여 식물을 죽게 하는 작은 딱정벌레가 있는데 살충제를 조기에 뿌려 방제한다.

〔수확 · 저장〕

수확은 아무 때라도 잎을 이용하고자 할 때 실시하는데 건조는 그늘에서 한다. 뿌리도 캐내어 깨끗이 씻은 후 잘게 잘라서 햇볕에 말린다. 뿌리 수확은 심은지 3년째 가능하다. 100 m^2당 수확량은 8 kg의 잎과 줄기, 6 kg의 잎을 수확하고 뿌리는 30 kg의 건조 뿌리가 가능하다. 수프 및 소스에 넣어 사용하고, 쌀밥을 이용한 요리 등에 약간 넣으면 향과 맛을 더한다. 잎을 말려서 이용하기도 하나 향과 맛이 떨어진다. 뿌리도 이용하는데 보통 100 m^2(약 30평)에서 약 220 kg 신선한 뿌리를 수확하며, 건조할 경우 28~50 kg이 된다. 잎과 줄기는 400~500 kg/100 m^2가 수확된다.

〔이 용〕

사용할 때는 너무 많은 양을 소스 등에 넣으면 강한 향기 때문에 오히려 맛을 나쁘게 한다. 잎은 샐러드, 수프, 스튜, 고기요리, 닭요리, 소스 등에 사용되나 줄기는 캔디를 만들거나 데쳐서 나물처럼 먹는다. 볶은 종자는 고기요리, 캔디 또는 빵위에 뿌려서 먹을 수 있다. 잎 줄기를 추출하여 추출한 에센셜오일은 각종 음식 맛을 내는 조미료에 들어간다.

〔처 방〕

러비지는 변비, 위 점막 염증, 위와 장의 포만감에 좋다. 외적으로 이용시에는 피부병이나 류머티즘에 이용된다.

종자를 하루에 2~3회씩 1스푼 정도를 많은 물과 함께 먹으면 변비가 멈춘다. 위에 문제가 있을 경우에는 1~2 티스푼의 종자를 1/4 ℓ 의 찬물에 약 20분간 두었다가 먹기 전에 약간 따뜻하게 해서 먹는다.

류머티즘이나 피부병은 작은 부직포 주머니에 잘게 부순 종자를 넣고 10분간 뜨거운 물로 추출해서 따뜻한 물을 거즈 등에 묻혀서 환부에 올려놓는 습포법을 적용한다.

종자를 눌러 기름을 추출해서 식용오일, 다이어트 오일 또는 외적 치료제로 사용한다.

2.7 레몬그래스(Lemongrass)

학 명 : *Cymbopogon citratus* **영 명** : Lemongrass

과 명 : Gramineae(벼과) **기타명** : 香芽(中)

〔재배 역사〕

동남아와 인도가 원산지로서 고대로부터 열대 아시아 지역에서 음식의 맛과 양을 내는

데 사용되어 왔다. 처음 레몬그래스의 에센셜오일을 추출한 것은 17세기 필리핀에서 였다. 레몬그래스 오일이 서양에 소개된 것은 1851년 런던의 Crystal Palace에 있었던 World's Fair(세계박람회)에서였다고 한다.

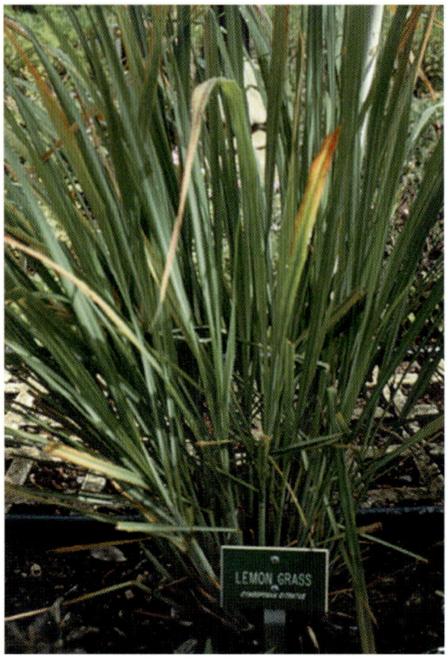

그림 32. 레몬그래스

〔식물학적 특징〕

레몬그래스의 잎은 마치 억새풀같이 생겼으나 레몬향을 내는 방향성 식물로서 덤불을 이루면서 최고 1.8 m까지 자라지만 보통 60~90 cm 높이를 이룬다. 미국 플로리다에서는 에센셜오일 채취를 위해 대단위로 재배되고 있다. 꽃은 쉽게 개화하지 않으며, 잎은 90 cm 길이에 1.2~1.5 cm 폭으로 흰색을 띤 담록색으로 중앙의 엽맥이 고랑진 모양으로 생겼다.

에센셜오일은 citral(75~80%), geraniol, farnesol, nerol, citrollol, myrcene으로 구성된다.

〔재　　배〕

열대원산이기는 하나 분재배시 실내에서 월동이 가능하고 온난한 곳에서는 식물체에 흙을 30 cm 정도로 덮고 그 위에 비닐터널 등을 만들어주면 정원에서 월동이 가능하다. 그러나 생육 최저온도는 대체로 13℃ 정도이다. 따라서 우리나라의 중부지방에서는 실내재배만 가능하다. 분주(分株)로 봄에 번식시키며 작업 전에 뿌리에서 약 15 cm 위의 잎을 잘라주어야 한다. 저비성(低肥性) 작물이긴 하나, 반그늘의 배수가 좋은 토양이 적합하며 내건성은 강한 편이지만 잎에 자주 분무해주면 좋다.

〔수확 · 저장〕

필요시 가위나 전정가위 또는 낫 등으로 지상부 10 cm 위치를 베어서 음지에 말린 후 이용한다. 5~10 cm 길이로 잘라서 건조, 동결건조 모두 가능하다.

〔이　　용〕

동양요리에 잘 어울리고 레몬향 대용품으로 자주 쓰이며 잘게 잘라서 수프 또는 요리에 넣어 향을 내도록 하며 거친 잎은 건져서 버리고 식용하지는 않는다. 말린 잎은 데코레이션용으로 사용되며, 특히 바구니 등을 만들면 향기가 장기간 지속되므로 인기가 있다.

〔처　　방〕

중국에서는 약용으로 두통, 위통, 관절통에 쓰인다. 인도네시아에서는 월경불순, 식욕부진에 사용한다. 목욕제와 머리 린스제 또는 차로도 쓰인다. 레몬그래스 오일은 10대 에센셜오일 중에 하나로서 연간 1,500톤이 거래된다. 코코넛 오일에 혼합하여 마사지하면 요통, 류머티즘, 신경계 통증에 좋다.

2.8 레 몬 밤(Lemon balm)

학　명 :	*Melissa officinalis*	**영　명 :**	Balm, Horsemint
과　명 :	Labiatae(꿀풀과)	**기타명 :**	Melissa, 香蜂花(中)

〔재배 역사〕

레몬향이 나는 밤(멜리사)은 근동지역이 원산이나, 수천 년 전부터 지중해에서 자라고 있어 간혹 지중해 원산이라고 보고되기도 한다. 아랍인, 그리스인 그리고 고대 로마인들은 레몬밤의 향신료로써의 가치를 높이 평가했다. 성서에도 기록되어 있는 식물로 로마인들에 의해 북유럽에 전파되었고, 스페인에는 아랍인들에 의해 처음 재배되었다고 한다. 그 후 유럽의 교회 정원에서 중요한 약용식물로 취급되었다가 근래에 이르러 세계적으로 재배되게 되었다 한다.

국내에는 별반 알려져 있지 않고 에센셜오일을 수입해서 사용하고 있으나 최근에는 종자를 수입해서 일부 재배되기도 한다.

〔식물학적 특징〕

레몬 밤은 꿀풀과에 속하는 식물로서 여러해살이 식물이다. 뿌리는 계속 번지며 땅속에 짧은 포복경(匍匐莖)을 가져 이것을 이용해서 주로 번식하는데 종자번식도 할 수 있다. 서울에서는 국화처럼 겨울이 되면 잎과 줄기는 죽고 줄기는 사각이 지며 잔털이 많은데 키는 50~100 cm에 달한다. 잎은 달걀형으로 잎 가장자리는 톱날처럼 생겼는데 여기에 많은 유선(油腺)이 있다. 꽃은 6~8월에 피는데 색깔은 백색 또는 홍자색이다.

손으로 잎을 누르거나 비비면 아주 강하며 기분 좋은 오렌지향을 내는데 그 향기는 달콤하다. 중세기인 1600년경부터 잎을 말려서 약용으로 많이 사용했다고 한다. 독특한 오렌지 향기는 에센셜오일로서 그 주성분은 citral, citronellal, geraniol, linalool, 고미

성분, 탄닌 등이 들어 있다. 이들 성분은 다소 쏘는 쓴맛을 내는데 신경안정, 진통제와 수면 효과가 있다고 한다.

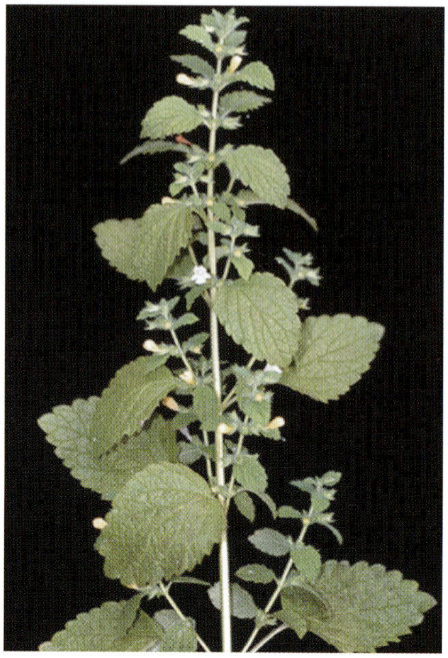

그림 33. 레 몬 밤

〔품 종〕

재배종은 나라별로 지역종이 있을 뿐, 재배 역사가 오래되었음에도 이렇다 할 품종의 기록이나 언급이 없다. 다만 잎의 색에 따라서 일반종과 반엽종으로 나눈다.

〔재 배〕

레몬밤은 비옥하며 따뜻한 남향인 곳에서 잘 자란다. 특히 토양 유기물이 많고 배수성이 좋은 곳을 좋아하므로 너무 점토질이 많은 곳에서는 모래를 섞어서 가꾸는 것이 좋다. 왜냐하면 레몬밤은 한 곳에서 장기간 자랄 경우에 작은 줄기 숲을 이루기 때문이다.

1,000개의 식물을 얻으려면 3g의 종자를 4~5월에 노지에 뿌리거나 터널에 다소 일찍 파종한다. 발아율은 25~35℃에서 65% 이상 발아된다. 파종은 줄뿌림을 하며 파종 깊이는 1.5 cm 쯤 되게 실시하는데, 파종 후 3~4주일 되어 어느 정도 자라면 30 cm 간격으로 정식하거나 솎아준다. 그 밖에 번식법으로는 포기나누기 또는 삽목법이 있는데 포기나누기는 봄 일찍 그리고 삽목은 한여름을 제외하고 어느 때고 실시한다. 삽목시에는 잎을 8개 정도 붙여서 모래와 펄라이트 1 : 1, 펄라이트와 버미큘라이트 1 : 1 또는 모래 배지에서 발근이 잘된다(박과 박, 2001).

겨울을 넘길 때는 지상부가 전부 얼게 되므로 땅속의 뿌리 부분과 새로운 땅속의 포복지가 얼지 않도록 볏짚이나 낙엽 등을 덮어 보호한다.

포기나누기를 실시한 직후에 봄 일찍 해동과 더불어 충분한 퇴비를 주는 것이 필요하다.

〔수확 · 저장〕

첫 해는 7~8월에 수확할 수 있으나 2년째부터는 5~9월에 수확할 수 있다. 잎은 시들해지는 늦여름에 수확한다. 초여름이 되면 꽃이 피는데 꽃이 핀 후 잎은 굳어져서 식용이 다소 곤란하다. 그러나 꽃이 피기 바로 직전에 식물체 자체가 높은 에센셜오일 함량을 가지고 있으므로 건조를 위해서는 이 시기에 베어서 말린다. 그러나 건조할 경우 오

렌지향이 급속하게 증발해버려 독특한 향은 많이 감소한다. 말린 후에는 갈색병에 넣어 어두운 곳에서 보관한다. 잎은 건조용 상자(Drying trays)를 이용하거나 줄기를 거꾸로 매달아서 건조시킨다. 여름 내내 신선한 꽃이나 잎 등은 따낸다.

〔이　용〕

이른봄부터 가을에 걸쳐 어린잎을 포함한 연약한 줄기를 잘라서 이용한다. 왜냐하면 비교적 오래된 잎은 쓴맛이 강하고 굳어서 이용하기 곤란하기 때문이다.

레몬밤의 잎은 모든 요리에 가늘고 작게 절단한 후 약간씩 넣어서 이용할 수 있다. 특히 토마토나 상추 샐러드, 수프, 소스, 식초 등에 넣어서 먹으면 좋다. 주의할 것은 레몬밤을 넣어 끓여서는 맛과 향을 잃어버리므로 끓는 요리에는 사용하지 말아야 한다. 차로 마실 경우에는 끓인 물을 다소 식힌 후 잎은 넣고 5~10분이 지나면 꺼내고 이용한다.

가정 의학적으로는 신경 안정, 숙면, 위, 간과 담의 통증 완화에 효과가 있다.

〔처　방〕

레몬밤차는 자른 잎 2스푼을 1/4ℓ 끓인 물에 넣고 10분간 우려낸 다음 이것을 매일 3~4잔 씩 마신다.

팅크제(Tincture)는 알코올로 에센셜오일을 우려내서 물에 타 먹는 것을 말하는데, 20 g의 말려서 잘게 자른 잎을 80 ㎖ 알코올(70%)에 10일간 우려낸 다음 걸러서 이것을 하루에 2~3번씩 10~20방울을 차에 넣어 먹는다.

입욕법은 50~60 g의 건조 잎을 1ℓ 물에 넣고 10분간 끓인 다음 이것을 욕조에 넣고 목욕한다.

2.9 레몬버베나(Lemon verbena)

학　명 : *Aloysia triphylla*　　**영　명** : Lemon verbena

과　명 : Verbenaceae　　**기타명** :

〔재배 역사〕

아메리카 인디안들이 이용한 것으로 추정되며 유럽에는 스페인 군대에 의해 전파되었다. 기록상으로는 스페인의 Charles Ⅳ세의 부인인 Maria Louisa에 의해 소개된 것으로 되어있다. 그래서 Aloysia라는 학명은 그녀의 서훈에서 따온 것이라 한다. 그 이후 유럽과 아시아에 전파되었다.

〔식물학적 특징〕

미국 남부와 서부의 온난성 정원에 일년생 허브나 추운 지방의 실내외 식물로 쓰인다. 온난한 겨울 지방에서 자란 낙엽형 목본성이거나 반상록성 덤불로 키가 1.2 m이며 열대에서는 4.5 m까지 자란다. −1.1℃에서도 월동이 가능하다. 줄기에 흙을 20 cm 이상 덮어두면 기온이 −12∼−9℃에도 월동이 가능하다. 실외에서는 실내에 비해 전체적으로 작고 가늘고 길게 자라며, 전정을 통해 작은 나무로 성형할 수 있다. 잎은 8∼10 cm 길이로 좁고 레몬향이 강하다. 꽃은 작은 하얀색의 꽃이 늦여름에 피며, 종자는 작고 갈색이다. 원산지는 미국의 중부와 남부이다.

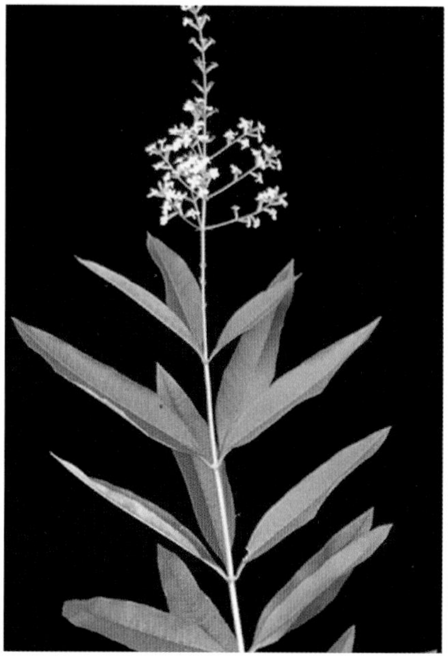

그림 34. 레몬버베나

〔재　　배〕

종자번식은 봄에 파종하여 가꿀 수 있으나, 생육속도가 느려 주로 봄에 분주로 번식하지만 삽목이나 접목도 가능하다. 재식거리는 1 m 간격으로 한다. 수령이 높아지면 그 불규칙한 모양이 관상용으로 취급된다.

온대지방에서는 호광성이므로 양지바르고 배수가 잘되는 pH 6.5 정도의 토양이 좋다. 물이 부족하면 낙엽이 지기 쉽다. 한대지방에서는 월동의 문제가 있어 이동이 가능한 용기에 재배하여 실내에서 월동시킨다. 월동시에는 온도가 너무 내려가지 않게 온실에서 보온한다.

〔수확 · 저장〕

잎에서 추출한 향유는 개화 직전이 최고질에 달하지만 전 생육기에 골고루 강한 향을 풍긴다. 잎은 수확해서 음지에 말린 다음에 병이나 비닐에 포장하여 저온에 저장하거나, 건조한 채로 두거나 식초 등에 넣어서 가공에 이용한다.

〔이　　용〕

잎은 건조시키면 2∼3년간 레몬향을 가지므로 포푸리에 좋다. 연한 잎은 차로 이용한다. 잎을 생선이나 가금류 요리에 넣어 요리하나 잎을 먹지는 않는다. 정원용 허브 중 가장 방향성이 뛰어난 것 중의 하나로 차, 과일 샐러드, 젤리, 잼 등에 훌륭한 첨가물이다. 가루로 만든 건조한 잎은 당근, 바나나, 또는 쥬키니를 이용한 빵을 만들 때 일부 첨가시

킨다. 또 장식용으로도 쓰이며, 향유는 향수와 화장품의 원료이다.

〔처 방〕

레몬 버베나는 대중적으로 위와 장의 강장제로 이용되며, 그 외 해열, 진정제로도 이용된다.

2.10 로즈매리(Rosemary)

학 명 : *Rosmarinus officinalis* **영 명** : Rosemary

과 명 : Labiatae(꿀풀과) **기타명** : 迷迭香(中)

〔재배 역사〕

로즈매리의 원산지는 지중해 연안이며 남프랑스에서는 바위틈에서 자생하고 있다. 로즈매리는 식물 전체에서 향기를 내는데 고대로부터 유대인, 그리스인, 이집트인과 로마인에게 성스러운 식물로 간주되어 왔다.

북유럽의 전래는 로마인들에 의해 이루어졌으며 유럽에서 북미와 아시아로 전해진 것으로 여겨진다.

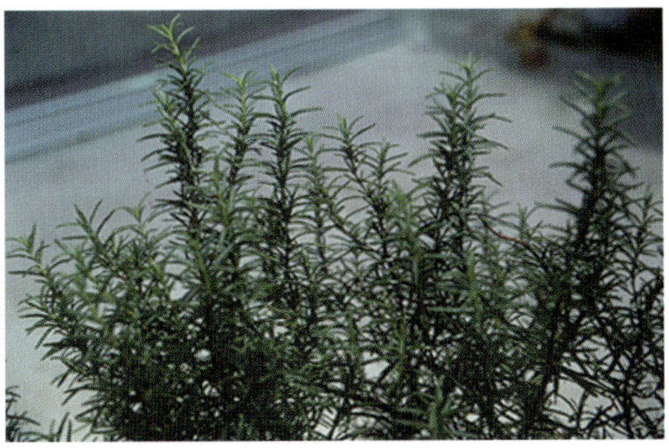

1. 직립형

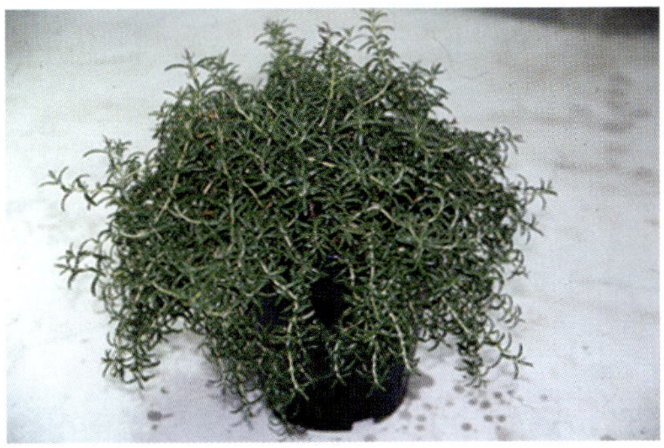

2. 포복형

그림 35. 로즈매리

현재는 유럽대륙 이외에 미국, 영국 그리고 멕시코에서 주로 재배되며 국내에는 그 도입이 확실하지 않다.

학명의 Rosmarinus는 라틴어의 'ros marinus'의 합성어로 이것은 '바다의 이슬'이라는 뜻으로 자생지의 해변가에서 독특한 향기를 발하는 의미에서 연유된 것으로 믿어진다.

〔식물학적 특성〕

로즈매리는 꿀풀과에 속하는 다년생식물로서 자생지에서는 식물의 크기가 2m까지 자라는 관목성으로 일반적인 크기는 50~150cm에 달한다. 줄기는 사각인데 굉장히 잔가지를 많이 형성하며 잎은 길이 1.5~3.5cm, 폭 1.5~3.5mm로서 가늘고 길다. 잎은 윗면은 번들거리는 암록색이고 뒷면은 회색의 솜털이 많다.

보통 온난지에서는 3월부터, 그렇지 않은 곳에서는 5월부터 7월에 걸쳐 연한 하늘색 또는 연한 분홍빛의 꽃이 피는데, 종류에 따라서는 하얗게 피는 것도 있다. 종자는 작고 가을에 형성되는데 1g에 750~1,350립이며 발아온도는 20~30℃의 변온이 좋다. 식물 전체에서 아주 강한 향기를 내는데, 대체로 소나무나 향나무향이 섞인 듯하다. 잎에는 약 2.5%의 에센셜오일이 함유되어 있는데 주성분은 cineole(27~30%), bornyl acetate (2~7%)와 borneole(16~20%) 그리고 camphor(10%)이다.

로즈매리는 민간요법으로 흥분제, 혈액순환촉진제, 강장제로 많이 사용되고 있다.

〔품　　종〕

로즈매리속(屬)에는 한 가지 종류(*Rosmarinus officinalis*)밖에 없으며 세계적으로 어떤 품종이 특별하게 보고된 바는 없고 지역에 따라 지역명을 앞에 붙여 사용하기도 한다.

① **'Albus'** : 하얀꽃

② **'Collingwood Ingram'** : 우아하게 줄기가 휘어져 자라며 키는 60~90cm이며 폭은 1.2m까지 퍼지므로 높은 둑의 정원에 잘 어울리는 품종이다.

③ **'Lockwood de Forest'** : 키는 45~60cm 정도이며 밝은 녹색잎을 갖고, 어두운 푸른색 꽃을 피운다. 벽면에 드리우거나 지피용으로 좋다.

④ **'Prostratus' or 'Drawf rosemary'** : 키는 60cm, 폭은 1.8~2.4m로서 정원 피복용이나 hanging basket으로 사용해도 좋다.

⑤ **'Tuscan Blue'** : 직립성이며 키는 1.8m 정도로 어둡고 푸른 보라색 꽃을 피운다.

〔재　　배〕

일반적으로 햇빛이 잘 들고 배수가 잘 되는 사양토에서 생육이 잘 되는데 유기물이 많으면 보다 좋은 생육을 할 수 있다. 비교적 원산지의 기후와 비슷한 우리나라의 남해안 지역에서는 노지에서 월동이 되나 내한성이 약해서 중부지역 이북에서는 화분에 심어서 실내에서 월동을 시켜야 한다. 중부 노지에서는 볏짚을 덮고 비닐을 덮어서 월동시킨다. 실내 월동에서 10℃ 정도 온도면 알맞으며 겨울에는 실내에서 선인장처럼 비교적 건조하게 관리하는 것이 바람직하다. 그러나 과도한 건조는 오히려 잎의 황화(黃化)를 가져와 결국 낙엽이 된다.

번식은 종자번식이나 삽목을 실시한다. 보통 이식을 싫어하므로 가정에서 화분에 재배하려면 종자를 직파하는 것이 좋다. 파종 후 3~4개월에 실내, 또는 5월에 노지에 실시하는데 7~10일이면 발아하나 적온이 아니면 4주 가량도 걸리므로 이 기간 건조하지 않게 잘 보관해야 한다. 봄에 온실 내에는 3월에 파종하여 5월에 재식거리 50×30 cm로 심는다. 필요 종자량은 100 m^2당 5~10 g이다.

삽목번식은 늦봄이나 초여름에 새로 자란 가지를 약 7.5 cm 길이로 잘라서 직경 9 cm 되는 화분에 꽂고 비닐로 싸서 뿌리가 내릴 때까지 잘 관리하거나, 냉상에 많이 삽목하여 터널을 만들어 너무 고온이 되지 않게 차광 관리하면 발근한다. 어느 때고 최저온도는 15℃ 이하가 되지 않게 관리하는 것이 중요하다. 앞서 언급했듯이 이식이 잘 되지 않으므로 가능하면 정식할 장소에 삽목 또는 파종하거나 아니면 포트에 삽목하여 옮겨 심는 것이 좋다.

심을 때는 울타리식으로 심거나 아니면 몇 그루씩 일정한 거리를 두고 심는데 보통 38~40 cm 간격으로 심는다.

한 가지 재배상 알아둘 점은 잎이나 새순을 모두 수확해버려 1년 이상된 가지만 남는다면 새로운 순이 다음해에 나오지 않으므로 알맞게 채취해서 항상 목화(木化)가 심히 되지 않은 1년생 순을 남겨두는 것이 좋다.

대단위 재배에서는 처음 장소를 선택할 때 월동을 고려하기 때문에 별 문제가 없으나, 가정에서는 1~2개 식물을 앞서 언급했듯이 실내에서 월동시키고 노지식물은 잘 보온시켜 주는 것도 한 가지 방법이다.

관수는 육묘기에 유의하고 한번 착근이 되어 성목이 되면 별로 신경을 쓰지 않아도 되며 우리나라의 경우는 오히려 장마시 충분한 배수가 필요하다.

시비는 충분한 퇴비를 가을이나 이른봄에 실시하며, 초여름에 1회 정도 추비를 실시하면 잘 자라게 된다. 보통 8월 이후는 다소 건조하게 관리하는 것이 향이 많은 좋은 잎을 수확할 수 있다. 여름철에 과다한 시비는 오히려 웃자라서 월동력이 떨어지는 점을 명심해야 한다.

〔수확 · 저장〕

일년 중 아무때나 잎을 수확할 수 있지만 로즈매리향을 얻기 위해서는 주로 꽃피기 직전인 가을에 실시한다.

수확의 강도, 즉 잎줄기를 자르는 정도는 식물의 크기에 따라 조절하는데, 왜냐하면 1년생 가지의 너무 과도한 절단은 다음해의 생육에 지장이 있기 때문이다.

잎은 보통 실내에서 말리는데 35℃ 이상에서 건조하면 향기가 몹시 떨어진다. 수확물

은 신선한 상태나, 건조, 동결로 쉽게 보관된다.

〔이 용〕

로즈매리는 줄기의 끝 또는 잎을 이용할 수 있다. 말린 잎은 닭요리(냄새를 가시게 함), 토마토수프, 양고기, 돼지고기볶음 등에 이용하고 소스를 만드는 데 중요하며, 특히 이탈리아 요리에서는 필수적이다.

건조 잎의 주성분은 표 11과 같다.

허브버터(Herbal butter), 빵, 식초, 잼 또는 돼지고기나 송아지의 장기간 보관처리에 이용. 기름은 화장품 방향제로 이용되고 잎과 꽃은 향주머니, 향단지 등에 이용된다.

가정에서는 잎을 차로 이용하기도 한다.

표 11. 대략적인 로즈매리 잎의 구성분(100 g 가식부)

성 분	함 량	성 분	함 량
물	9.3g	Mg	220mg
에 너 지	331㎉	P	70mg
단 백 질	4.9g	K	955mg
지 방	15.2g	Na	50mg
총탄수화물	64.1g	Zn	3mg
섬 유 소	17.7g	아스코르빈산	61mg
회 분	6.5g	나이아신	1mg
Ca	1,280mg	비타민 A	3,128I.U.
Fe	29mg		

(Farrell, 1985)

〔처 방〕

로즈매리는 위액생성, 담즙생성, 이뇨작용이 있으며, 특히 신경계와 혈액 순환을 돕는다. 그 외 치유 곤란한 상처나 류머티즘, 혈액순환, 신경계 문제, 우울증, 저혈압증에 효과가 있다.

차로서는 1티스푼의 잘게 자른 잎을 끓는 물에 10분간 우려내어 식사 후에 1일 2~3회 씩 마신다.

와인은 50 g의 잘게 자른 건조 잎을 10~20일간 와인에 넣고 추출하거나, 150 g의 신선한 잎을 1 ℓ 와인에 10일간 우려낸 다음 매일 2~3잔 마신다.

목욕할 때는 1주먹의 마른 잎을 2 ℓ 의 물에 넣고 끓여서 목욕물에 넣고 목욕한다.

외적으로 바를 때는 1주먹의 건조 잎을 1 ℓ 의 끓는 물에 10분간 우려낸 후 식혀서 사용한다.

2.11 루(Rue)

학 명 : *Ruta graveolens* **영 명 :** Rue, Garden Rue

과 명 : Rutaceae **기타명 :** 芸香(中)

〔재배 역사〕

레오나르도 다빈치와 미켈란젤로가 그들의 예술세계의 영감을 '루'라는 식물로부터 얻었다고 극찬할 정도의 허브식물이다. 로마 카톨릭 교회의 성직자들은 루 줄기로 성수의 살수기로 이용했으며 일반적으로 학명의 Ruta라는 의미는 '그리스에서 해방'이라는 의미와, 또한 '많은 질병, 열, 뱀에 물리는 것, 전염병으로부터 인간이 해방된다'라는 뜻으로도 언급되어진다.

루는 마구간, 가정 내에 매달아 놓음으로써 파리, 집곤충을 쫓아 버린다고도 한다.

중국에서는 독극물이나 말라리아의 해독제로 이용한다. 그리스에서는 정원에서 잘 자라는 루를 얻는 비밀은 이웃집에서 훔쳐야만 잘 자란다고 믿고 있다.

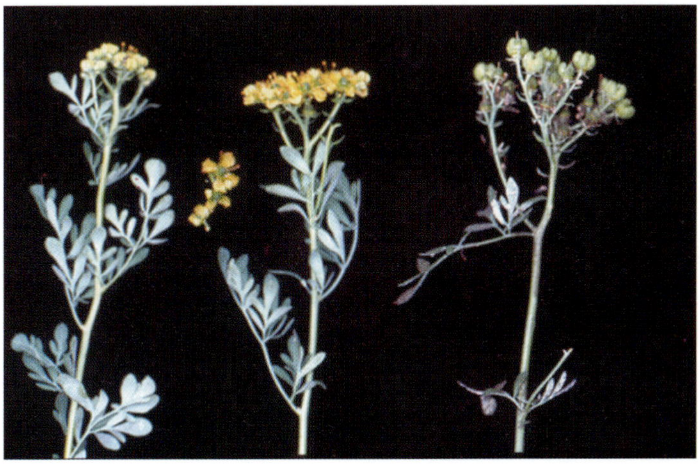

그림 36. 루(꽃과 열매)

〔식물학적 특징〕

영년생 작물로 반상록성인 루는 지중해가 원산으로 키는 90 cm 정도이며 기부에서 분지나 목질화가 이루어진다. 얇고 은은한 잎은 식물 전체를 드리우며 덤불같이 된다. 밝은 노란꽃은 여름 중반에서 가을까지 피며 꼬투리를 만들어낸다. 보다 푸른 잎을 가진

다른 품종들은 루와 똑같이 정원에서 눈에 잘 띠며 'Blue Bound'는 회색의 푸른 잎과 일반적인 루와는 달리 치밀하게 자란다.

'Jackman's Blue'는 가장 푸른 잎을 가지고 'Variegated'는 녹색과 하얀 크림색의 얼룩진 잎을 갖는다.

〔재　　배〕

루는 보통 햇빛을 좋아하며 배수가 잘되는 약산성 토양이 적합하다. 번식은 다 자란 식물을 봄에 분주하거나 늦여름에 삽목한다. 씨를 뿌리면 더디게 발아한다. 재식거리는 45 cm 간격으로 하며 추운 곳에서는 얼지 않게 식물을 보호해야 한다. 화분에 심으면 실내식물로서 가능하다.

〔수확 · 저장〕

여름 동안 꽃의 배열상태를 통해 가지를 수확하고 그늘진 곳에 상부가 아래로 향하도록 송이를 매달아 둔다. 식물상태에서 종자 꼬투리를 건조시킨다. 다만, 종자가 터지기 전에 수확해야 한다.

〔이　　용〕

정원에 울타리용으로 쓰인다. 종자는 러비지 또는 박하에 첨가시켜 조류를 요리하기 전에 담그는 마리네이드(Marinade)로 사용한다. 루는 함부로 사용하지 말아야 하며, 많은 양을 섭취시 독성이 있고 특히 임산부에게는 위험이 따른다.

아주 작은 양의 잎을 이용하여 치즈, 달걀 또는 고기요리에 사향냄새가 나게 한다.

푸른 잎과 줄기는 꽃꽂이 재료로 훌륭하며, 건조한 종자 꼬투리도 데코레이션 재료로 많이 사용된다. 뿌리로부터는 장미 빛의 붉은 염료를 얻을 수 있다.

〔처　　방〕

의학적으로는 차에 약간 넣으면 입맛을 돋우며 월경촉진, 담즙촉진제로 쓰인다.

차로는 개화기에 수확하여 말린 잎줄기 1∼2스푼을 1/4ℓ의 물에 넣어 15분간 우려낸다. 이것을 매일 1잔씩 마신다.

주의할 점은 많이 먹으면 어지러움증이 나타날 수 있으므로 적정량을 쓰고 임산부는 사용하면 안 된다. 신선한 가지는 소주에 넣어서 추출하여 먹기도 한다.

2.12 마　늘(Garlic)

학　명 : *Allium sativum*　　**영　명 :** Garlic
과　명 : Liliaceae(백합과)　　**기타명 :** 蒜(中)

〔재배 역사〕

마늘은 현재 세계에서 가장 많이 생산되는 허브로서 예수가 태어나기 이전, 여러 세기 전부터 알려져 왔다. 인간의 타락 후 사탄이 에덴동산을 떠났을 때, 양파가 그의 오른쪽 발자국에서 자라났고 마늘은 그의 왼쪽에서 자라났다고 전설로 전해지고 있다.

이스라엘 사람들은 마늘을 야생상태로 먹었다는 기록이 있고, 이집트의 피라미드 건설 노예들은 마늘을 먹지 못하게 하였을 때 파업을 일으켰다고 한다. 또한 로마의 운동선수들은 강해지기 위해 마늘을 먹었고 군인들은 격렬함을 얻기 위해 먹었다고 한다. 마늘은 만병통치약으로서 허브의 대명사로 알려져 왔다. Pliny는 61가지 병들의 치료나 예방을 위해 마늘을 추천했다.

오늘날 유럽에서는 마늘 주스가 감기, 기침, 목 종기의 민간요법으로 선호되고 있고, 최근 마늘이 항암효과가 있다고 알려지면서 마늘 냄새를 싫어하는 유럽사람도 많이 먹고 있다.

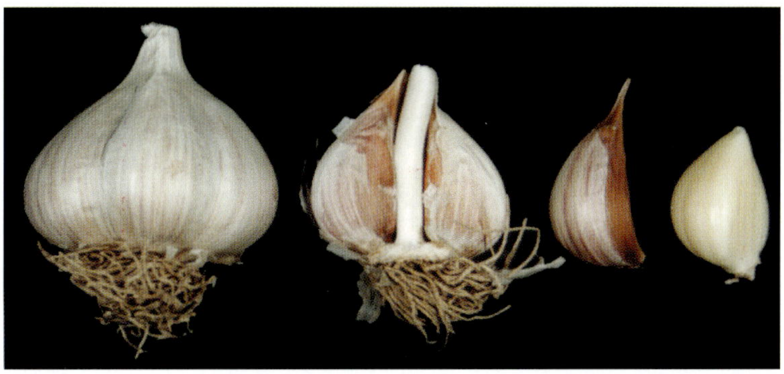

그림 37. 마　늘(6쪽 마늘)

〔식물학적 특징〕

마늘은 다년생으로 구경은 하얀 종이처럼 얇은 껍질에 의해 서로 나누어진 인경(Cloves)으로 구성되어 있다. 평평하고 회녹색이며 40～60 cm 높이까지 자란다. 둥근 꽃은 여름 중반에 줄기 위에 피며 나중에 소구경을 형성한다.

〔품종 및 재배〕

마늘은 으깨어지기 전에 특별한 향기가 없으나 으깰 경우에 효소의 작용에 의해 알리

신(Allicin ; $C_3H_5-S-S-C_3H_5$)을 형성시켜 독특한 향기를 낸다. 즉 알리신은 ally sulfide가 파괴되면서 나타난다. Rocombole 또는 Bavarian garlic인 *A. scorodoprasum*은 이집트 양파와 유사하게 생장부의 최고점에서 새로운 식물들을 만든다.

Elephant garlic인 *A. ampeloprasum*은 훨씬 더 부드러운 큰 구경을 만든다.

Society garlic인 *Tulbaghia violacea*는 진짜 마늘은 아니며, 평평하고 얇은 잎들은 보라색, 녹색, 흰색으로 알록달록하다. 30～45 cm까지 자라고, 약초 정원에 아름다운 화단을 만든다. 수프나 샐러드에 이용된다.

우리나라에서는 8쪽 마늘인 난지형은 이른봄에, 6쪽 마늘인 한지형은 초가을에 심는다. 마늘은 깊이 5 cm로 심으며, 재식간격 20 cm 이상을 유지해야 한다. 사질이고 비옥하며 촉촉한 토양이 선호된다.

Elephant garlic은 30 cm 간격을 띄워서 심어야 한다. 잡초를 없애고 구경 주위의 땅을 정기적으로 갈아엎어 주어야 한다.

〔수확 · 저장〕

어린 마늘을 수확해서 풋마늘로 사용하거나 절단 후 건조채소로 사용할 수 있다. 구경을 이용시는 늦은 여름 지상부가 죽었을 때 구경을 수확한다. 말린 마늘의 줄기를 묶어서 다발로 저장한다. 마늘은 서서히 건조되어야 오랫동안 저장할 수 있다.

대체로 한지형(6쪽 마늘) 마늘의 저장성이 높기 때문에 다음해 봄까지 저장을 위해서는 반드시 늦여름에 내륙에서 생산되는 한지형 마늘을 저장해야 한다.

〔이 용〕

마늘의 에센셜오일 함량은 잎, 줄기에는 0.05～0.09%, 인경의 경우 0.1～0.2% 정도로서 신선한 인경에서 추출한다. 에센셜오일의 색은 갈색을 띤 황색이다. 에센셜오일의 60%는 diallyl disulfide이며 20%는 diallyl trisulfide, 6%는 allyl propyl disulfide이고, 그 외 소량의 diethyl disulfide, alliin, allicin 등이 들어있다. 마늘의 향은 대체로 diallyl disulfide가 주종을 이룬다. 마늘의 기름은 건조시킨 마늘보다 200배 그리고 신선한 마늘 향기보다 900배 정도 강하다. 세계적으로 유통되는 마늘기름은 5, 10% 함량 수준이 대부분이며 채소류와 같이 혼합해서 판매한다. 빵에는 100 ppm, 수프에는 400 ppm 정도 넣는다.

어떤 요리사들은 사용 전에 올리브유 항아리에 껍질 벗긴 마늘을 넣어둔다. 그러나 마늘은 항상 구경이 신선할 때 가장 많이 사용된다.

우리나라와는 달리 외국에서는 마늘가루(Garlic powder)를 조미료로 많이 이용하는데, 마늘가루의 주성분은 표 12와 같다. 미국에서 판매되는 마늘가루는 수분이 6.5% 이

하 산에 녹지 않는 회분이 0.02% 그리고 뜨거운 물에 녹지 않은 고형성분이 무게의 10%는 되어야 한다고 명시되어 있다.

마늘가루에는 많은 단백질이 들어 있으며, 그 외 무기염류도 상당히 많이 포함되어 있다. 그러나 마늘 가루는 대체로 독특한 향기가 나는 것이 흠이다.

표 12. 대략적인 마늘가루의 구성분(100 g 가식부)

성　분	함　량	성　분	함　량
물	6.5g	Ca	80mg
에 너 지	332㎉	Fe	3mg
단 백 질	16.8g	Mg	58mg
지　방	0.8g	P	417mg
총탄수화물	72.2g	K	1,101mg
섬 유 소	1.9g	Na	26mg
회　분	3.3g	Zn	3mg

(Farrell, 1985)

〔처　방〕

마늘은 자연사한 세포활력의 재생에 효과가 있다고 한다. 많은 연구를 통해서 마늘의 항암작용이 밝혀졌다. 중국의 조사에 의하면 마늘을 먹지 않는 지역은 먹는 지역 보다 1,000배 정도 위암이 많다고 한다. 마늘 오일 캡슐은 건조한 마늘가루보다 효과가 높다. 마늘을 이용한 서양식 처방은 다음과 같다. 마늘 우유는 3～4쪽의 마늘을 잘게 부수어 1/4ℓ의 끓은 우유에 넣고 추출시킨 후에 하루에 여러 번 마신다. 팅크제(Tincture)는 25 g 정도의 잘게 썰은 마늘쪽을 10일간 100 ㎖ 알코올(70%)에 추출시킨 다음 20～25 방울을 2～3번씩 차에 넣어 마신다. 마늘을 하루에 3쪽씩 먹으면 건강한 생활을 할 수 있다. 냄새가 싫으면 캡슐로 먹는다.

2.13 마 죠 람(Marjoram)

학　명 : *Origanum hortensis*
Origanum majorana

영　명 : Marjoram
Sweet majoram

과　명 : Labiatae(꿀풀과)

기타명 : 花薄荷(中)

〔재배 역사〕

마죠람의 원산지는 지중해 연안인데 유럽, 북아프리카 그리고 서아시아 지역에 분포되

어 있다. 야생종(*Origanum vulgare*)은 오레가노라고 부르며 재배종과 함께 약용, 방향유 채취, 향신료 또는 관상용으로 사용된다.

속명인 *Origanum*은 Hippocrates(B.C. 460-377)가 사용하던 옛날이름에서 유래한 것으로서 어원은 origanon으로 그리스어인 ros(山)와 ganos(즐거움)라는 뜻의 복합어이다. 이는 마죠람이 산허리에 아름답게 장식된 것을 상징하거나 또는 그런 지역의 이름에서 유래된 것 같다.

제 1차 대전 후에 에센셜오일을 채취할 목적으로 인도에서는 광범위하게 재배하였으며, 우리나라는 언제부터 수입, 재배했는지 기록이 없고 단지 허브 취미가들이 수입하여 일부 재배되고 있다.

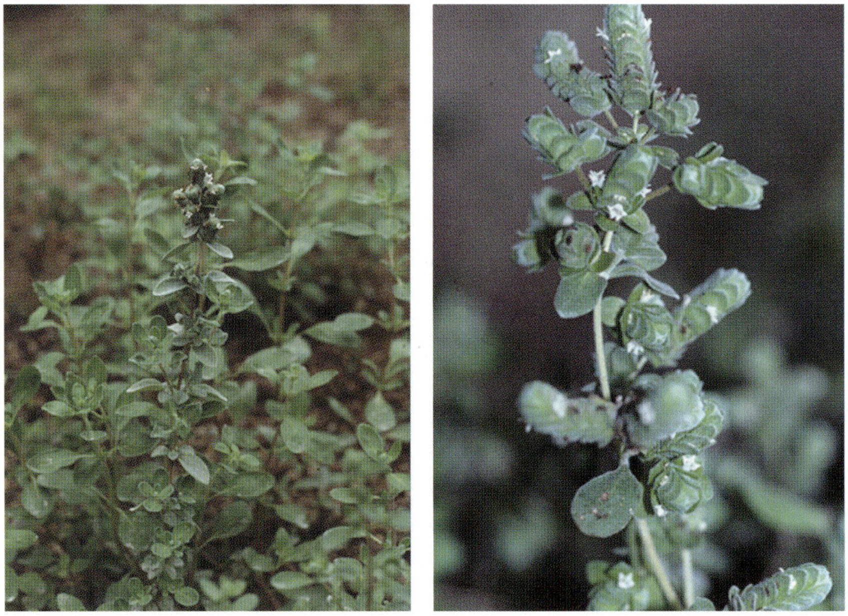

a. 개화기의 마죠람　　b. 꽃

그림 38. 마 죠 람

〔식물학적 특징〕

따뜻한 지역에서는 다년생이나 우리나라에서는 1년생으로 식물의 크기는 30~40 cm로써 잎은 달걀모양으로 작고 회색의 작은 털이 난다. 대체로 식물체에서 잎이 차지하는 부분은 46~52%인데 60% 이상 상승시키려는 것이 육종적 목적이다. 꽃은 매우 작고 6월에서 8월에 걸쳐 피는데 색깔은 흰색 또는 옅은 장미빛을 띤다. 꽃은 작고 둥근 꽃봉오리 3~5개가 군생한다.

종자는 작고 둥글며 담갈색을 띠는데 길이는 0.75~1.0 mm이며 폭 0.75 mm, 두께

0.5 mm이다. 종자 1 ℓ 의 무게는 560～610 g이며, 1g의 종자수는 4,500～6,000립이다. 천립중은 0.14～0.2～0.4 g이며, 발아시험은 21～28일 걸리므로 발아가 늦다. 발아시의 온도는 20℃(16시간)～30℃(8시간)로 변온을 제공해주던가 20℃로 일정하게 유지시킨다.

종자는 광발아종자로서 발아력은 2～3년간 유지한다.

개화 중의 생초나 또는 건조한 것을 수증기로 증류하여 에센셜오일을 얻는데 생초에서는 0.3～0.4% 그리고 건초에서는 0.7～3.5%의 에센셜오일을 얻는다. 주성분은 terpene으로 에센셜오일의 약 40%를 점유한다. 에센셜오일 성분은 개화 후 4일째 최고에 달한다.

〔품　　종〕

마죠람에 속하는 식물은 현재 9개 종이 보고되고 있는데, 우리가 주로 재배하는 종은 *Origanum hortensis*(Sweet marjoram)로서 온대지역에서는 1년생으로 대표종은 'Margeron Gentle'이 있다. 마죠람은 sweet marjoram, garden marjoram, annual marjoram, knotted marjoram 등 4가지 종류가 알려져 있으며, 초장은 60 cm 정도이고 줄기는 붉은색을 띤다. 잎은 2～4 cm 정도이며 조경용으로 사용되거나 향신료로 사용된다. 보통 종자번식하지만 삽수로도 번식 가능하다.

유럽에서 많이 가꾸는 품종에는 잎이 담록 또는 회녹색으로 줄기의 삼분의 일이 목화(木化)하는 Marcelka(체코), 아래 줄기가 목화가 적게 되는 Miraz(폴란드) 그리고 Francia(헝가리)가 있다.

〔재　　배〕

마죠람은 토양 양분이 많고, 통기성이 좋고, 유기물이 많은 땅을 좋아하며 알맞은 토양산도는 pH 5.6～6.4이다. 아울러 비교적 따뜻한 기온을 좋아한다. 재배종 마죠람은 서리에 민감하므로 파종할 때에는 서리의 피해를 입지 않게 온상에 파종한다. 가정에서는 실내에 3월 말쯤 작은 플라스틱 상자에 10 cm 깊이의 고운 흙을 준비해서 뿌린다.

광발아종자이므로 얕게 덮어 주며 발아기간이 길기 때문에 충분히 관수를 하여 땅을 축축하게 해준다.

씨를 뿌리는 양은 100 m^2(30평) 면적에 재배할 경우는 온상조건에서는 약 2～4 g, 노지에 직파할 때는 60 g이 필요하다. 씨는 매우 작기 때문에 직파시는 모래 6 ℓ 에 종자를 1 kg의 비율로 혼합하여 뿌려야 한다. 소규모 정원에서는 화분에 씨를 뿌리면 충분하다.

씨뿌린 후에 싹이 많이 난 곳은 솎아주며, 잘 관리하다가 5월이 되어 서리 걱정이 없으면 정식한다. 정식할 때의 거리는 가정원예에서는 15×10 cm로 하나 대단위 재배에서

는 관리 면 때문에 25～30×15 cm 간격으로 실시한다. 심을 때에는 한 개씩 심지 않고 2～3개씩 한꺼번에 심는다.

만일 3월 중에 씨를 뿌리지 못했을 경우는 5월에 뿌리는데 이 때는 7월쯤 정식을 하게 된다.

관리에서 가장 중요한 것은 중경제초 작업이다. 관수는 노지의 경우, 과습하지 않게 관리해야 하므로 너무 자주 실시할 필요는 없다.

여름이 되면 1차 수확을 하는데 수확을 한 후에 물비료를 적당히 주는 것이 좋다.

병해는 거의 볼 수 없으며, 해충으로는 야도충류가 6월에 발생하는 수가 있는데 메타시스톡스 등을 뿌려서 방제한다.

〔수확・저장〕

첫 번째 수확은 식물의 가지 끝에 작은 봉오리가 보이자마자 실시하는데 대체로 7～8월이 되어서 줄기는 5～10 cm 정도 남기고 자르며 10월경에 다시 한번 수확할 수 있어, 연 2회 수확이 가능하다. 가을에 서리가 오기 전의 수확은 식물체를 뿌리째 뽑아야 한다.

뿌리째 뽑은 마죠람은 뿌리 방향의 줄기를 묶어서 말리는데 100 m^2에 녹식물로는 100 kg 정도, 건조한 식물로는 30 kg 정도 얻을 수 있다. 대체로 대단위 재배시 잎 수량은 ha당 2.2～2.6 ton이다. 이 때 식물체에서 잎의 비율은 61～66%에 해당된다.

〔이 용〕

이용은 어느 때나 가능한데, 잎과 연한 줄기를 함께 잘라서 샐러드, 콩요리, 생선요리 그리고 수프 등에 넣어 이용한다. 잎에는 많은 철분, 칼슘, 비타민 A와 C가 들어있다.

서양에서는 소시지에 건조한 마죠람을 혼합하여 돼지고기 특유의 냄새를 없애는 데 많이 이용한다고 하여 '소시지 조미료식물'이라고도 부른다.

최근에는 우리나라에서 피자 등에 건조한 분말을 많이 이용한다. 일본의 경우, 에센셜 오일을 사용시 음료에는 300 ppm, 빵에는 400 ppm, 소스에는 1,000 ppm까지 사용한다.

공업적으로 비누향, 구취제거제 등에 이용된다.

의학적으로 보면 통증완화, 기침완화, 이뇨작용, 소화촉진의 효과가 있고 외적으로는 통풍과 류머티즘에 사용된다.

〔처 방〕

차를 만들기 위해서는 1～2티스푼의 건조한 잎을 1/4 ℓ 끓인 물에 넣고 5분간 추출시킨 후 1～2잔씩 매일 마신다. 연고제를 위해서는 1티스푼의 마죠람 가루를 1티스푼의 와

인에 넣고 1시간 두었다가 1티스푼의 버터를 넣고 10분간 따뜻한 수조에 넣었다가 여과시켜서 차게 해서 사용한다.

표 13. 스위트 마죠람(Sweet marjoram)의 조성분(100 g 가식부)

성 분	함 량	성 분	함 량
물	7.6g	Mg	346mg
에 너 지	271㎉	P	306mg
단 백 질	12.7g	K	1,552mg
지 방	7.0g	Na	77mg
총탄수화물	60.6g	Zn	4mg
섬 유 소	18.1g	비타민 C	51mg
회 분	12.1g	나이아신	4mg
Ca	1,990mg	비타민 A	8,068I.U.
Fe	83mg		

(Farrell, 1985)

2.14 바 실(Basil)

학 명 : *Ocimum basilicum* **영 명 :** Basil, Common basil

과 명 : Labiatae(꿀풀과) **기타명 :** 羅勒(中)

〔재배 역사〕

바실은 영명(英名)으로 sweet basil 또는 common basil이라 불리는데, 열대 인도지방이 원산지로 알려져 있다. 그러나 현재 아시아 남부지역, 북동아프리카 그리고 북미에 널리 야생화되어 있다. 바실의 이용은 상당히 오래되어 이집트의 피라미드 속에서 그림에 나타나고 있다. 고대 그리스인들은 바실의 독특한 맛과 약리효과에 대해 아주 높이 평가하였으며 유럽에서는 12세기 이후부터 재배가 성행했다고 한다.

바실이라는 이름의 유래는 그리스어의 basileus에서 찾을 수 있는데 이는 그 왕가에서 독특한 향을 갖는 바실을 많이 사용했기 때문이라 한다. 또 다른 설은 라틴어로 basilisca에서 왔다고 하는데 이는 Basilisk(사람을 죽이는 전설상의 무서운 동물)의 독기를 없애는 효과가 있는 상상의 약초의 이름에서 따왔다고 한다. Ocimum은 '향기를 갖는'이라는 뜻의 그리스어 동사에서 유래한다. 유래에서 보았듯이 독특한 향이 나는 바실의 국내 대단위 재배는 아직까지 보고된 바 없으나, 실험적인 재배는 박과 김(1984)에 의해 보고된 바 있다.

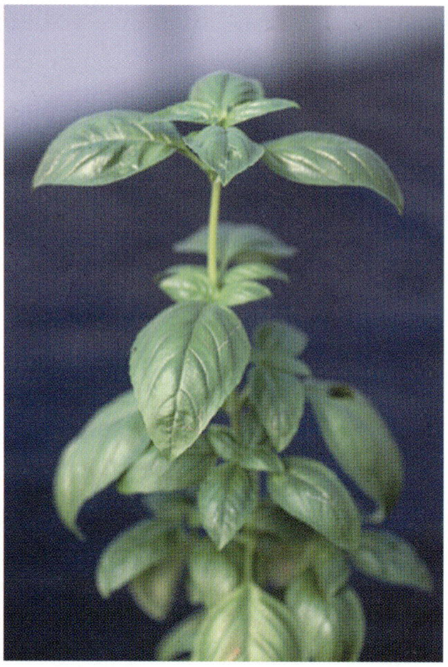

a. 스위트바실

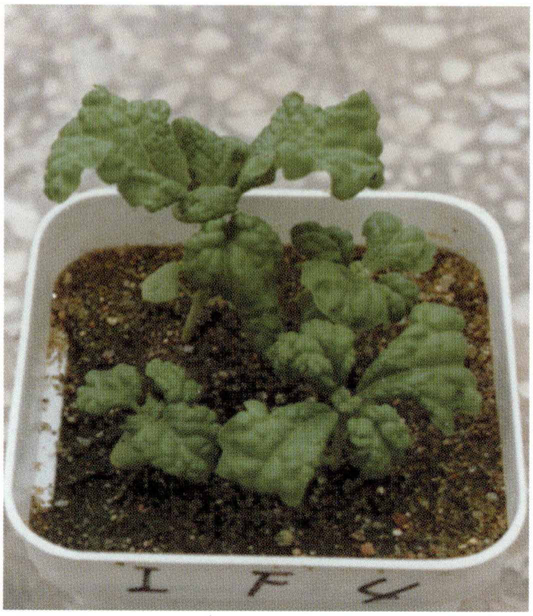

b. 드와프트바실

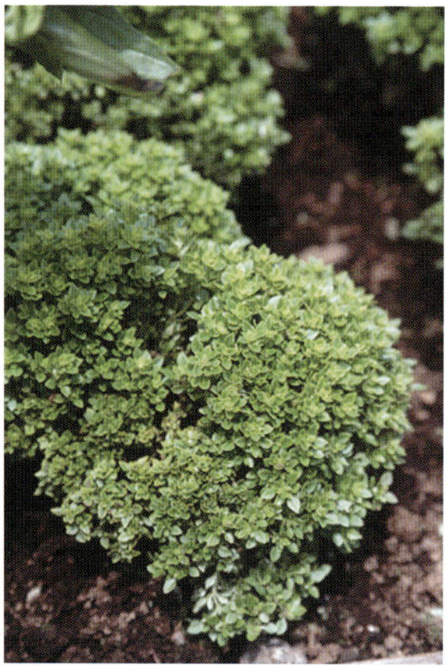

c. 부쉬바실

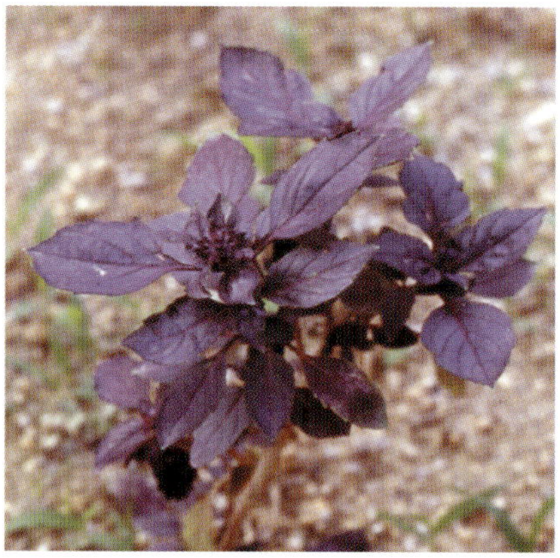

d.퍼플바실

그림 39. 바　　실

〔식물학적 특징〕

바실은 꿀풀과(Labiatae)에 속하는 식물로, 크기는 60～70 cm인 1년생 식물로서 식물 전체에서 짙은 향기를 풍긴다. 줄기는 둔한 사각형으로 들깨줄기와 유사하게 생겼으

며 아래줄기는 목질화(木質化)하며 녹색 또는 자색을 띤다. 잎은 대생으로 달걀 모양이며 길이는 2.5~7.5 cm이고 폭은 2~3 cm로서 잎가장자리는 둔한 거치(鋸齒)를 갖고 긴 엽병(葉柄) 끝에 달린다. 잎의 뒷면에는 회녹색 또는 어두운 색의 유포(油胞)가 점점이 있어 에센셜오일(精油)를 포함하고 있다.

꽃은 들깨처럼 줄기 위쪽에 피는데 화서(花序)는 윤상화서(輪狀花序 ; Verticillaster)로서 6~8개의 꽃이 약간의 간격을 두고 윤생(輪生)으로 생기는데, 꽃색은 흰색 또는 옅은 홍색을 나타낸다. 6~9월에 개화하며 우리나라에서는 씨가 곧잘 생긴다. 꽃은 작고 화관(花冠)은 통상(筒狀)이다. 열매는 소견과(小堅果 ; Nutlet)로서 흑색의 난원형(卵圓形)이다.

종자는 작아서 1 g에 700~1,000립으로 길이는 1.5~2 mm, 너비는 1~1.5 mm, 골의 깊이는 1 mm이다. 종자의 순정률(純正率)은 93%이며 발아율은 60~80%이다. 천립중의 무게는 0.8~1.6 g이며 1 ℓ 의 무게는 580~600 g이다. 종자발아는 보통 14일이 걸리며, 발아시 온도는 최저 20℃, 최고 30℃ 범위에서 변온(變溫)이 바람직하며 광발아종자이다. 보통 좋은 상태로 종자를 보관하면 수명이 4~5년 가는 장명(長命)종자이다.

바실유는 황록색의 액체로서 물에는 녹지 않으나 알코올에는 녹는다. 바실은 0.2~0.45%의 에센셜오일을 포함하고 있는데, 주성분은 methyl chavicol과 linalool이다. 잎을 수증기 증류시키면 약 0.18~0.32%의 에센셜오일을 얻을 수 있다.

〔품 종〕

*Ocimum*속에 속하는 식물은 세계의 온대지방에 50~60종이 널리 분포한다. 그 가운데 바실(Common basil)은 보통 잎의 크기에 따라 4종류로 나누는데 그 각각 종류에 잎의 색에 따라 몇 개의 품종군이 있다(Becker-Dillingen, 1956).

① ***Ocimum basilicum*** **L. var. *minimum*** : 가지가 몹시 밀생하며 작은 잎(小葉種)과 흰꽃을 갖는다. 이들 중 좋은 향을 내는 재배종은 대체로 녹색잎계(Viridis), 바이올렛잎계(Violaceum), 녹색잎이나 오글거리는 잎계(Viridi-crispum), 바이올렛잎이면서 잎이 오글거리는 계통(Violacrispum) 등 4가지가 있다.

② ***Oc. bas.*** **L. var. *maximum*** : 대엽종(大葉種)으로 3계통이 있다. 녹색잎계(Viridis), 바이올렛계(Violaceum) 그리고 아니스향을 내는 계통(Vnisum)이 있다.

③ ***Oc. bas.*** **L. var. *bullatum*** : 잎이 크고 주걱이나 배모양으로 생긴 변종.

④ ***Oc. bas.*** **L. var. *comosum*** : 원추형의 잎을 가진 변종.

소엽종 가운데 향기가 좋은 계통이 주로 재배되고 잎이 아주 작은 것은 화훼용으로 가꾸어지기도 한다.

〔재　배〕

바실은 원산지가 열대지역이므로 호온성(好溫性) 작물이다. 그래서 우리나라의 경우 서리의 위험이 없는 기간만이 재배가 가능하다.

파종은 3～4월에 온상이나 온실 내의 파종상을 이용하며 노지는 5월 초에 뿌린다. 파종시 종자는 얕게 파종하는데, 왜냐하면 바실은 광발아종자이기 때문이다. 정식은 서리의 위험이 없는 5월초에 실시하는데, 심는 간격은 20×20 cm 또는 25×25 cm가 좋다.

보통 1 m^2 파종상에 6～7 g의 종자를 뿌리면 100 m^2(약 30평)에 심을 어린 묘를 얻을 수 있다. 밭에 직파할 경우 동일 면적에 40g의 종자가 필요하다.

바실은 유기물이 많은 사양토가 알맞은데 10 a당 퇴비 2,000～3,000 kg, 질소(N), 인산(P_5O_5), 칼리(K_2O)를 각각 3～5, 6～8, 12～16 kg씩 준다.

재배상 병충해는 큰 문제가 없고 단지 이따금 진딧물이 생기는 경우가 있으므로 방제할 필요가 있다.

가정원예에서는 화분에 심어서 햇빛이 잘 드는 창가에 두어 기를 수 있다. 특히 독특한 향기 때문에 실내재배에 있어 큰 의미를 갖는다. 수경재배를 할 경우에는 상추전용 양액을 이용해서 기를 수 있다.

〔수확・저장〕

수확은 어느 때나 실시할 수 있다. 그러나, 정식 후 약 6주부터 잎을 따며 건조용은 80～90일경 개화직전이 최적의 수확시기이다. 신선도를 유지하는 것이 중요한데, 바실은 톡쏘는 맛을 유지해야 한다. 여름작물은 겨울에 사용을 위해 저장된다. 바실 잎은 잘 건조해서 냉동해야 하며, 가정에서 말리기 위해서는 종이가방 안에 거꾸로 매달아 두며 부서지기 쉬우므로 주의한다. 대량으로 건조할 때는 43℃ 이하에서 인공건조해야 향기성분이 잘 유지된다.

〔이　용〕

어린 잎을 주로 이용한다. 너무 늙은 잎은 향기가 매우 강하고 잎이 거칠게 되므로 어느 정도 자랄 때 이용한다.

바실은 반드시 신선한 잎을 생으로 이용해야 하며 절대 끓여서는 안 된다. 대체로 신선한 잎은 비타민, 칼슘, 철분이 대단히 많다(표 14). 바실은 소회향(Dill)과 달리 건조할 경우 독특한 맛을 잃게 된다.

잘게 자른 바실은 토마토 샐러드에 특히 좋고 토마토 가공품과 너무 잘 어울리는 조미료 식물이다. 그 외 아티쵸크, 브로콜리, 당근, 양배추, 감자, 콩, 시금치, 호박요리 등에도 첨가시켜 먹을 수 있다. 그 이외 각종 채소 샐러드와 고기요리, 소스 등에 넣어 이용

표 14. 신선한 바실 잎의 대략적인 조성분(100 g 가식부)

성 분	함 량	성 분	함 량
물	6.4g	P	490mg
에 너 지	251kcal	K	3,433mg
단 백 질	14.4g	Na	34mg
지 방	4.0g	Zn	6mg
총탄수화물	61.0g	비타민 C	61.2mg
섬 유	17.8g	지 아 민	0.1mg
회 분	14.3g	리보플라빈	0.3mg
Fe	42mg	나이아신	6.9mg
Mg	422mg	비타민 A	9376I.U.

(Farrell, 1985)

한다. 이태리 요리인 스파게티, 피자에는 절대적으로 필요하다. 이외에도 추출된 향은 빵, 푸딩, 아이스크림 등에 다른 향과 혼합하여 사용한다. 또한 화장품 등에도 혼합되기도 한다.

〔처　방〕

약리적 효과를 보면 물을 끓인 후에 잎이나 꽃을 20~40 g 넣고 차처럼 우려내어 그 액을 매일 2~3컵을 마시면 신경안정, 통증완화, 이뇨작용, 위액 분비촉진, 신경통, 호흡곤란, 두통, 가래, 구내염에 효과가 있다.

바실티를 만드는 법을 보면 건조한 바실잎 1~2티스푼을 1/4ℓ의 뜨거운 물에 넣고 10~15분간 우려내어 추출시킨다. 이물을 식사 후에 1잔씩 먹는다.

팅크제를 만드는 법은 20 g의 말린 잎을 80 mℓ 알코올(70%)에 10일 담구어 우려낸 후 작은 수저 절반 가량을 먹는다.

2.15 박　하(Mint)

학　명 : *Mentha* spp.　　**영　명 :** Mint

과　명 : Labiatae(꿀풀과)　　**기타명 :** 香□□菜(中)

〔재배 역사〕

박하는 그 종류가 매우 다양하여 전 세계적으로 약 40여 종이 있다. 이들의 원산지는

유럽의 지중해 또는 서아시아 지역으로 알려져 있으며, 인류에 의해 약 2천 년 전부터 가꾸어 왔다고 한다. 그래서 성서(聖書)에서도 그 재배 기록을 찾아 볼 수 있다.

학명의 *Mentha*는 Theophrastus(B.C. 372-287)가 그리스신화에서 Pluto신의 사랑을 받은 여신인 Mintha의 이름을 따서 붙인 것이라고 한다. 그런 만큼 그리스, 로마인들이 즐겨서 이용했으며, 유럽 전역으로의 전파는 로마인에 의해 이루어졌다. 그 후 북미, 아시아의 열대지역에 전파되어 현재는 세계 각국에서 박하유의 채종을 목적으로, 또는 조미료식물로서 가꾸어지고 있으나 우리나라는 재배면적이 많지 않다.

박하의 채소로서 이용은 우리에게는 생소하나, 유럽의 경우는 박하 잎 또는 박하 새순을 많이 사용하는 편이다.

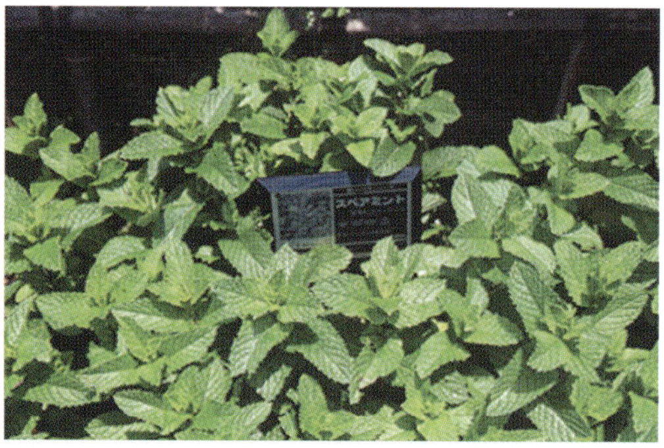

a. 스페어민트

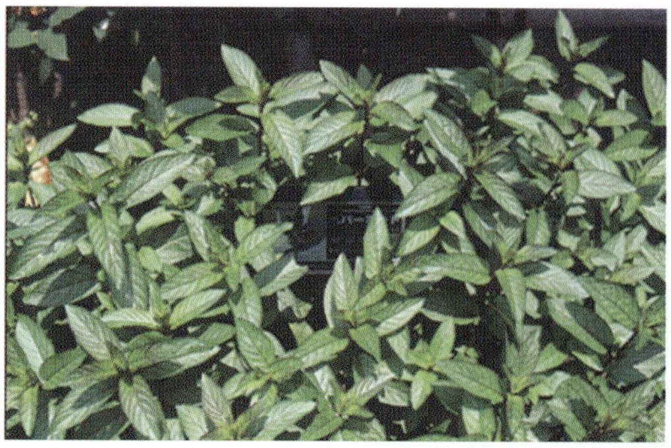

b. 페퍼민트

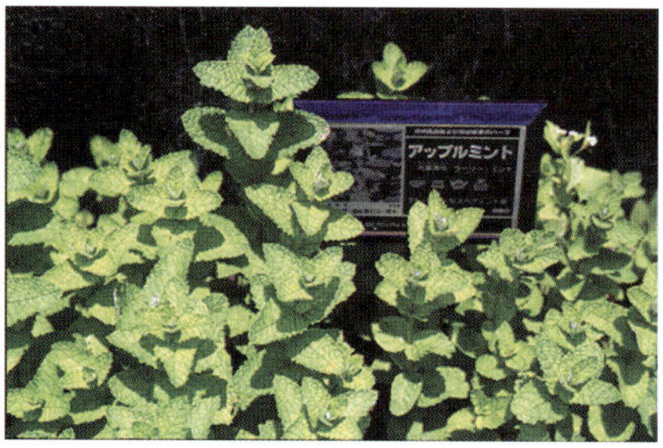

c. 애플민트

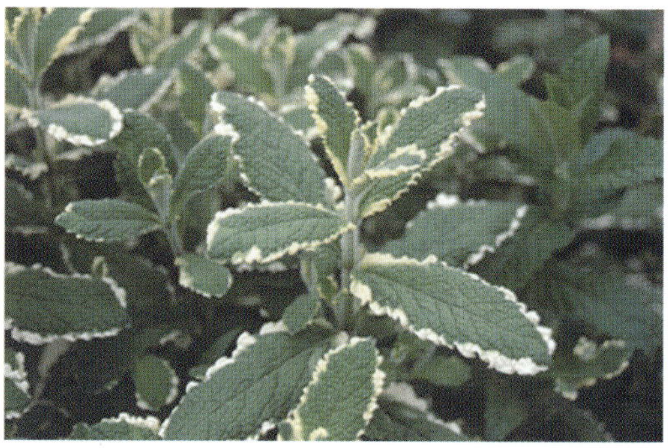

d. 파인애플민트

그림 40. 박　하

〔식물학적 특징〕

박하는 꿀풀과에 속하는 다년생 숙근초(宿根草)이며 식물 전체에서 독특한 박하향기를 낸다.

박하의 기부(基部)는 포복성(匍匐性)이며 보통 줄기는 사각형으로 윗부분은 곧게 자라서 높이가 약 60 cm에 달한다.

잎은 장타원형으로 끝은 뾰족한 편이므로 대생(對生)이며 잎 가장자리는 거치(鋸齒)

가 있다. 잎의 크기는 종류에 따라 다르다.

꽃은 수상화서(穗狀花序)로서 작은 꽃이 계단상(階段狀)으로 돌려나며(輪生), 꽃잎은 4편으로 꽃받침은 5편으로 갈라져 있다. 꽃색은 복숭아빛(桃色)이거나 짙은 보라색으로 개화 후에 둥글고 작은 종자를 맺는데 수정은 보통 개화 후 3일경에 잘 된다고 한다.

종자는 매우 작아 천립중(千粒重)이 0.13 g 밖에 안 된다. 발아하는 데는 20~30℃의 변온이 좋은데, 토양수분은 최대용수량의 80%가 알맞다.

식물전체에서 나는 향기는 박하향으로 다소 쏘는 듯한 맛을 나타낸다. 입으로 씹을 때 시원한 느낌을 주는 것은 멘톨(Mentol)의 작용 때문이다.

박하식물은 쓴맛과 2.5%의 에센셜오일(精油)를 함유하는데 그 주성분은 mentol과 mentone이다. 지금까지 박하는 박하유의 추출로서 중요하다고 생각했으나 의외로 어린 잎줄기는 채소로서 그 가치가 높다. 영양가를 보면 박하의 한 대표적인 종류인 스피아민트(Spearmint)의 경우 생잎에는 수분이 83%, 단백질 4.8%, 지방 0.6%, 섬유 2.0%, 탄수화물 8.0%, 무기물질 1.6% 그리고 100 g당 비타민 A가 2,700 I.U., 비타민 C는 50 mg이다.

〔품 종〕

박하속은 북반구에만도 약 25~40여 종이 있으나 그 종류는 보다 다양하다고 본다. 왜냐하면 박하속은 용이하게 잡종이 생겨 분별이 곤란하기 때문이다. 그래서 여기에서는 스피아민트(spearmint)를 위시한 주요 재배종에 대해서만 언급하기로 한다.

① **Spearmint**(*M. spicata*) : 우리에게 많이 알려져 있는데 60~90 cm 정도로 자라며, 직립성의 붉은 색의 줄기를 갖는다. 잎은 털이 없고 밝은 녹색을 띠며, 꽃은 연한 보라색이다. 요리에 주로 사용되며, 민트 중 향이 가장 좋다.

② **Peppermint**(*M. piperita*) : 초장은 약 90 cm까지 자라고 잎은 2.5~7.5 cm 길이로 밝은 녹색이며 타원형이다. 꽃은 여름 중반과 말기에 피며 연한 보라색이다. 강한 박하향이 시원한 느낌을 준다. 줄기가 검은 종이 향기가 높다.

③ **Field mint or corn mint**(*M. arvensis*) : 똑바로 곧추서서 자라며 키는 60 cm 정도이다. 붉은 색이 감도는 털모양 같은 줄기와 타원형의 잎이 나며 연한 자줏빛의 꽃을 늦여름에 피운다. Spearmint 향이 난다.

④ **Japanese mint**(*M. arvensis piperescens*) : Field mint보다 직립성이고 견고해 보이며 키는 75 cm 정도까지 자란다. 잎은 암록색이며 엽폭이 좁고 뾰족하며, 꽃은 엷은 자주빛이며 소용돌이꼴 모양을 하고 있다.

⑤ **Scotch mint**(*M. gentilis*) : 줄기는 가느다랗고 직립성이며 자줏빛을 띠고 있으

며 키는 60 cm 정도이다. 잎은 타원형이며 암록색이고 잎 가장자리가 톱니 모양이며, 꽃은 엷은 자주빛이다.

⑥ **Golden mint**(*M. gentilis varigata*) : 초장은 30 cm 정도로 낮게 퍼져 자라고 잎은 부드러우며 노란 줄무늬가 엽면에 있으며, 꽃은 연한 자줏빛을 띠고 과일향을 풍긴다.

⑦ **Horsemint or hairy mint**(*M. longifolia*) : 초장은 60~90 cm이고, 잎과 줄기는 연한 회색빛의 털로 덮여 있으며 타원형의 잎을 갖는다. 연한 자줏빛의 꽃은 여름 중반과 말기에 피고 매우 향기롭다.

⑧ **Orange bergamot mint**(*M. piperita ciotrata*) : 줄기는 녹색을 띠며 60 cm 정도의 초장을 갖으며, 잎은 타원형이고 암록색이며 잎 가장자리는 붉은색을 띤다. 자줏빛의 꽃은 여름철 중기와 말기에 피며, 귤과 같은 향을 띤다.

⑨ **Pennyroyal**(*M. pulegium*) : 포복성으로 초장은 15~30 cm 정도이고 줄기는 적색, 잎은 암록색이며 엽장은 2.5 cm 정도이다. 자줏빛이나 적색을 띠는 꽃을 가지며 강한 민트향이 난다. 소스로 쓰이나 다량 섭취하면 toxic하다.

⑩ **Corsican mint**(*M. requienii*) : 포복성이며 초장은 2.5 cm로 매우 작은 식물체이다. 작고, 둥글며 밝은 녹색을 띠는 잎을 갖고 여름 중반에 아주 작은 연한 자줏빛의 꽃이 핀다. Peppermint 향이 난다.

⑪ **Water mint**(*Mentha aquatica*) : 가지가 많고 60 cm 정도까지 자라며 가늘고 긴 머리카락 처럼 불규칙하게 퍼지는 줄기를 갖는다. 잎은 타원형이고 늦여름에 자주색 꽃을 피운다. Peppermint 향이 강하게 난다.

⑫ **Curly mint**(*M. spicata* 'Crispata') : 생육이 빠르며 초장은 60 cm이다. 잎은 넓고 주름이 있으며, 꽃색은 연한 자줏빛으로 강한 박하향을 낸다.

⑬ **Apple or woolly mint**(*M. suaveolens*) : 직립성이며 초장은 60 cm이다. 회녹색의 잎은 길이가 5~10cm이며, 사과향이 나고 불량한 생육조건에서도 잘 자란다.

⑭ **Pineapple mint**(*M. suaveolens* 'Variegata') : Apple mint보다 가늘게 자란다. 초장은 40cm이며 잎은 작고 가장 자리가 흰색이 돈다. 생육 초기에는 파인애플향이 나며, 생육이 진행될수록 민트향으로 변한다.

〔재 배〕

박하는 습기를 충분히 가진 유기질이 많은 토양을 좋아하나 토질을 별로 가리지 않는다. 그러나 배수는 잘 되는 땅이 좋다. 토양산도는 pH 6.5가 알맞다.

번식은 종자로 할 수도 있으나 주로 삽목, 분근(分根), 분묘(分苗)법을 이용한다.

삽목은 최소한 한 마디를 가진 것을 10 cm 정도 길이로 잘라서 묘판에 꽂은 후 충분한 관수와 알맞은 공중습도를 유지시키면 약 2주일이면 발근한다.

분근법은 가을에 수확 후 뿌리를 캐내서 절단하여 바로 심는 방법이며, 분묘법은 월동 전에 박하를 파내서 비옥하고 양지 바른 곳에 심었다가 봄에 싹이 나면 뿌리가 일부 달린 싹을 쪼개서 심는 방법이다. 뽑아서 관리하지 않고 노지에서 직접 월동시킨 후 봄에 새순을 뿌리에 붙여 잘라서 심어도 된다.

심는 시기는 보통 남부는 늦가을에 심어도 되나 그렇지 않을 때에는 주로 봄에 심는데, 거리는 이랑 넓이를 45～60 cm, 포기사이를 10×15 cm로 발근된 묘를 심는다. 가정원예에서는 화분이나 상자에 심고, 채소용으로 사용시는 10×10 cm 정도 간격으로 나무상자나 플라스틱 상자에 심어서 연한 잎줄기를 자주 잘라서 수확한다.

시비는 정식 전에 유기질 비료를 충분히 주며, 가공용은 잎을 기계로 수확한 후 물비료〔液肥〕를 줘야 재생력이 증진된다.

관리상 주의점은 잡초 방제와 가물 때는 충분히 관수하는 것이다. 특히 연한 어린 순을 이용할 경우에는 관수를 많이 실시하여야 너무 진한 박하향이 나지 않아 샐러드로 이용하기 좋다.

〔수확 · 저장〕

여름에 가장 번성할 때 잎과 줄기를 절단하여 다발로 만들어 음지에서 말린 후에 용기에 마른 잎을 담아 보관한다. 말리지 않은 신선한 상태의 잎이 마른 잎에 비해 보다 냄새가 좋아 플라스틱 자루 등에 담아 얼려서 보관하기도 한다. 가공용은 예초기(刈草機)를 이용하여 연간 수회 수확을 한다.

〔이　용〕

채소용은 박하 싹이 약 10～15 cm 자랐을 경우 채취하여 소스에 넣어 이용하거나 양고기 등에 섞어 요리한다. 특히 서양요리에서 뷔페식으로 차릴 경우 음식 주위를 장식하면서 박하를 이용하면 향을 내서 좋다. 그 외 가정에서는 말려서 조미료용, 박하차 등으로 이용한다. 그 외 채소, 가금류, 양, 간, 치즈요리에도 이용할 수 있다.

공업용 박하는 포장에 이른봄에 정식한 후에 6, 8, 10월에 수확하는데 박하의 주성분인 멘톨이 꽃피기 전에 가장 함량이 높으므로 이것을 감안해서 지역에 따라 수확기를 정해야 한다. 공업용 박하는 기름을 짜서 제과나 의약용으로 사용하는데 진통제, 껌의 향료 등 그 이용성이 아주 많다.

Peppermint는 껌, 아이스크림, 담배 등의 향으로 사용하며 캔디를 만들어 크리스마스에 사용하기도 하고, 방이나 창에 걸어 방향제로 사용한다.

Spearmint는 에센셜오일을 뽑아서 감기치유에 관련된 제품을 만드는 데 쓰인다. 그 외 치약, 제리, 알코올 또는 비알코올음료 그리고 소화제에 쓰인다.

이들 각각의 주요 성분을 보면 표 15와 같다.

표 15. 박하 종류별 에센셜오일 함량

학 명	*M. spicata*	*M. piperita*	*M. arvensis*
이 름	Spearmint	Peppermint	Fieldmint
에센셜오일 수율	0.6~0.7%	0.3~1.0%	1.3~1.6%
에센셜오일 성분	ℓ-Menthol(55~70%)	총 Menthol(53~65%)	ℓ-Menthol(65~85%)
정유 주성분	ℓ-Limonene(20~30%) Methone Cineole α-,β-Pinene	Methyl ester(Methyl acetate 포함, 3.1~9.2%) Kethone(Menthone 포함, 17.3~21.0%) ℓ-Limonene Cineole α-Pinene	Methyl acetate(3~6%) Menthone(6~15%) ℓ-Limonene

대체로 fieldmint 가 정유 수율이 가장 높고, 정유 성분도 최고 85%가 들어 있어 다른 박하 보다 고품질인 것을 알 수 있다.

〔처 방〕

의학적인 효과는 식욕 부진시 소화촉진에 좋고 위장, 간장, 담낭에 좋은 차의 원료로 쓰인다. 그 외 통증 완화나 염증 완화에 사용된다. 박하차는 1스푼의 건조 잎을 1/4ℓ 끓는 물에 넣고 10분간 우려내어 매일 3회 한 잔씩 마신다. 그러나 계속적으로 많이 마시면 안 된다. 과다한 멘톨은 위장내 염증을 가져 올 수 있다.

2.16 방 애 잎

학 명 : *Agastache rugusa* **영 명 :** Korean mint

과 명 : Labiatae(꿀풀과) **기타명 :** 방아풀, 방아잎, 배초향, 土藿香(中)

〔재배 역사〕

방애잎은 동남아가 원산지로서 잎에서 강한 향기를 낸다. 예부터 우리나라 남쪽에서

향신채로서 사용되어 왔으며 한방에서도 약제로 사용되어 그 재배기간이 몹시 오래된 것으로 추측되나 정확한 역사적인 기록이 별로 없다.

〔식물학적 특성〕

다년생 식물로서 줄기가 사각형으로 모가지고 곧게 서는데 가지가 마디에서 많이 생긴다. 식물의 크기는 1.5 m에 달하고 잎과 줄기에서 강한 향이 난다. 향의 주성분은 estragole이며 그 외 linalool, limonene, eugenol, anethol 등으로 에센셜오일은 전초의 0.2~0.5%이다. 잎은 마주보기이며 잎자루가 길다. 잎모양은 들깨잎 같지만 다소 작고 심장형이다. 엽폭은 7~10 cm, 길이는 11~13 cm 정도다. 꽃은 들깨꽃 같이 수상(穗狀)이고 색깔은 보라색으로 7~9월 한여름에 피어 좋은 밀원식물이기도 하다. 방애잎을 말린 것은 일본에서 배초향(排草香)이라 하고 중국에서는 토곽향이라 한다.

식물체의 건물률은 재배시기에 따라 다른데 18~24% 정도이며, 수경재배한 방애잎의 무기염 함량을 보면, 신선한 100 g 식물에 NO_3 167~232 mg, P 136~177 mg, Ca 3.2~4.6 mg, K 12~14 mg, Mg는 0.7~0.9 mg이 들어있다(이, 2001). 그리고 비타민 C는 35~48 mg/100 g F.W(생체중) 정도로 배추보다 다소 많이 들어있다.

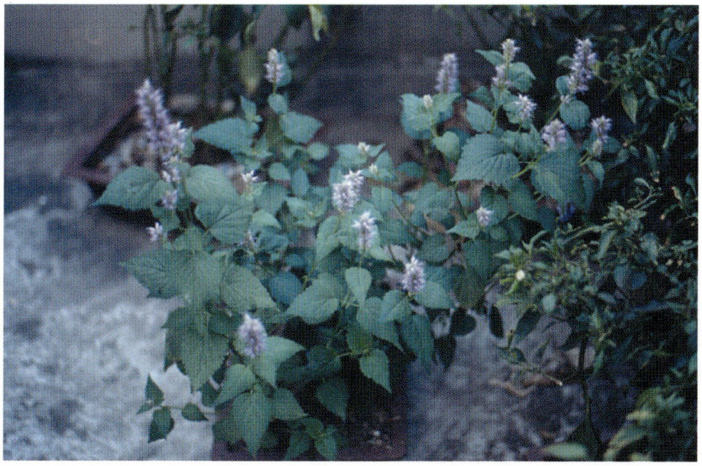

그림 41. 방애잎의 잎과 꽃의 모양

〔품　종〕

각 지역에 분포된 품종이 있으며 국내지역에 따라 잎모양이나 크기가 다소 다른 것이 있다.

〔재　배〕

9~10월에 종자를 채취해서 봄에 파종한다. 자연상태에서는 가을에 종자가 떨어져서

봄에 스스로 발아하여 자란다. 재배를 위해서는 종자를 알맞은 거리로 직파해서 이른 봄 묘상에 뿌려서 1개월간 육묘했다가 어린 묘를 줄간격 50~60 cm, 식물간격 20~30 cm로 심는데, 종자용은 더 넓게 심는 것이 좋다. 소규모 가정재배의 경우에 시비를 하지 않아도 자란다. 대단위 재배시는 10 a당 퇴비 4,000 kg에 질소, 인산, 칼리를 10-10-10 kg 수준으로 시비한다. 비료는 절반을 밑거름으로 절반은 고랑이 식물 잎으로 무성해지기 전에 시비하는 것이 좋다. 개화된 후에 씨가 충분히 여물면 식물을 잘라서 말린 후 씨를 받는다.

〔수확 · 저장〕

잎이 어느 정도 자란 다음에 필요시는 어느 때고 수확한다. 개화 직전의 위쪽의 잎과 줄기를 채취해서 음지에서 건조시킨 다음에 3~5 cm로 잘라서 병 속에 저장할 수 있다. 그 외 식초에도 잎을 넣어 이용할 수가 있다.

〔이 용〕

잎을 채취해서 생선요리 특히 추어탕이나 메기, 장어탕 같이 비린내가 나는 물고기 요리의 비린내를 없애주는 목적으로 많이 사용했다. 음건한 잎과 줄기는 차로 이용할 수 있다.

〔처 방〕

한방에서는 청량해열약으로 감기, 두통 등에 그리고 건위약으로 소화불량, 구토진정, 식상(食傷), 복통 등에 이용된다. 차로 끓여서 먹는다.

2.17 백 리 향(Thyme)

학 명 : *Thymus vulgaris*　　**영 명 :** Thyme

과 명 : Labiatae(꿀풀과)　　**기타명 :** 木立百里香(中)

〔재배 역사〕

우리가 조미료용으로 재배하는 백리향의 원산지는 남부유럽의 지중해연안으로 서아시아, 북아프리카 등에 분포하고 있다. 현재 유럽에는 약 66종이 있다고 하는데, 우리나라에는 같은 속의 식물이 고산지대 또는 울릉도 등의 섬에 자생하고 있다. 이웃 일본에도 1종이 자생한다.

이용역사를 보면 고대 이집트시대부터 이용했는데 고대 무덤에서 흔히 발견되고 있어 조미료뿐 아니라 죽은 자에게 뿌리는 향수로 많이 사용한 것으로 추측된다.

학명인 *Thymus*는 그리스어인 thymos에서 유래했는데 이것은 "기분" 또는 "힘"이라는 뜻이다. 이와 같은 의미가 풍기듯이 백리향은 약용 또는 조미료로서 고대로부터 높이 평가된 것 같다. 고대 그리스인들은 백리향을 특정한 치즈에 넣어서 먹었고 여러 가지 음료수에 혼합하여 애용했던 것 같다. 유럽에 퍼진 것은 로마인이 유럽을 정복하면서부터였다고 한다.

우리나라에는 야생종이 있으나 별로 이용한 것 같지 않다. 재배종은 수입 재배 기록이 분명치 않고 필자가 1981년부터 가꾸고 있다.

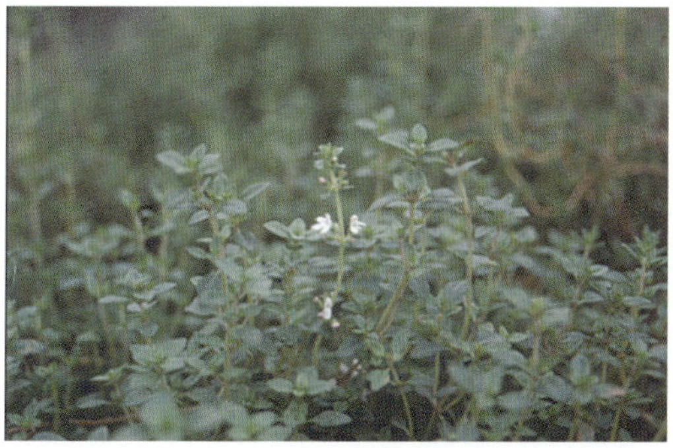

a. 백리향

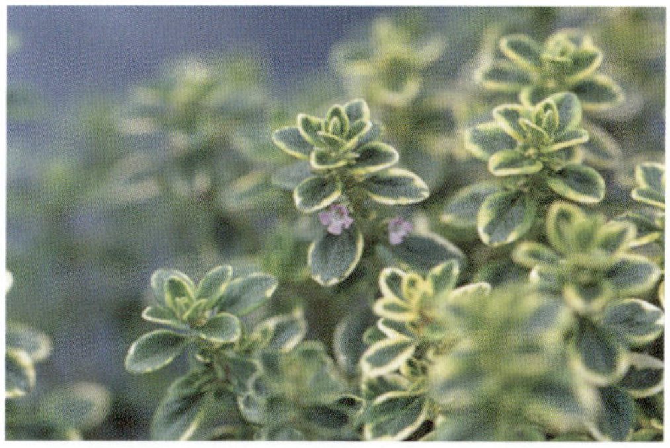

b. 골든레몬다임

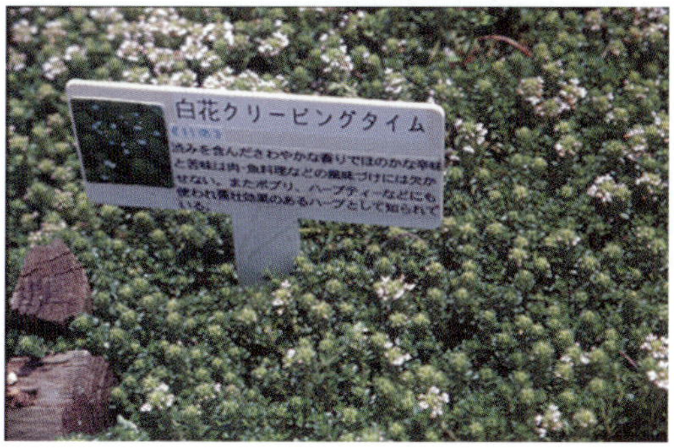

c. 크리핑화이트다임

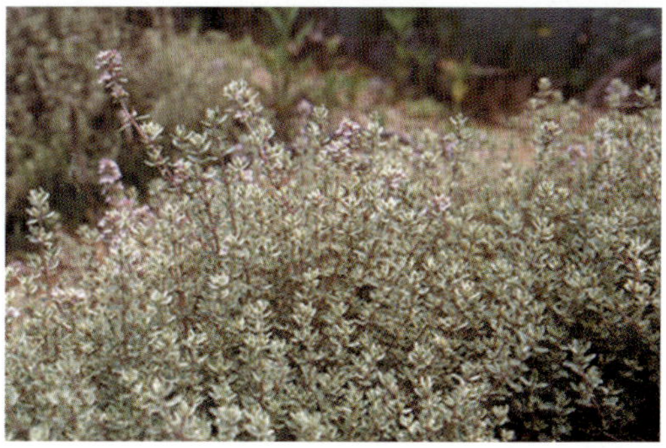

d. 실버다임

그림 42. 백 리 향

〔식물학적 특성〕

백리향은 꿀풀과에 속하는 상록성으로 반쯤 목화된 줄기를 갖는데, 보통 줄기는 땅위에 붙어서 기는 듯하나 줄기 끝은 곧게 서며 높이는 20~40 cm 정도 된다.

잎은 마주보고〔對生〕 나는데 잎자루는 없고 잎은 긴 달걀모양 또는 그 보다 길쭉해 뾰족한 형을 이루기도 하며 길이는 7 mm 내외이다. 잎의 윗면은 연한 녹색이나 뒷면은 회청색이다.

꽃은 5~10월에 피는데 향기가 많이 나며 장미빛 또는 다소 옅은 분홍색을 띤다. 가끔 변이를 일으켜 백색도 나타난다.

종자는 색깔이 밝거나 진한 갈색으로 표면은 매끄러워 아주 작은 도토리와 같다. 길이는 0.7~1 mm이며, 폭 또는 두께는 0.5~0.8 mm이다. 냄새는 독특한 백리향 향기를 나타낸다. 채취한 종자는 평균발아율이 75%이며, 천립중은 0.3 g, 1 ℓ 의 무게는 670~700 g이다. 1 g의 종자는 5,000~6,000립으로 보통 2~3년간 발아력을 지닌다. 발아특성을 보면 광발아종자로서 15~18℃ 정도의 실온에서 발아하는 데 약 21일이 걸린다. 그러나 보통은 12~15일(약 2주일)이 필요하다.

백리향은 1~1.5% 정도 에센셜오일을 함유하는데, 주성분은 thymol로서 50%가 함유되어 있고, 그 이외 carvacrol, cymol 등이 들어있다. 에센셜오일의 함량은 생산지나 분석자에 따라 다소 차이가 있게 보고되어 있다.

〔품 종〕

향신료에 속하는 백리향의 학명은 앞서 언급했듯이 *Thymus vulgaris*인데 여기는 여름백리향(Summer thyme)과 겨울백리향(Winter thyme)으로 크게 2종류로 나눌 수 있다.

여름백리향은 보통 1년생으로 추운 곳에서는 겨울을 넘기지 못하는 계통으로 일명 프랑스 백리향(French thyme)이라고 부른다. 이 계통은 생장이 빠르고 잎줄기가 부드럽다.

겨울백리향은 북유럽 등지의 추운 곳에서 월동이 되는 계통으로 우리나라 자생백리향과 비슷한 계통이다. 재배시에는 겨울백리향은 보통 2~3년간 가꾸고 다시 새로운 식물을 심어야 한다.

백리향은 그 외 *Thymus zygis* L.(스페인 백리향, Spain thyme)이 있는데, 이는 맛과 향이 재배종과 유사하여 구별하기 어렵다. 단지 잎 뒷면의 엽맥에 잔털이 없는 것이 재배종과 차이가 난다고 한다. 유럽에서는 이 계통을 스페인 백리향이라 한다.

다른 종은 *Thymus serphyllum* L.가 있는데, 영명으로는 continental wild thyme이라고 부르며 역시 야생종이다. 독일명으로는 Feldthymian 또는 Quendel이라 부른다.

그 이외 야생종으로는 *T. satureioides*, *T. drucei*(Common wild thyme), *T. pulegioides*(Large wild thyme) 등이 있다.

백리향은 쉽게 육종할 수 있기 때문에 오랜 세월 동안, 많은 이름의 변종들이 재배되어져 왔다. 몇몇 저자들은 요리 및 정원용으로 60여개 이상의 변종들의 목록을 작성하였으나 뚜렷한 특성은 별로 없는 듯하다.

다음의 변종들은 가장 유용한 것들로 보통 목록에 나와 있다.

- *T.* 'Annie Hall' : 포복식물로 3인치 정도 자라고 향기로운 분홍색 꽃이 핀다.
- *T. camphoratus* : 키는 15～30 cm이며 장미빛 꽃이 핀다. 잎에서는 강한 장뇌 냄새가 난다.
- *T. caespititius* : 포복성으로 연한 자주 또는 흰 꽃이 피고 잎은 밝은 녹색이다.
- Lemon thyme(*T. citriodorus*) : 30 cm 정도 자란다. 잎에서는 진한 레몬향기가 나고 어두운 녹색이나 노란빛이 도는 녹색을 띤다. 엷은 자색의 꽃이 핀다. *T. pulegioides*와 *T. vulgaris*의 잡종으로 훌륭한 요리 재료가 된다.
- Silver lemon thyme(*T. citriodorus* 'Argenteus') : 잎이 작고 알록달록한 은빛 잎을 가지며 레몬향이 난다.
- Golden lemon thyme(*T. citriodorus* 'Aureau') : 녹색과 노랑의 얼룩덜룩한 잎이 나며 포복성으로 레몬향이 난다.
- *T. doerfleri* : 솜털이 있는 회색빛 잎이 나며 포복성이고 분홍색이나 연한 자주 꽃이 핀다.
- Loevyanus thyme(*T. glabrescens*) : 잔털이 있는 회색빛의 잎과 줄기를 가지며 낮게 자라고 자주 꽃이 핀다.
- Caraway-scented thyme(*T. herba-barona*) : 어두운 녹색의 잎은 카라웨이의 향기가 나고 장미빛 분홍의 꽃이 핀다.
- *T. nitidus* : 키는 12.5～25 cm 정도로 잎은 작고 털이 많다. 흰꽃이 핀다.
- *T. nummularius* : 키는 20 cm 정도로 넓게 퍼져 자라며 잎은 부드럽고 빛나는 어두운 녹색이다. 장미빛 분홍 또는 자주 꽃으로 낮은 울타리용이나 경계식물로 아주 좋다.
- Marschallianus thyme (*T. pannonicus*) : 양탄자 모양을 만들며 7.5 cm 정도로 낮게 자란다. 길고 좁은 잎이 나며 장미빛의 연한 자주 꽃이 피는 좋은 피복식물이다.
- Mother-of-thyme 또는 creeping thyme(*T. praecoxarcticus*) : 포복성으로 5～15 cm 정도 자라며 잔털이 많고 푸른빛의 녹색잎이 난다. 연한 자주빛이 도는 파란 꽃이 피고, 피복식물 또는 통로를 메우기에 적당하다.
- Creeping white thyme(*T. p.* 'Albus') : 5cm 높이로 흰꽃이 핀다.
- Coconut thyme(*T. p.* 'Coccineus') : 윤이 나고 어두운 푸른빛을 띤 녹색의 잎으로 분홍색 꽃이 피고, 7.5 cm 정도로 자란다.
- Woolly thyme(*T. pseudolanuginosus*) : 키는 5～7.5 cm 정도이고 부드럽고 잔털

이 많은 잎이 난다. 계단 옆이나 징검다리 돌 사이에 식재하면 훌륭하다.

○ Common thyme 또는 garden thyme(*T. vulgaris*) : 목본성 줄기를 가지며 높이는 15～30 cm이다. 잎들은 작고 회색빛이 도는 녹색으로 뾰족하다. 흰색이나 연한 자주색 꽃이 피는 좋은 경계식물이다.

○ Silver thyme(*T. v.* 'Aegenteus') : 잎은 은색과 녹색으로 알록달록하며 레몬 향기가 난다.

○ *T. v.* 'Aureus' : 밝은 노란색과 녹색이 섞인 색을 보인다.

○ *T. v.* 'Fragrantissimus' : 매우 향기가 좋고 회색 잎이 난다.

○ English thyme(*T. v.* 'Narrow leaf English') : 20 cm 높이로 가늘고 밝은 녹색의 잎이 난다.

○ French thyme (*T. v.* 'Narrow leaf French') : 키는 30cm 정도로 가늘고 회색의 잎이 난다.

〔재　　배〕

백리향은 특별한 땅을 요구하지 않고 아무데서나 잘 자라지만, 특히 햇빛이 많고 물빠짐이 좋으며 다소 척박하면서 석회질이 많은 토양에서 잘 자라는데, 번식은 종자, 삽목, 분주법 등을 이용한다.

종자는 보통 햇빛이 잘 들고 적당한 수분을 지닌 묘상에 4월에 파종하는데 100 m^2(30평)를 재배하는데 집약적인 육묘의 경우 약 5～10 g 정도 종자이면 충분하다. 묘상의 파종량은 1 m^2에 약 3 g을 뿌리면 된다. 그러나 노지에 직파를 할 때는 100 g /100 m^2가 필요하다.

파종시 주의점은 얕게 파종하여 묘상이 마르지 않게 충분히 관수해야 한다.

노지의 경우는 4월에 씨를 뿌리면 5월에 싹이 나는데 6월이 되면 30 cm 간격으로 심는다. 그 경우 100㎡에 식물이 심어지게 된다. 이렇게 정식한 채 몇 년을 두는데 너무 번창하면 잔디처럼 떼어내 분주하거나 삽목을 실시한다.

시비량은 200～300 kg의 퇴비를 1 a(30평)당 뿌려주고 질산칼슘(질소 26%) 1～1.5 kg, 인산칼슘 3～4 kg 그리고 칼리비료를 6～8 kg/a를 뿌려준다. 이것을 10a로 환산할 때는 10배를 주면 된다.

시비법은 인산은 밑거름으로 주고 질소와 칼리는 반만 밑거름으로 봄 일찍 준 다음, 나머지는 첫 번째 수확 직후에 덧거름으로 뿌려준다. 수확이 너무 늦을 때 또는 두 번째 수확이 늦게 이루어진 후에 질소비료 시비는 오히려 늦게 생육을 촉진시켜 겨울에 동해를 입으니 유의한다. 영하로 내려가는 지역에서는 겨울철 관리가 필수적이다. 얼어죽지

않게 뿌리를 흙으로 잘 덮어주거나 비닐을 덮어서 식물을 보호한다.

낮게 깔리거나 기어오르는 습성의 변종은 바위 위나 경사지에 식재한다.

〔수확・저장〕

수확은 다른 조미료 식물처럼 꽃피기 바로 전에 수확해야 맛과 향기가 있다. 다른 식물은 하루 중의 수확시간이 별로 큰 문제가 되지 않으나 백리향만큼은 전통적으로 정오를 지나서 수확을 해야 에센셜오일의 함량이 가장 높아 좋은 품질의 백리향 맛을 즐길 수 있다고 한다.

보통 겨울을 넘긴 2년생 백리향은 5월에 첫 번째 잎을 베는 수확이 이루어지는데 20~25 kg/a의 신선한 백리향을 얻을 수 있고, 말릴 경우 약 5 kg/a에 달한다. 두 번째 예취는 7~8월에 실시하는데, 이 때는 80~90 kg/a의 신선한 백리향을 얻고 말리면 20~25 kg이 된다. 일반적으로 잘 가꾸면 생체로 연간 약 150 kg/100 m^2를 얻을 수 있다.

〔이　　용〕

백리향은 주로 고기 특유의 냄새를 없애는 데 주로 사용되어 쇠고기, 돼지고기, 닭고기 또는 생선요리에 광범위하게 사용하는 향신료이다.

그 외 수프, 샐러드, 바베큐, 소스 등에도 이용되는데 프랑스 요리에서는 아주 중요하다.

차를 만들 때는 건조된 잎 1개 티스푼을 뜨거운 물 한 컵에 넣어서 먹는다. 그러면 신경이 안정되고 기침이 멈춘다. 가장 좋은 혼합차는 로즈매리, 스피어민트 그리고 백리향을 각각 1 : 1 : 1로 섞어서 이용하는 것이다.

수증기 증류를 통해 얻어지는 thyme유(油)는 치약에 많이 이용한다. 그 외 드링크제, 화장품에도 이용한다.

〔처　　방〕

백리향은 살균, 해소, 감기, 진통 완화, 기도 통증 완화에 좋다. 그 외 입맛을 돋군다. 외적 치료로는 근육통 등에 효과가 있다.

차로서는 1티스푼의 잎을 1/4ℓ 분량의 물에 넣어 끓인 다음 식혀서 미지근한 상태로 매일 3잔씩 마신다.

팅크제는 20 g 건조하여 잘게 자른 식물을 80 mℓ 알코올(70%)에 두 달간 추출시킨다. 이것은 매일 15~20 mℓ씩 뜨거운 차나 꿀물에 넣어 마신다.

목욕법은 100 g 허브를 1ℓ의 끓는 물에 넣고 20분간 우려낸다. 이것을 욕조에 넣고 목욕한다.

와인은 25 g 잘게 자른 허브로 1ℓ 백포도주에 15일간 추출한 다음 식사시간마다 1잔씩 마신다.

2.18 보레이지(Borage)

학 명 : *Borago officinalis* **영 명 :** Borage

과 명 : Boraginaceae(지치과) **기타명 :** 琉璃苣(中)

〔재배 역사〕

원산지는 유럽의 지중해연안으로 여겨지는데, 혹자는 근동지역이 원산이라 한다. 유럽에서의 재배는 그 역사가 길지 않은 듯하며, 최초의 문헌은 1551년에 나타난다고 하니 그 재배 역사가 비교적 짧다.

우리나라의 재배는 언제부터 이루어졌는지 모르나, 재배 연구는 박과 김(1984)이 처음 보고했다.

학명의 *Bora*는 라틴어의 borra 또는 barra에서 연유되었으며 '거친 머리' 또는 '짧은 양털'을 뜻하는데 이는 용기(勇氣)를 가진 것과 통한다.

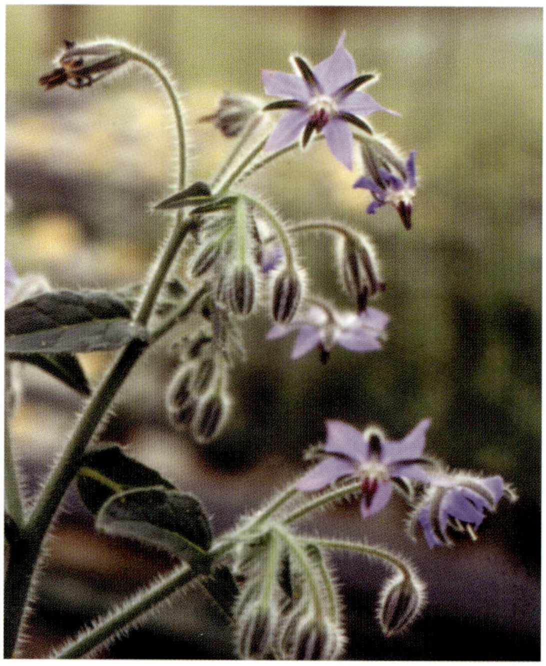

그림 43. 보레이지

〔식물학적 특징〕

보레이지는 지치과(Boraginaceae)에 속하는 작물로서 1년초이며 뿌리가 아주 굵고, 색깔은 갈색이나 내부는 백색이다.

잎은 뿌리 부근에서 컴프리(Comfrey)처럼 나는 근출형(根出葉)으로 길고 긴 원형이다. 엽신(葉身)은 엽병의 아래까지 붙어 있다.

꽃대는 바로 서는데 크기는 70～80 cm에 달한다. 꽃대는 여러 개의 가지를 가지고 끝에 수십 개의 꽃이 집산화서(集散花序)를 이룬다. 꽃은 4～5월에 파종하면 6～7월에 피는데 색깔은 청색이나 가끔은 붉거나 흰색을 나타낸다. 화판은 5개이고 달걀형인데 수술은 5개, 암술에는 자실(子室)이 4개이다. 종자는 달걀형으로 흑색이다. 길이는 7～10 mm로써 폭은 5～6 mm, 두께는 3～3.5 mm이다. 발아율은 70～100%로서 20℃에서 발아기간은 21일 걸리며, 암발아종자로서 발아력은 2～3년 지니는 상명종자(常命種子)이다. 천립중은 13～18g이며, 1 ℓ의 무게는 약 260～465 g이다. 1 g은 약 21～65립이고, 종자도 에센셜오일을 함유한다. 잎에 에센셜오일의 함량은 낮으나 주성분은 사포닌, 규산, 능금산으로 이루어진다.

보레이지는 용기(勇氣)를 주는 것으로 알려져 왔는데, 사실 이론적인 면도 있다. 이 식물에는 부신(Adrenal glands)을 자극하는 nitrate potash형태의 potassium이 상당한 양으로 함유되어 있다.

〔품　　종〕

재배종은 대부분이 *Borago officinalis*에 속하는 1개종으로 알려져 있다. 일부 지역명을 붙이기도 하나 특별한 품종은 알려져 있지 않다.

〔재　　배〕

특별한 토양을 요구하지 않는 것이 보레이지의 특징이다. 아무데서나 잘 자라지만 충분한 토양 수분을 가지고 있으며 약간 사질 계통으로 석회질이 다소 함유된 땅이면 잘 자란다.

파종은 서울을 표준으로 할 때 4월에 온상에 파종해서 5월초에 정식하거나 5월초에 직파한다. 그러나 빽빽이 심으면 흰가루병이나 줄기썩음병이 발생하므로 충분한 간격 50×50 cm로 심는 것이 좋다.

종자는 잘 생기며 쉽게 떨어지고 발아력이 좋아 다음 해에 씨를 뿌리지 않아도 쉽게 싹이 난다.

약간의 비배관리로 많은 잎이 생기지만 우리나라에서는 여름의 고온에 견딤성이 약한 것이 결점이다. 따라서 가을에 온실 내에 또는 베란다 등에 뿌려서 겨우내 잎을 따서 이용하는 것도 한 가지 방법이다.

〔수확・저장〕

잎이 너무 거칠어지기 전에 유엽상태에서 딴다. 잎과 꽃이 신선할 때 이용하는데, 건

조시는 향기가 없다. 많은 양의 잎을 수확할 때는 비닐 주머니에 넣어서 잘 여민 후에 냉동고에 얼려서 보관하였다가 필요시에 사용한다.

〔이 용〕

수확은 식물이 어느 정도 자라자마자 신선한 잎을 수확하여 시금치처럼 이용하며, 잎을 말려서 향신료처럼 이용할 수도 있으나 이 경우는 나물류에 첨가시켜 좋다.

보레이지의 청색 꽃은 꽃채소로서 이용되는데 샐러드 위에 흩어 뿌리면 모양을 내서 좋으며 독특한 맛이 있어 좋다. 최근에는 좋은 밀원식물로 이용되고, 기름은 아로마테라피에 사용하는 캐리어오일로 이용된다. 잎은 잘게 썰어서 오이샐러드, 결구상추샐러드, 달걀요리 그리고 소스에 넣어 먹는다.

〔처 방〕

민간요법으로 기도, 염증, 쉰 목, 기관지 카타르 치료에 이용된다. 잎은 이뇨작용과 거담작용, 피부질환에 좋다. 또한 심장을 강하게 하고 류머티즘에 효과가 있다고 알려져 있다.

유럽의 민간약으로 보레이지 잎을 잘게 썰어서 우유에 넣고 먹으면 신경쇠약과 불규칙적인 심장에 좋다고 한다.

보레이지 차의 처방을 보면 20 g 건조한 잎을 1 ℓ 끓인 물에 30분간 담궈 추출한다. 이것을 매일 3~4잔씩 먹는다.

보레이지 와인은 50 g 건조한 잎을 10일간 1 ℓ 와인에 넣어 추출한 시킨 다음 하루에 포도주잔으로 2~3잔 마신다.

팅크제를 만들어 하루에 세 번 1~3 ㎖를 취한다.

2.19 사 보 리(Savory)

학 명 : *Satureja hortensis* **영 명 :** Savory

과 명 : Labiatae(꿀풀과) **기타명 :** 木立薄□□

〔재배 역사〕

사보리는 남유럽에서 흑해연안, 지중해연안 그리고 이란 부근을 연결하는 지역을 원산지로 하고 있다.

사보리(Savory)는 영명인데 보통 1년생초본은 summer savory(*Satureja hortensis*)

그리고 영년생을 winter savory(*S. montana*)라고 부른다. 사보리는 근대 라틴어인 saturei-am에서 연유되어 고대프랑스어 saverie, 중세영어 saverey를 경유해서 발달되었다. 학명인 *Satureja*는 Pliny(1세기경 사람)가 사용한 구라틴어로서 꿀풀과를 칭하는 아라비아어인 saffar에서 출발했다고 한다. 이는 그리스 신화에 나오는 주색을 좋아하는 반인반수(半人半獸)의 숲의 신인 satyrs와 관련된다고 하며, *hortensis*는 정원재배의 뜻이다.

로마시대부터 재배되다가 9세기경 북유럽으로 전개되어, 영국을 거쳐 신대륙 발전 후 미국에 전파되었다. 한국에서는 고려대에서 1983년에 시험한 바 있다.

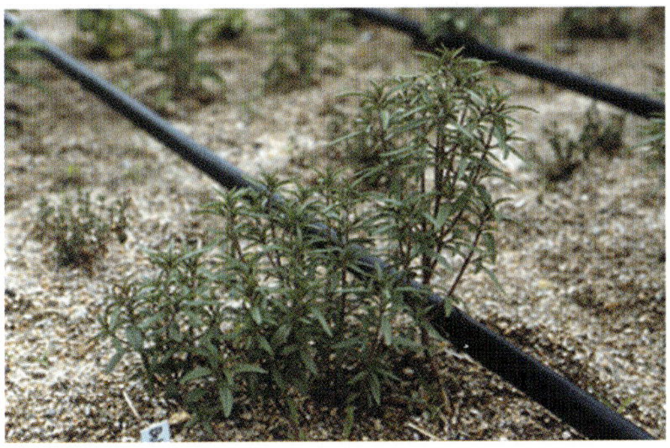

a. 썸머사보리

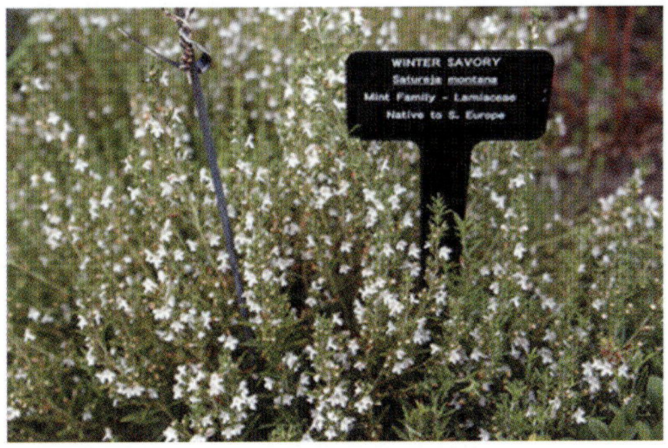

b. 윈터사보리

그림 44. 사 보 리

〔식물학적 특성〕

사보리는 1년생과 2년생이 다소 모양이 다른데, summer savory는 1년생식물로서 원줄기는 직립하여 약 10개의 곁가지를 가지고 키는 약 15~20 cm이다. 잎은 엽병이 없으며 잎 가장자리는 결각이 없고 선상(線狀)으로 끝이 비교적 뾰족한데 길이는 20~30 mm, 폭은 4~5 mm이다. 꽃은 7~10월에 걸쳐 가지의 끝에 피는데 잎이 붙은 곳에 한 개 꽃이 핀다. 꽃은 7~8 mm로서 옅은 자색(紫色)이며, 열매는 달걀형으로 갈색이다. 윤생형의 흰색, 보라색꽃은 여름 중반부터 서리 내릴 때까지 줄기를 덮는다. 그것은 좋은 container plant(용기식물)가 되고 경계에 쓰여진다. 여름 savory의 독일명은 Bohnenkraut로 bean herb(콩요리에 이용하는 향신료)라는 뜻이다. 콩 주위에 savory를 심으면 white fly를 쫓아낸다고 한다. 씨의 크기는 1~1.5 mm 정도이며, 1 g에 약 1,450~1,970개 정도이며 1~2년간 발아력을 지닌다.

신선한 잎은 수분이 71.88%, 조단백 5.56%, 지방 1.65%, 당류 2.45%, 가용성무질소물 9.16%, 조섬유 8.65%, 회분 2.11%를 함유한다.

Summer savory의 에센셜오일은 0.3~1.9%가 함유되어 있는데 주성분은 페놀계통으로

대부분이 카바크롤(Carvacrol)과 치몰(Cymol)이다. 스페인과 유고슬라비아산 2종류의 에센셜오일을 비교하면 유고슬라비아산은 카바크롤이 각각 24.4%, 44.1%로 높고, 스페인산은 카바크롤이 1.2%, 2.0%로 낮은 반면 치몰은 28.9%, 31.4%로 비교적 높다고 한다.

Winter savory는 다년생으로서 상록성이며 키가 작고, 여름 사보리보다 강하고 진한 향기가 난다. 가지는 똑바로 서는데 키는 40 cm 정도이다. 엽병은 없고 summer savory와 유사한데 길이는 3 cm, 폭은 4 mm이다. 꽃은 보라색이나 분홍색이 가지 끝의 잎에 피는데 3~7개 꽃이 한꺼번에 핀다. 꽃의 길이는 10 mm이며 역시 색깔은 옅은 자색이다. 씨는 달걀형으로 담갈색이며 길이는 약 1 mm이다. 함유물은 summer savory와 유사하다. 이것은 좋은 경계식물이 되며 rock garden(암석원)에 적합하다. 잘 관수되면 방화용(fire retardant)으로도 좋다.

〔품　종〕

*Satureja*속에는 크게 summer savory(*S. hortensis*)와 winter savory(*S. montana*)가 있는데 이는 앞의 식물학적 특성에서 설명하였다. 재배종은 주로 1년생인 summer savory를 이용한다. 품종에는 Aromata(독일), Budakalaszi(헝가리) 그리고 Pikanta(체코) 등이 있다.

〔재　배〕

주로 많이 가꾸는 summer savory의 재배에 관해서 언급하기로 한다.

파종은 파종상에 보통 4월초에 얇게 뿌리는데 4 m^2에 약 1g정도 뿌리면 된다. 발아기간이 20℃에서 3주일 걸리므로 이 시기에 건조하지 않도록 한다. 노지에는 5월초에 뿌릴 수 있는데 100 m^2에 30~50 g이 필요하다. 파종상이든 노지에서든 파종상에 충분히 잘 썩은 퇴비를 이용해야 건전한 유식물이 된다.

파종시 간격은 20 cm로 줄뿌림을 실시하며 모종이 자란 후 5~6월초에 25×25 cm 간격으로 정식하는데 한꺼번에 2~3 식물을 같이 심는다. 줄뿌림을 노지에 할 경우는 알맞은 간격으로 솎아주면 된다.

정식 전에 정식지나 또는 노지파종 전에 알맞은 시비를 하는데 그 수준은 thyme과 같이 한다. 덜 썩은 두엄 또는 비료를 너무 과다하게 주면 맛이나 향이 오히려 떨어진다.

재배지는 햇빛이 잘 쬐는 남사면이 좋은데, 초기에는 관수를 잘 해야 하나 어느 정도 자라면 건조상태를 유지해야만 향기가 많이 난다.

〔수확·저장〕

종자를 받기 위해서는 종자가 완전히 성숙되어 종피가 갈색이 될 때까지 두어야 하나, 갈색이 되면 종자가 쉽게 떨어져 나가므로 종피가 갈색이 되기 전에 수확한다.

보통 사보리는 언제나 수확해서 신선한 잎을 이용할 수 있으나 다른 향신료 식물처럼 꽃이 피기 바로 직전에 향기가 가장 있다. 그러므로 가지 끝의 꽃이 한 두개 피기 시작할 무렵에 줄기를 잘라 묶음을 만들어 공기가 잘 통하는 음지쪽에 걸어서 말린다. 말린 잎은 줄기에서 털어내서 유리병에 넣어두면 오랫동안 향기를 간직한 채 향신료로 이용할 수 있다.

수량은 보통 100 m^2(1a)에 생체로 300 kg, 건조한 것으로는 20~35 kg을 얻을 수 있다.

〔이　용〕

사보리는 독일말로 Bohnenkraut라고 하는데 이는 콩요리에 이용하는 향신료라는 뜻으로 콩요리에 섞어 먹으면 맛이 있다. 그 이외에 감자 요리, 소시지, 생선, 샐러드 등에도 좋다. 사람에 따라서는 생체로 이용하면 입맛에 맞지 않는 수가 있는데 이 경우는 살짝 익혀서 사용하면 좋다.

겨울, 여름 savory 모두 아주 강렬한 향을 가진다. 여름 savory는 잎의 질감과 부드러운 향 때문에 요리에 쓰인다. 샐러드 위에 얹어지고, 채소수프나 스튜(Stew)에 혼합되며, 식초에 첨가될 수 있다.

가금(닭, 오리, 칠면조)요리에 좋으며 포푸리(Potpourri)와 향낭(냄새주머니 : Sachet)에 다른 것과 혼합해주면 좋다.

〔처　방〕

차는 2스푼의 잘게 자른 허브를 1/4ℓ의 끓는 물에 넣고 10분간 우려낸 다음 따뜻하게 마신다.

목욕은 100 g 잘게 자른 허브를 1ℓ 물에 넣고 20분간 추출시킨 후 걸러서 목욕물에 넣고 목욕한다. 여기에 목욕하면 피로 회복에 좋다.

표 16. 여름사보리(Sweet summer savory)의 구성분(100 g 가식부)

성　분	함　량	성　분	함　량
물	9.0g	Mg	377mg
에 너 지	272㎉	P	140mg
단 백 질	6.7g	K	1,051mg
지　방	5.9g	Na	24mg
총탄수화물	68.7g	Zn	4mg
섬 유 소	15.3g	나이아신	4mg
회　분	9.6g	비타민 A	5,130I.U.
Ca	2,132mg		
Fe	38mg		

(Farrell, 1985)

2.20 사 프 란(Saffron)

학　　명 : *Crocus sativus* L.　　**영　　명 :** Saffron(英), Safran(佛)

과　　명 : Iridaceae　　**기타명 :** 撒法郞, 香紅花(中)

〔재배 역사〕

사프란은 초기에 주로 염색으로 사용했다. 그리스인들은 왕족의 염색 색깔로 지정했으며 고대 중국인도 그랬다. 이는 사프란 염색이 색도 좋지만 쉽게 물로 빨아서 제거할 수 있었기 때문이다. 그리스의 신과 영웅들은 모두 사프란의 염색에 대해 칭찬할 정도로 옛날부터 이용되었다. 14세기에서 18세기에 걸치면서 사프란은 약용과 향신료로 유럽에서 사용되었다. 그 후 전세계적으로 사랑받는 허브가 되었다.

〔식물학적 특징〕

고가의 방향제로서 수요가 많은 사프란은 전통적으로 프랑스의 bouillabaisse, 스페인의 paella, 스웨덴과 영국의 사프란 빵의 재료로 사용된다.

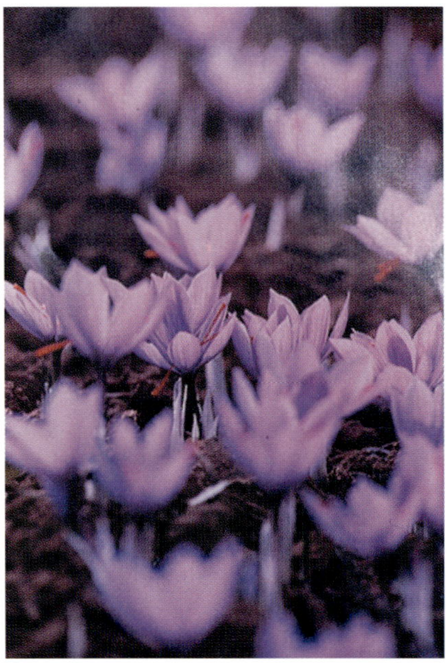

a. 사프란

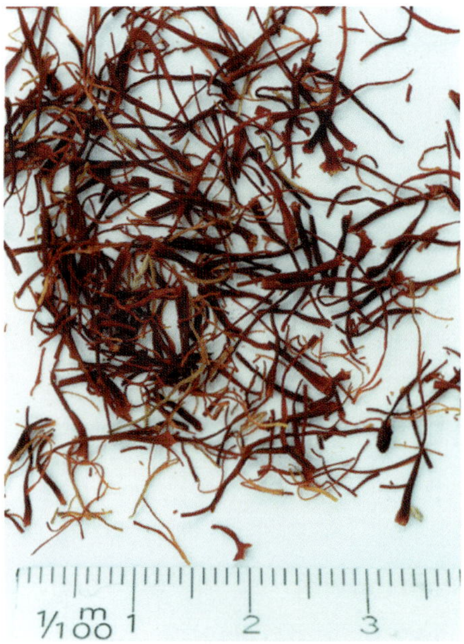

b. 건조한 사프란 암술머리

그림 45. 사 프 란

비싸고 희귀한 이유는, 아주 적은 양의 말린 사프란을 생산하기 위해서 많은 노동력이 필요하기 때문이다. 즉 40,000개의 꽃으로 겨우 0.45 kg의 암술머리를 채취하여 건조 사프란을 만들 수 있다. 식물의 키는 15 cm정도이며 잎은 솔잎 모양이다. 꽃은 10～11월에 짧은 신엽 사이에 담자색으로 피며 암술머리는 금빛을 띤다. 사프란은 인경 또는 더 정확하게는 구경에서 자라며 꽃은 정원 crocus와 비슷하다.

〔재　배〕

종자번식이 안되므로 구경을 분구하여 번식시킨다. 식물이 개화는 해도 종자는 맺히지 않는다. 재배는 기후가 온난하고 양질의 모래가 혼합된 사질토양에서 잘 자란다. 개화기에 비가 많이 오고 서리가 내리면 피해를 입는다. 번식시 구경이 크면 개화능력이 높다. 개화를 위한 구중의 한계는 8～10 g이다. 1～2개의 꽃을 확실히 개화시키기 위해서는 구중이 13 g 이상 되어야 한다. 건전한 20 g 이상의 종구를 8～9월에 심는다.

심는 거리는 10～12 cm이며 깊이는 구경의 3배가 표준이다. 그러나 추운 곳에서는 구경의 4배정도 깊이로 심어야 추위의 피해를 경감시킬 수 있다. 심은 후 15년간 생존이 가능하지만 개화 후 2～3년에 한번씩 굴취하여 다시 심는다. 봄에 개화 후 시들면 굴취 후 분구하여 서너주일 냉장시킨 후에 심으면 가을에도 개화가 된다.

〔수확・저장〕

인경, 구경의 분주에 의해 가을철에 번식시킨다.

개화는 11월경에 이루어지며 개화기간은 2주일 정도이다. 개화가 되면 암술머리를 손으로 따서 햇빛아래 또는 인공적으로 가열해서 건조시킨다. 건조가 된 후에는 차광이 되는 갈색 혹은 흑색의 밀폐된 용기에 넣어야 퇴색이 방지된다.

건조처리를 하면 암술머리 중량의 20%가 감소한다. 건조중량을 1kg 정도 얻기 위해서는 50만 본의 꽃이 필요하다.

〔이　용〕

사프란은 옷의 착색을 목적으로 옛부터 주로 사용했다. 그러나 합성 아닐린이 나오면서 그 가치가 떨어졌다.

사프란은 약 1% 정도의 에센셜오일을 함유하는데 주성분은 2,2,6-trimethyl-4,6-cyclohexadienal이며, 그 외 독특한 색과 쓴맛을 내는 글루코시드의 일종인 crocin과 picrocrocin으로 구성되어 있다.

가정에서 빵을 만들 때 사용되며, 요리되는 대상을 따뜻한 느낌의 노란 색깔로 물들임으로써 사랑을 전달해 준다. 대표적으로 쓰이는 요리는 프랑스 생선 수프 bouillabaisse,

스페인 paella(고기, 생선, 쌀과 채소 혼합요리), 이태리 risotto 그리고 영국의 cornish cake에 쓰인다.

아이스크림을 착색하기 위해서는 1~9 ppm, 빵 종류에는 2~15 ppm, 수프는 200~300 ppm 정도의 농도를 사용한다.

그 이외에 버터, 치즈, 비스켓 등에서 독특한 냄새와 색깔을 내기 위한 목적으로 사용된다.

〔처 방〕

의학적으로는 아이들의 땀을 배출하게 하는 작용이 있다. 특히 홍역이나 성홍열에 효과가 있다. 중국에서는 만성질환, 과다 출혈, 고통, 불임, 갱년기장애에 효과가 있다고 한다.

약리적 이용법을 보면 진정, 통경, 강장제로 쓰기 위해서는 사프란 0.3 g을 뜨거운 물 100 mℓ에 넣은 후 우려내어 1일 3회 따뜻하게 먹는다. 백일해에는 암술머리 8~10개를 따서 온탕에 넣고 추출해서 먹는다. 그 외 월경불순, 무월경증, 갱년기장애에도 암술머리 8~10개를 뜨거운 물에 넣고 끓인 후 식후나 취침전에 먹으면 효과가 있다.

2.21 생 강(Ginger)

학 명 : *Zingiber officinale* **영 명 :** Ginger

과 명 : Zingiberaceae(생강과) **기타명 :** 生姜, 乾姜(中)

〔재배 역사〕

생강의 원산지는 열대아시아의 인도, 말레이시아 지방이다. 기록상 생강은 중국의 공자(B.C. 551-479)가 처음 언급 했으며 인도에서는 기원전 4세기에 Sringavera라고 불렸으며 이것은 소뿔 같은 뿌리라는 뜻을 가진 것으로 여기서부터 유래되어 라틴어의 Zingiber, 프랑스어의 Ginjgimbre 그리고 영어의 ginger로 불리게 되었다. Marco Polo가 중국에서 이를 발견해서 서양에 소개한 첫 번째 사람이라고 주장했으나, 기록에 의하면 피라미드 건설자들은 이미 sweet ginger cake을 먹었다고 한다. 우리나라는 고려 현종 6년(1015)에 처음 기록이 나오나 그 이전부터 재배된 것으로 추측된다. 국내 최초의 재배지는 전북 완주군 봉동이라고 보고되고 있다(이, 1994).

〔식물학적 특징〕

생강은 키가 큰 다년생은 90～150 cm에 달하며 군락을 이룬다. 잎은 8～12매가 생기고 호생(互生)으로 줄기상에 2줄로 배열한다. 우리가 먹는 생강은 줄기끝이 변태된 것으로서 일종의 괴경이다. 생육적온은 25～30℃이고 15℃ 이하에서는 생육이 정지된다. 저장온도는 15～16℃이고 10℃ 이하에서는 썩는다. 수상화서로 노랗고 흰꽃이 7.5～10 cm 길이로 핀다.

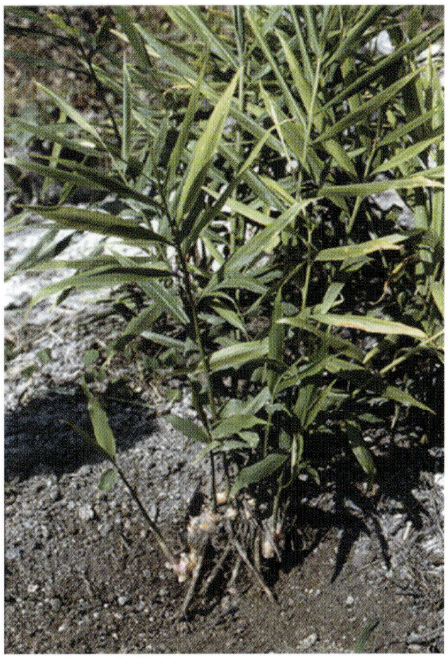

그림 46. 생 강

〔재 배〕

생육 적지는 온난한 지역이 좋은데, 가정재배를 위해서는 초여름에 시장에서 괴경을 구입하여 전체를 이용하거나 혹은 여러 개로 잘라 심는다. 30 cm 깊이의 용기를 선택하여 수분과 양분이 충분한 토양을 채우며, 배수가 좋도록 신경쓴다. 저장이 잘된 종강을 알맞은 깊이로 심은 후, 고습을 유지하기 위해 항시 관수를 잘 하며 정기적으로 비료를 공급한다. 실내의 창가에 두고 겨울에는 얼지 않게 관리한다. 노지재배 시는 서리 위험이 없으면 10 cm 깊이로 종강을 심은 후 3～4주 후에 발아하는데 봄철의 가뭄을 예방하기 위해 볏짚으로 덮어둔다. 너무 건조할 때는 관수하고 장마 때는 물빠짐이 잘되게 한다. 대단위 재배할 때는 연작장해가 심하니 재배지 선택에 주의한다.

〔수확 · 저장〕

일본에서 가정에서 용기재배 시는 어린 싹(쇼우가)을 이용해서 샐러드의 첨가물 또는 염적을 한다. 줄기뿌리는 가을철이 지나면 어느 때고 수확해서 이용한다. 저장은 호온성 작물이므로 12℃ 이하로 내려가지 않게 저장한다. 장기저장을 위해서는 우리나라의 경우 대부분 토굴을 파서 저장한다. 온도와 습도가 적당하지 않으면 저장할 때 쉽게 부패한다.

〔이 용〕

생강의 에센셜오일(1～3%)은 zingiberene과 zingiberol 같은 방향성분과 zingerone, shogaol 같은 신미성분을 갖는다. 향미가 날 때까지 파 등과 함께 뜨거운 올리브 기름에 요리한다. 그 외 채소, 생선, 고기 등의 요리에 사용한다. 중국인들은 육류, 생선의 강한

냄새를 없애기 위해 사용했다. 외국에서는 시럽, 캔디 등을 만든다. 그 외 각종 가공식품의 향료로 쓰인다.

다른 생약과 혼합하여 건위, 식욕증진, 신진대사 기능증진, 발열 등에 사용한다.

국내에서는 근래 국산차의 수요가 늘어서 생강 뿌리를 냉동 건조시켜 분말로 만든 다음 생강차로 가공하여 많이 이용되고 있다. 매일 3잔정도 마시면 건강에 좋다.

그 외 지방 토속주의 원료로서 가공되고 있는데 국제적인 명성을 위해 새로운 생강 가공기술의 개발이 시급히 요구된다.

〔처　방〕

아로마테라피로는 열을 내리고 근육을 이완시켜 주어 감기 등에 의해 지연되는 월경을 촉진시키고, 관절염의 통증을 완화시킨다. 서아프리카에서는 두통 치료에 많이 쓰인다. 레몬과 조합하면 향기가 좋다. 생강을 장기간 복용하면 사람의 수족을 따뜻하게 해준다.

차로서는 1ℓ의 물에 생강 약 50g을 넣고 10~20분간 끓인 후에 따뜻한 상태로 1일 1~2잔씩 마신다.

2.22 서양고추냉이(Horseradish)

학　명 : *Armoracia rusticana*　　**영　명 :** Horseradish

과　명 : Brassicaceae(배추과)　　**기타명 :** 山葵蘿蔔(中)

〔재배역사〕

서양고추냉이는 원산지가 지중해 및 서아시아로 추정되는데 현재 유럽 전역에서 야생화되어 있다.

고대 그리스와 로마인들은 약용으로 사용했으나 중세기에 들어와 독일과 덴마크에서 채소용으로 가꾸기 시작했는데, 그 당시부터 뿌리를 채쳐서 식초와 함께 고기를 먹는 데 이용했다. 이와 같은 식용법이 영국에 알려진 것은 그로부터 반세기가 늦어 Gerard (1597)가 동일한 요리법을 기술하고 있다.

학명인 *Armoracia*는 라틴어의 옛날 이름인 켈트어의 ar(가깝다), mor(바다), rich (지방)이라는 3개 단어가 합해진 것으로, 식물이 염분이 많은 지역에서 자라는 데서 유래한다. 일본에서는 물에서만 자라는 와사비(*Wasabia japonica*)가 있는데 이는 동양이 원산지이다.

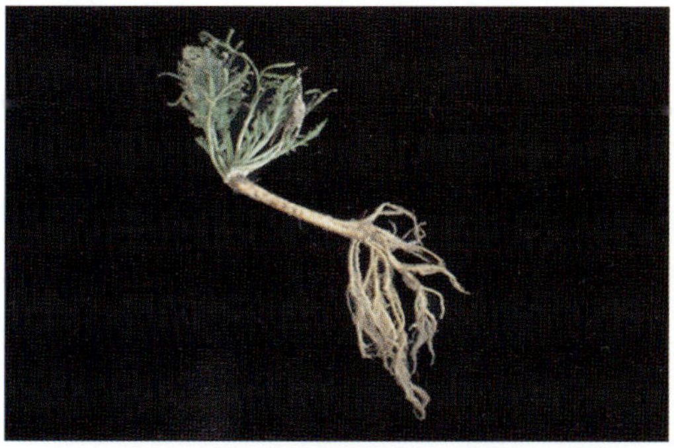

a. 줄기와 뿌리

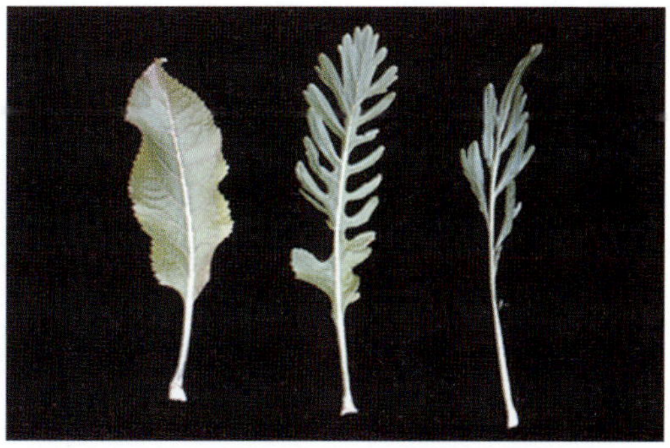

b. 정상 잎과 꽃눈 분화된 잎

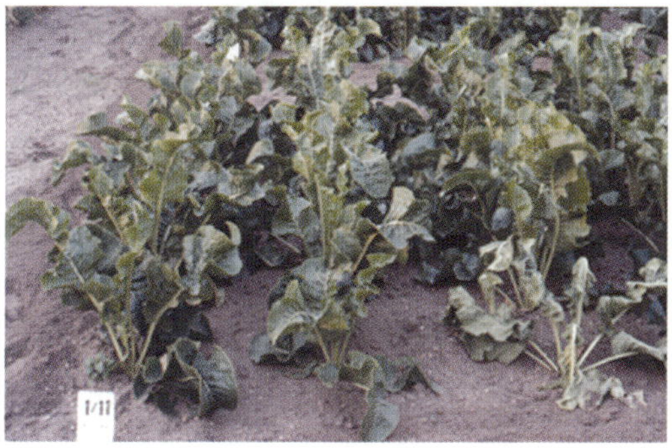

c. 밭에서 재배광경

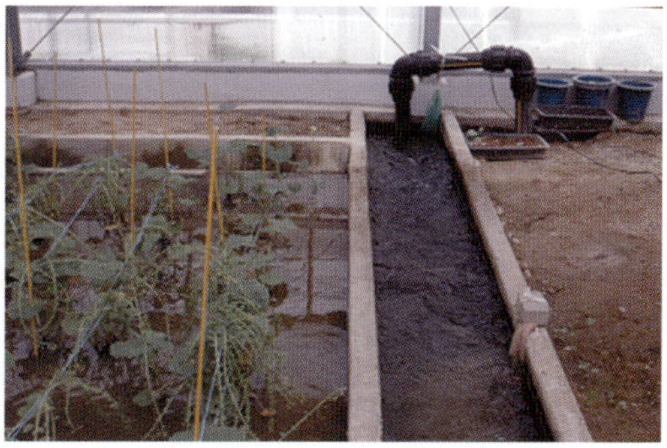

d. 와사비 재배시험(강원도)

그림 47. 서양고추냉이(a, b, c)와 와사비(d)

〔식물학적 특징〕

배추과에 속하며 －40～－50℃까지 되는 지역에서 자라는 내한성이 강한 여러해살이다. 잎은 가늘고 길어 80 cm까지 자라는데 잎 가장자리는 결각이 심하지 않다. 그러나 일단 화아분화가 이루어지면 잎은 로젯(Rosette)형이 되어 결각이 매우 심하게 변한다.

꽃대는 1.5 m 정도 높은데 몇 개로 가지가 나누어지며 그 끝에 꽃잎이 4개인 흰색의 꽃을 갖는다. 개화 후에 달걀모양의 과실이 생기고 그 안에 암갈색(暗褐色)의 작은 종자가 생기나 불임성(不稔性)이다. 주로 뿌리를 잘라서 번식하는데 뿌리는 한 개의 원뿌리(主根)가 있고 그 끝에 몇 개의 실뿌리가 나온다.

서양고추냉이는 한번 재배한 곳에서는 원뿌리를 캐내도 실뿌리가 남아서 다시 새로운 식물이 생긴다. 그래서 제거하기가 매우 어렵기 때문에 처음 재배지의 선택에 유의해야 한다.

〔품 종〕

국가별로 선발되어 지역의 이름을 붙인 재배종이 있다. 미국에는 흰뿌리의 말리너 크렌(Maliner Kren)이 재배된다. 독일의 경우는 바바리안 고추냉이와 함부르크 고추냉이

가 많이 가꿔진다. 이들은 잎의 형태, 뿌리 길이 등에서 다소 차이가 난다. 바바리안종은 뿌리가 가늘고 길며, 함부르크종은 뿌리가 다소 굵고 짧다.

일본 와사비는 줄기의 색깔에 따라 청경(青莖)와사비, 적경(赤莖)와사비 그리고 백(白)와사비가 있다. 이 중 청경와사비가 가장 매운 맛이 강하고 재배가 많이 이루어진다.

〔환경조건 · 생육〕

기후적인 요구도는 특별한 것이 없으나 시원한 기후를 좋아하며 내서성(耐署性)은 중간 정도이나 내한성(耐寒性)은 아주 강하다.

다소 습한 토양을 좋아하나 과습한 토양은 뿌리의 발육이 아주 나쁘다. 그러므로 밭에서는 여름 장마철을 대비하여 심는 이랑을 다소 높게 한다.

햇빛 요구도는 너무 강한 햇빛보다 다소 그늘이 지는 곳에서 잘 자라는데, 알맞은 햇빛은 독특한 맛과 향을 증진시키나 너무 햇빛이 약하거나 강하면 맛이 오히려 떨어진다.

일본 와사비는 수온이 10~13℃에서 잘 자라며 수온이 이보다 낮거나 높으면 생육이 불량해진다.

〔재배 작형〕

재배작형은 봄에 뿌리를 심어서 가을에 수확하는 것과 해를 넘겨 다음 두 해에 걸쳐 필요할 때 뽑아서 이용하는 방법이 있다.

〔재　　배〕

토양은 가리지 않는데, 일반적으로 뿌리를 캐내는 작업을 위해서는 모래땅이 좋으며 경토 깊이가 적어도 45 cm 정도는 되어야 한다. 그러나 모래땅에서는 맛, 향기 그리고 수량이 떨어진다. 반대로 점질(粘質)이 많은 토양도 나쁜데 이는 뿌리가 목화(木化)되고 너무 맵게 된다. 그러므로 경토(耕土)가 깊고 중간 정도의 토양인 사양토에서 기른다.

토양산도는 중성 또는 다소 알칼리성인 pH 6.8~7.2 정도가 알맞다. 보통 3년에 한번씩 재배지를 바꾼다.

서양고추냉이는 염(鹽)에 매우 민감하다. 퇴비는 10 a당 약 4,000 kg 정도를 주고 생장기간동안 연간 질소 4 kg, 인산 4 kg 그리고 칼리 12 kg을 시비한다. 보통 충분한 퇴비를 뿌려주면서 다소 시비를 하는 방법이 좋다.

재배법은 먼저 정식할 뿌리를 준비하는 것이 중요하다. 번식은 원뿌리〔主根〕 끝에 붙은 몇 개의 잔뿌리를 잘라서 심는데 잔뿌리의 굵기는 최소한 연필 정도의 굵기로 길이는 30 cm가 되어야 한다. 그 이유는 한번 심은 잔뿌리는 굵어지기만 하고 더 자라지 않기

때문이다.

그러므로 잔뿌리를 가을에 캐서 얼지 않게 보관했다가 봄에 심는다. 뿌리를 캘 때는 조심스럽게 파내서 원뿌리에 붙은 잔뿌리가 상하지 않게 하며 캐낸 원뿌리는 다듬어 팔고, 연필 굵기 정도의 잔뿌리는 약 30 cm씩 잘라서 묶은 후 지하실이나 땅속에 마르지 않게 모래를 채워 보관한다. 그러면 다음해 봄에 2～3개의 가는 잔뿌리가 끝에서 나온다. 이것을 3월말～4월초에 80 cm 이랑 간격에 주간거리 40 cm로 심는다.

심는 방법은 1 m^2에 4개의 뿌리가 필요하므로 10 a당 4,000개를 겨울 동안 저장해야 한다.

심은 후 6월초까지 뿌리의 머리끝에 나는 잎은 두고 옆에서 나는 잎은 따준다. 만일 뿌리 끝이 아닌 뿌리 중간에서 나는 잎을 놓아두면 뿌리 표면이 울퉁불퉁해져서 상품가치가 떨어진다.

재식 후에 중요한 것은 재식거리가 넓어 잡초가 많이 나니 제초작업을 잘 해야 한다. 보통 정식 전후에 제초제를 뿌린다.

매끄러운 뿌리를 만들기 위해서는 6월말에 뿌리를 한번 캐내서 원뿌리의 끝에 나온 뿌리는 그대로 두고 옆에 나온 줄기나 뿌리는 제거해서 다시 심는다. 이 때 땅이 굳어 있으면 작업이 곤란하므로 비가 온 후나 관수 후에 작업을 한다. 그러나 뿌리를 전부 캐내기가 곤란할 때에는 옆으로 심은 뿌리를 잎을 잡고 위로 잡아끌어 뿌리 끝은 상하지 않게 묻힌 채로 낫으로 원뿌리로 자랄 뿌리에서 나온 측근(側根)이나 잎을 제거하고 다시 옆으로 심는다. 집약적으로 재배하는 농가에서는 7～8월에 다시 한번 이와 같은 작업을 실시한다.

서양고추냉이는 본래 재생능력이 매우 강해서 몇 번 뽑았다가 심어도 가을이 되면 굵은 원뿌리를 형성한다.

일본 와사비는 물이 흐르는 곳에 뿌리를 돌로 누르고 차광을 시킨 후에 재배한다. 뿌리가 굵어지면 수확한다. 대체로 특별한 시비는 않는다.

〔수확 · 저장〕

수확은 가능하면 늦가을에 실시한다. 왜냐하면 몇 번 뿌리를 캐내서 생육은 8월부터 10월까지 이루어지기 때문이다. 수확시기는 일단 서리가 오고 난 후 잎이 다소 죽게될 때가 알맞다.

수확할 때 눕혀서 심은 원뿌리를 위쪽으로 당기면서 끝 쪽의 어린 뿌리가 상하지 않게 삽 등을 이용해서 조심스럽게 캐낸다. 그래야 어린 뿌리를 다음해 심을 수 있기 때문이다.

보통 4,000개/10 a를 심으면 시장에 팔 수 있는 뿌리는 약 3,000개를 얻을 수 있으며 수량은 2,000 kg/10 a가 된다.

분류할 때 Ⅰ급은 최소한 180 kg 이상, 길이는 15 cm 그리고 굵기는 3 cm 이상이어야 하는데 대부분 뿌리는 매우 무겁다. 뿌리는 잎이 붙은 윗부분이 2갈래 이상으로 나눠지거나 상처나 병충해의 피해가 없어야 하며, 곁뿌리가 원뿌리에 붙어 있어서는 안 된다. Ⅱ급은 다소 상처가 나고 약간 곁뿌리가 나도 된다.

무게에 의한 분류는 어떤 규정이 없이 무게가 무거운 것끼리 적당히 분류한다.

서양고추냉이는 대부분의 근채류처럼 예냉(Pre-cooling)을 할 필요가 없다. 왜냐하면 수확기가 추운 겨울이기 때문이다. 보통 저장온도는 －1～0℃로 충분한 상대습도에서는 6개월～1년을 저장할 수 있다. 그러나 일반적으로 6～7개월 내에 이용해야 하는데 장기 저장은 맛을 나쁘게 하기 때문이다.

〔이　　용〕

서양고추냉이의 특성은 독특한 향기와 매운 맛으로, 이는 글루코시드(Glucoside)인 시니그린(Sinigrin)과 같이 알릴이소티오시안네이트(Allyl-isothiocyanate), 부틸티오시안네이트(Buthyl-thiocyanate)가 많이 함유되어 있기 때문이다.

그 외 미네랄과 풍부한 비타민 C가 함유되어 있는데 수분은 95%, 단백질 2.3%, 지방 0.1%, 당분이 0.2%이며, 100g의 생체에는 비타민 A 4,700 I.U., 비타민 C 43 mg, Ca 120 mg, Fe 0.2 mg, Mg 13 mg, P 60 mg 그리고 K는 270 mg이 들어있다.

뿌리는 매우 딱딱하므로 가늘게 채를 쳐서 고기와 같이 먹는다. 그 외 즙액같이 만들어 샐러드에 첨가하거나 소시지와 같이 이용한다. 드레싱 소스를 만드는 방법을 소개하면 sour cream 1컵(240 mℓ)이나 요쿠르트에 반 티스푼(2.5 mℓ), 겨자 1/2티스푼, 신선한 서양고추냉이 갈은 것 1/4티스푼(1.2 mℓ), 소금을 넣어 만든다.

〔처　　방〕

대증요법으로는 지방이 많은 음식의 소화 촉진에 이용된다. 글리세린과 섞어서 시럽을 만들어 기관지염, 폐출혈 치료에 이용된다. 또한 호흡기와 비뇨기감염 치료에 좋다. 이뇨와 류머티즘, 통풍에도 효과가 있다. 그러나 과다 사용시에는 소화기관에 염증을 불러올 수 있다.

차를 만들려면 신선한 뿌리 약 50 g을 25 g 정도의 으깬 겨자씨와 함께 1 ℓ 의 물에 넣고 끓인 다음, 4시간을 우려낸다. 이 물을 매일 3회에 걸쳐 3스푼씩 먹는다.

시럽을 만들려면 신선한 뿌리를 강판으로 갈아서 그릇에 담고 덮일 정도 충분한 꿀을 넣고 4～8시간을 방치한다. 뿌리를 걸러낸 다음 용기에 담고 약간의 물을 넣고 10분간

끓인다. 이 끓인 물을 다시 처음 꿀물에 넣고 잘 섞이게 한 후 매일 3회 1티스푼씩 먹으면 쉰 목소리를 쉽게 고칠 수 있다.

외적치료는 잘게 자르거나 강판에 간 뿌리를 약간의 물과 혼합시켜서 열을 가한 후에 이것을 거즈에 묻혀 신경통이나 관절이 잘 움직이지 않는 곳에 습포하면 효과가 좋다.

2.23 세 이 지(Sage)

학　명 : *Salvia officinalis*　　**영　명 :** Sage

과　명 : Labiatae(꿀풀과)　　**기타명 :** 荔枝草(中)

〔재배 역사〕

원산지는 그리스지역으로 옛날부터 약용식물로 알려져 있었고 로마인들에 의해 유럽에 전파되었다.

영명으로 sage는 salvia라는 말과 같은 뜻인데 라틴어의 salveo에서 연유되었으며 이는 건강을 뜻한다.

고대 로마시대부터 재배되어 왔으며 영국 등 북유럽에의 전파는 로마군들의 북유럽 점령 기간에 전파됐다. 가장 좋은 세이지는 유고슬라비아에서 생산되며 미국에서도 일부 재배된다.

동양으로의 전파는 확실하지 않으며 열대아시아의 높은 지역에서 가꾸어지고 있다. 일본은 명치시대 이후에 도입되었다고 하나 국내에는 80년대 초부터 고려대 포장에서 재배하였다.

〔식물학적 특징〕

꿀풀과에 속하는 세이지는 관목성으로 잔가지가 많으며 30～90 cm 가량 자라는 다년생 초본이다. 엽병은 짧거나 또는 다소 긴형(5 cm)으로 잎은 길이가 2～9 cm, 폭이 1～5 cm이다.

잎은 두껍고 회색이며 잎의 뒷면은 흰색의 잔털이 많이 나고 뒷면만은 에델바이스 잎과 비슷하게 생겼다.

꽃은 6～7월에 피는데 자색 또는 백색으로 길이는 1.5～2 cm이다.

식물전체에 휘발성유를 함유하고 있어 강한 향기를 낸다. 잎에는 1.5～2.5%의 에센셜 오일을 포함하고 있는데, 주성분은 thujone(40～60%), cineole(15%), borneole(16%)

그리고 bonyl ester(4%)으로 이루어져 있다. 이들은 생산지역에 따라 차이가 난다.

종자는 갈색 또는 흑색으로 폭은 2~3 mm이고, 1 g의 종자수는 200~300립이며 발아적온은 20~30℃의 변온이 좋다. 광발아종자로서 발아는 최소한 21일 걸린다. 발아력은 3~5년간 유지한다.

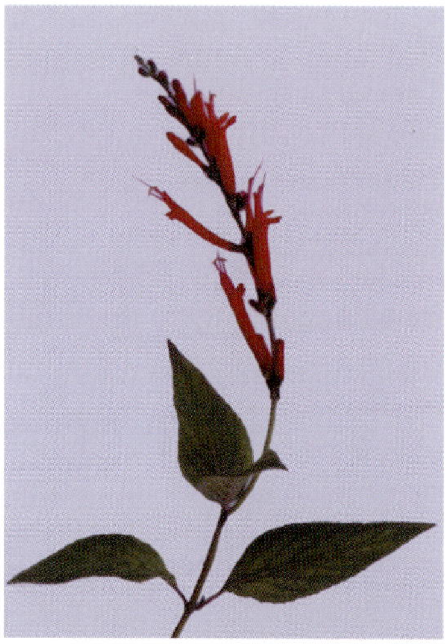

a. 파인애플 세이지

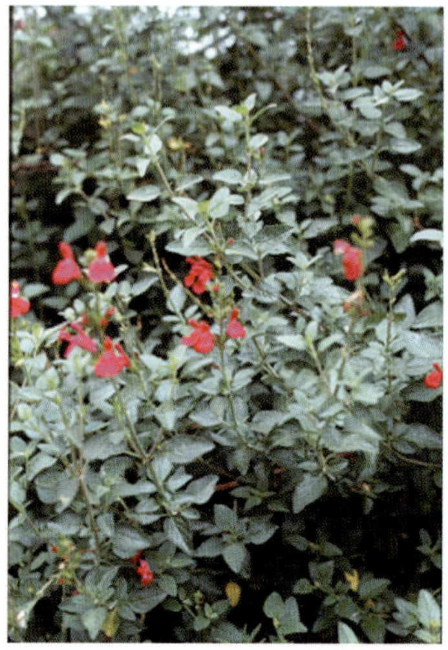

b. 체리 세이지

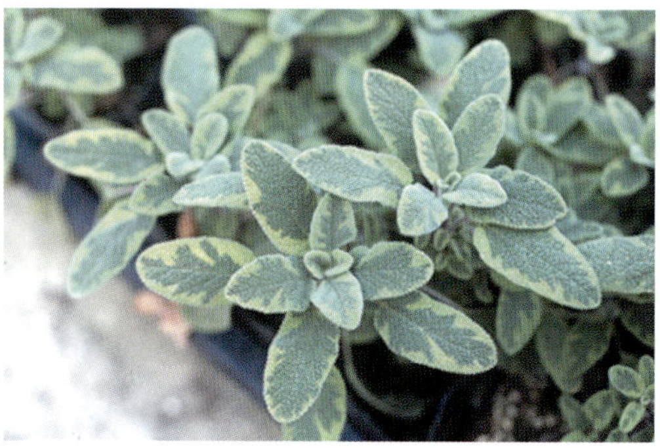

c. 골든 세이지

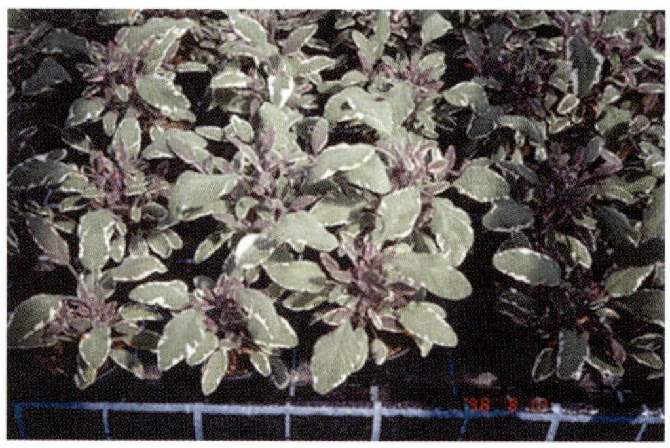

d. 트리컬러 세이지

그림 48. 세 이 지

〔품　　종〕

세이지는 세계적으로 40여종이 있는데 그 가운데 조미료용으로 사용되는 것은 *S. officinalis*와 *S. triloba* 등이다.

조미료용 세이지도 유럽에서는 유고슬라비아에서 생산되는 세이지(*S. officinalis* ssp. *major and minor*)가 가장 품질이 우수한데, 그 지역의 이름인 달마틴을 따서 달마틴 세이지라 부른다. 특징은 주성분인 thujone가 많다.

스페인 세이지(*S. officinalis* ssp. *lavandulifolia*)는 스페인의 건조지역에서 많이 재배

되는데 cineole과 장뇌성분이 많다.

그리스 세이지(*S. triloba*)는 cineole이 두 품종보다 많다.

그 이외에 잎의 크기에 따른 분류로서, 미국이나 남미지역의 지명을 딴 종류가 있으나 지금까지의 품종은 역시 유고의 달마틴지역 생산품을 능가하지 못하고 있다.

정원 내의 가장자리, 배경조경, 울타리용으로 사용되는 여러 품종이 있다. 정원용 sage인 *Salvia officinalis*는 가장 일반적으로 재배되며 보통 60~80 cm 자란다. 잎은 회색빛 도는 녹색이며 계란 모양이다. 보라색 꽃은 초여름에 키가 큰 수상화서로 꽃을 피우는데 몇 가지 품종의 특징을 보면 다음과 같다.

① **'Albiflora'** : 하얀색의 수상화서

② **'Aurea' or 'Golden Sage'** : 잎 가장자리가 노랗고 compact하게 자란다.

③ **'Purple Sage'** : 잎 가장자리가 자주빛 붉은 색을 띤다.

④ **'Tricolor'** : 하얀색, 자주빛, 붉은색, 분홍 등의 얼룩덜룩한 잎을 가진다.

Clary sage(*S. sclarea*)는 남유럽 원산으로 가장 큰 종으로 1.2~1.5 m까지 도달하며 2년생으로 첫해에 잎의 기부에 rosette를 만들고 2년째에 꽃을 피운다. 잎은 크고 울퉁불퉁하며 회녹색을 띤다. 이 품종은 안약으로 사용되어서 'Clear eye'라고 하며 줄여서 'Clary'라고도 한다. 잎은 훌륭한 차로도 사용된다.

Pineapple sage(*S. elegans*)는 멕시코 원산으로 녹색잎을 갖고, 가을에 주홍색 꽃을 피운다. 가장 내한성이 약한 품종으로 보통 −5℃에서 죽지만 실내나 용기 재배시는 문제가 없다.

Blue sage(*S. clevelandii*)는 키가 1.2 m 정도이며 북아메리카가 원산으로 방향성이 높다. 가정 내의 부엌에서 일반 세이지 품종을 대체시키고 있다.

〔재 배〕

세이지는 햇빛을 많이 받고 건조하며 배수가 잘되는 땅에서 잘 자란다. 수량증대를 위해서는 충분한 퇴비와 석회의 시용이 바람직하며 너무 점토질이 많은 곳에서는 모래를 섞어 재배한다.

보통 번식법은 종자번식과 삽목번식법을 이용한다. 종자번식시는 온상에서 4월초, 노지에서는 5월에 실시한다. 발아는 3주일 이상 걸리며 이 기간 동안 충분히 관수를 잘 해야 한다.

1 m^2의 파종상에 5~10 g의 씨를 뿌리면 약 600~800개의 식물을 얻을 수 있다. 직파를 할 경우는 간격 30~35 cm의 줄뿌림으로 실시하며, 이 때는 100 m^2(30평)에 100~150 g의 종자가 필요하다.

정식은 어느 정도 자라면 실시하는데 30×25 cm 간격 또는 40×25 cm 간격으로 심는다.

삽목을 할 경우는 늦봄이나, 늦가을에 약 5 cm 길이로 삽수를 만들어 모래상에 삽목한다. 가정원예의 경우는 화분에 삽목을 해도 좋다. 삽목 후에는 충분히 관수하고 온도는 18~21℃를 유지시켜 주는데, 뿌리가 완전히 내린 후에 정식한다.

겨울에는 중부지방에서도 월동이 가능하나 내한력이 약하므로 볏짚이나 낙엽 등을 충분히 덮어줄 필요가 있다. 봄에는 장미 전정을 실시하듯이 묵은 가지는 잘라서 새 가지가 알맞게 나오도록 한다.

〔수확 · 저장〕

수확은 여름 동안 실시하는데 잎을 주로 따서 모은다. 잎은 꽃피기 바로 직전에 채취하는 것이 가장 향기가 좋고 맛이 있다. 가정에서는 말린 잎을 병에 넣어 저장할 수 있다.

새순도 이용할 수 가 있는데 반드시 다음해에 자랄 수 있을 정도로 알맞게 솎음질하듯이 채취를 해야 한다.

최종 수확은 초가을까지만 실시하며 그 이후는 금지하는 것이 좋은데 이는 상처가 채 아물기 전에 강추위를 만나면 줄기가 동사(凍死)하기 때문이다.

〔이 용〕

세이지는 고기, 수프, 치즈 등에 약간 넣어서 이용하며, 특히 장어나 미꾸라지 등 비린내가 심하게 나는 요리에 사용하면 비린 맛을 제거할 수 있다. 신선한 세이지의 주요 성분을 보면 표 17과 같다.

요리의 향을 내는데 이용되며 기름은 방향제를 만드는 재료로 추출된다. Pineapple sage는 잼, 젤리에 넣는 재료로 이용된다.

표 17. 대략적인 신선한 세이지의 구성분(100g 가식부)

성 분	함 량	성 분	함 량
물	8.0g	Mg	428mg
에 너 지	315㎉	P	91mg
단 백 질	10.6g	K	1,070mg
지 방	12.7g	Na	11mg
총탄수화물	60.7g	Zn	5mg
섬 유 소	18.1g	비타민 C	32mg
회 분	8.0g	나이아신	6mg
Ca	1,652mg	비타민 A	5,900I.U.
Fe	28mg		

(Farrell, 1985)

에센셜오일은 가글제와 치약용으로 많이 이용된다.

〔처 방〕

차로서는 1～2 티스푼의 잎을 1/4ℓ 끓는 물에 넣고 15분간 우려내서 그것을 1일 2～3잔 씩 마신다.

와인은 60 g의 잘게 잘라서 말린 건조 잎을 1ℓ 적포도주에 10일간 우려내어 식후에 매일 1잔씩 마신다.

가글용은 2주먹 잘게 잘라 건조시킨 잎을 10분간 끓는 물 1ℓ에 넣고 추출해서 거른 후 냉장고에 저장하고 때때로 사용한다.

팅크제는 20 g 잘게 잘라 말린 잎을 80 mℓ 알코올(60%)에 넣고 10일 동안 우려낸다. 이것을 매일 3～4번 30～40방울 마신다. 팅크제와 세이지 오일을 동량의 럼주에 섞어서 머리카락이 빠지는 부분에 바르면 탈모방지에 좋다.

2.24 수 영(Sorrel)

학 명 :	*Rumex acetosa*	**영 명 :**	Sorrel
과 명 :	Polygonaceae(마디풀과)	**기타명 :**	酸模(中)

〔재배 역사〕

이집트인들은 수영 샐러드를 B.C. 3000년경부터 이용했을 정도로 식용 역사가 길다. 그 후 로마와 그리스인들이 먹게 되었다. 영국에서는 1217년 처음 기록이 나온다. 영어 이름 sorrel은 고대 프랑스어 surrele에서 연유되었는데 sur은 sour(신맛)을 뜻한다. 프랑스와 영국 등지에서는 채소용 뿐만 아니라 약용으로도 중세 이후 많이 이용된 기록이 나타나고 있다. 재배가 용이한 수영은 19세기에 프랑스인들이 즐겨 먹었는데 1895년 기록에 의하면 프랑스에서는 20만 kg의 수영이 공급되었다고 한다. 즉 19세기에는 가정채소 식물로 각광을 받았는데 미국에서는 거의 먹지 않는다. 국내에서는 90년대 말에 소개되었으며 현재는 쌈채소로 인기가 있다(박과 류, 2000).

〔식물학적 특징〕

최근 쌈채소로서 인기가 있는 수영은 영년생으로 잎이 넓고 긴 *Rumex acetosa*와 잎이 작고 방패처럼 생긴 프랑스 수영(*R. scutatus*)으로 나뉜다. 수영은 크기는 60～120 cm이고 프랑스 수영은 15～45 cm로 작다. 우리나라에서는 주로 쌈채소로 판매되며, 유럽

에서는 주로 샐러드용으로 이용한다. 샐러드용으로 먹으면 감귤냄새와 신맛을 낸다.

독일에서는 'Goldgelber von Lyon', 'Großblättriger Deutscher', 'Riesen von Belleville' 등이 재배되고 있다.

〔재　　배〕

뿌리를 분주하거나 봄에 종자를 뿌리는데 발아기간은 7~10일정도 걸린다. 심는 거리는 30 cm 간격으로 한다. 종자량은 100 m^2당 20 g이 필요하다. 파종 후 터널을 씌우면 발아에 10일 가량 걸린다. 잎은 대체로 물이 많아 달팽이가 좋아하므로 달팽이 방제를 해야 한다. 우리나라는 습하지 않아 여름에도 큰 달팽이가 없으나 유럽은 민달팽이가 많아 정원에서 엽채류나 수영 같은 식물은 관리를 잘 해야 한다. 강한 햇빛을 좋아한다. 식물은 정원에서 번식이 잘되어 오히려 잡초같이 자라 성가시게 되므로 상자 안에 심는다. 상자에 심을 경우나 정원에 심더라도 매 3~4년마다 식물을 나누어주어서 활력을 찾게 한다. 잎 성장을 증진시키려면 꽃대가 생기는 대로 제거한다. 건조에는 강하나 겨울에는 정원에서 잎이 죽는다.

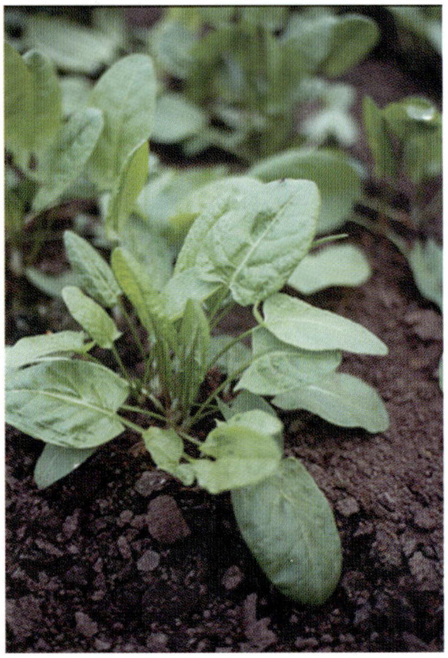

그림 49. 수　　영

온실 내에서 재배하면 잎상추처럼 연간 계속해서 수확할 수 있다. 국내에서는 새로운 쌈채소로서 인기가 있다.

〔수확 · 저장〕

수량은 2~3 kg/m^2를 얻을 수 있다. 가정원예의 경우 겨울에도 치마상추 처럼 아랫 잎을 계속 채취하려면 심겨진 상자를 실내에 두거나 비닐터널을 만들어 얼지 않게 한다. 온실에서는 연중 수확이 가능하다. 수확 후에 쉽게 마르므로 유통할 때는 반드시 플라스틱 상자에 소포장하여 출하하는 것이 좋다.

〔이　　용〕

잎이 작은 프랑스 수영은 신선하거나 얼은 잎은 수프나 샐러드에 이용한다. 요리할 때는 시금치 같이 하는데 끓인 물을 한번 바꾸어 주는 것이 산도를 줄일 수 있는 방법이다. 왜냐하면 수영은 아주 신맛이 많기 때문이다. 채소 수프, 오믈렛, 양, 쇠고기 요리 등

에 사용된다.

수영은 돼지 갈비나 삼겹살 요리를 먹을 때 쌈채소로 이용하면 독특한 신맛 때문에 김치쌈처럼 특별한 맛을 나타낸다.

〔처 방〕

주성분은 calcium oxalate(1.3%)와 옥살산(oxalic acid), anthraqinon, vitamin C, 사과산, 감귤산 등이다.

유럽에서는 이뇨제, 기분전환 그리고 하열제로 쓰인다. 외적으로는 입안이 헐었을 때 사용한다. 옥살산이 많아 신장 환자나 통풍 환자는 결석의 위험이 있으므로 많이 먹지 않아야 한다.

차로 마시기 위해서는 2티스푼의 건조한 잎을 1/2ℓ 끓는 물에 10분간 우려내어 1일 2잔씩 먹거나, 외적으로는 피부를 씻거나 입안을 가글한다.

2.25 쑥(Mugwort)

학 명 :	*Artemisia asiatica*	**영 명 :**	Mugwort
과 명 :	Compositae(국화과)	**기타명 :**	艾草(中)

〔재배 역사〕

우리나라의 단군신화에도 쑥이 등장할 정도로 동서양을 막론하고 오래 전부터 인간이 이용한 허브 식물이다. 학명의 유래를 보면 Artemisia는 옛날 그리스 페드시왕 Mausolus의 부인으로서 왕의 사후 B.C. 535년경에 그리스를 지배한 적이 있다. 남편의 죽음 후에 그녀는 왕의 무덤인 Mausoleum을 만들었는데 이것은 세계 7대 불가사의 중의 하나이다. 그녀는 또한 유명한 식물학자이자 약용식물 연구가였는데 200여종의 식물이 그녀의 이름을 따서 붙여졌다. 근래 들어 쑥은 광야를 여행하면서 몸의 보호를 위해 쑥을 걸쳤다는 침례교도 St. John을 위해 St. John's plant로서 잘 알려져 있다. 보통 쑥은 아시아, 북미와 유럽의 많은 지역에서 자생하며 그 이용은 제한적이지만 몇 가지 종들은 정원사들의 관심을 끌고 있다.

〔식물학적 특징〕

유럽과 아시아에서 자생하는 쑥은 1.2~1.8 m의 키를 가진 다년생 식물이며 억세고 붉은 가지를 가진다. 서양 쑥은 그 잎이 코스모스 잎처럼 가늘게 갈라진 것이 많으며 잎

의 표면은 검은 녹색을 띠고 아래 면은 은백색을 띠며 꽃은 작은 수상화서로 여름에 개화한다.

보통 서양에서 쑥이라고 불리는 것에는 두 가지 *Artemisia*속의 식물이 있는데 white mugwort(*Artemisia lactiflora*)와 sweet mugwort(*Artemisia annua*)이다. White mugwort는 직립성 식물로서 키는 1.2~1.5 m정도이며 늦여름에 크림빛을 띤 흰색의 향기 나는 꽃이 개화하고 검은 녹색을 띤 잎들은 8~9개로 가늘게 나누어지고 잎 끝에는 거치를 가지고 있다. Sweet mugwort는 한해에 2~3 m까지 자라는 일년생 식물로서 노란색을 띠는 녹색의 레이스 같은 잎들은 달콤한 스위트 바실 같은 향기를 가지며, 말린 상태에서는 장식용 또는 향수 원료용으로 이용된다.

그러나 우리나라에도 많은 쑥 종류가 있어 옛부터 한방에서 이용되었다.

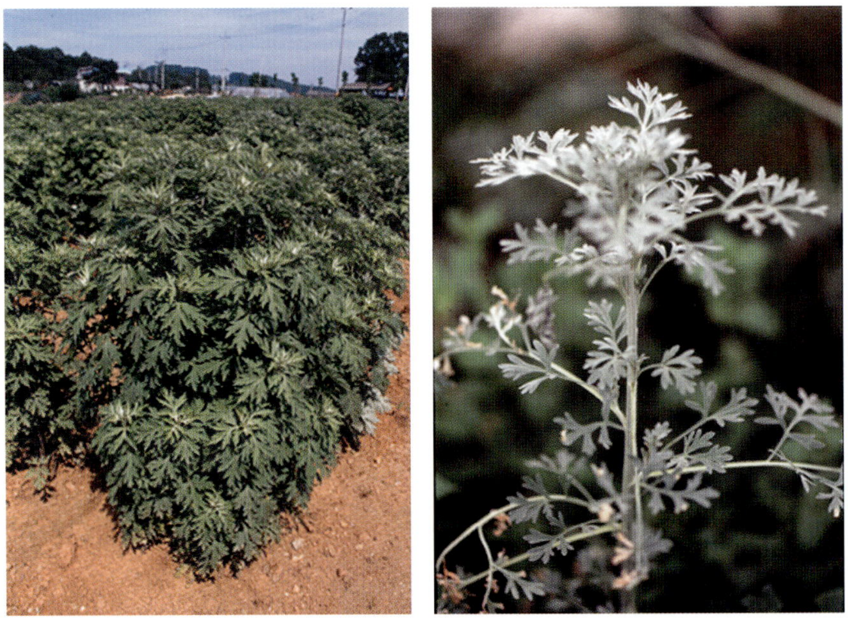

그림 50. 쑥(좌 : 동양 쑥, 우 : 서양 쑥)

〔재　　배〕

실내용 식물로는 적합하지 않다. 그러나 정원에서는 많은 노력을 하지 않아도 잘 자란다.

쑥은 지하의 근경에 의해 빠른 속도로 퍼져 나가며 재생력이 왕성하다. 유기질이 풍부한 지역에서 잘 자라며 종자번식, 분주에 의해 번식한다. 충분한 광선과 건조한 토양을 선호하고 알맞은 거리로 심은 후에 대량 수확을 위해서는 거름도 주어야 한다.

〔수확 · 저장〕

나물용은 봄 일찍 새순을 채취하고, 약용은 초여름에 개화하기 전에 잎을 수확하고,

뿌리는 가을에 캐어서 각각 생으로 또는 건조상태로 이용한다. 보통 100 m^2에 40 kg의 건조한 잎을, 20 kg의 건조한 뿌리를 생산할 수 있다.

〔이 용〕

쑥의 구성성분은 에센셜오일(0.03~0.2%), cineole, 쓴맛, 탄닌성분 등이다. 영국에서는 잎을 맥주를 만드는 데 이용하며, 독일에서는 성탄절 거위요리를 만들 때 속에 넣어서 향을 내게 하는 허브로서 이용한다. 어린잎을 따서 우리나라에서는 나물, 국거리 등으로 사용하며, 유럽에서는 가루를 당근, 양파요리 등에 이용한다. 유럽에서 *A. pontica*는 영명이 Roman wormwood인데 잎이 매우 가늘고 향이 강해 곤충을 쫓는 데 많이 이용된다. 잎, 줄기를 채취하여 말린 후 걸어두면 파리를 막을 수 있다고 한다.

쑥을 넣어 만든 베게를 이용하면 예로부터 좋은 꿈을 꾼다고 한다. 그리고 시골에서 쑥을 태우면 모기가 달려들지 않아 옛 선조 들은 모깃불용으로 이용했다.

〔처 방〕

잎과 뿌리 모두 차로서 이용되며 그 밖에 의학적으로 쑥침을 만드는 데 쓰는 등 그 이용성이 매우 다양하다.

쑥은 안정을 취하고 입맛을 촉진하여 소화제로 이용된다. 또한 불규칙적인 월경도 치료해 준다.

쑥차는 1티스푼의 쑥가루를 1/4ℓ 끓는 물에 넣고 2분간 추출 후에 거른다. 그리고 매일 1~3회 한잔씩 마신다.

팅크제는 20 g을 건조시켜서 잘게 자른 식물을 80 ㎖ 알코올(60%)에 10일간 추출하고 난 후 그것을 매일 3회 5~10방울씩 마신다. 쑥와인은 1ℓ 백포도주에 30g의 잘게 자른 쑥을 넣고 10일간 추출한다. 이것을 매일 작은 잔으로 2회 마신다.

2.26 스위트 바이올렛(Sweet violet)

학 명 : *Viola odorata* **영 명 :** Sweet violet, Garden violet

과 명 : Violaceae(제비꽃과) **기타명 :** 제비꽃, 菫(中)

〔재배 역사〕

향기가 나는 제비꽃(Violet)의 이름에 대한 유래에 관해서는 여러 가지 설이 있다. 몇몇 사람들은 Latin어로 vias, 즉 식물이 주로 자라는 곳인 '길가의' 라는 뜻에서 나왔다고 한다. 또 다른 사람들은 Greek의 Ione에서 유래하였다고 하는데, 그 이유는 Greek의

신인 Jupiter가 여신 Io가 먹을 수 있도록 하기 위해 그것을 재배하였기 때문이라고 한다.

이와 같이 재배역사가 매우 오래되어 역사적으로 제비꽃은 간질을 안정시키는 것부터, 광범위한 범위의 질병을 치료하기 위해 사용되어져 왔다. 또한 화를 가라앉히고 잠을 유도하도록 사용되기도 하였다.

〔식물학적 특징〕

키가 작고 내한성이 있는 다년생의 달콤한 향기가 나는 제비꽃은 정원의 가장자리나 작은 규모의 피복식물 또는 분화식물로서 각광을 받고 있다. 잎은 어두운 녹색이고 하트 모양이다. 허브용은 주로 진한 보라색이나 분홍색, 흰색 등도 있다. 지면에서 포복경에 의해 퍼지며, 15~30 cm 정도 자란다.

여러 변종들이 있는데, 'Royal Robe'는 크고 긴 줄기에 진한 자주 꽃이 핀다. 'Charm'은 작고 흰 꽃이 피며, 'Royal Elk'는 매우 향기로운 보라색 꽃이 핀다. 제비꽃의 많은 다른 종들은 팬지, 야생의 삼색 오랑캐꽃과 같은 많은 대중 정원의 일년생, 또는 다년생들을 포함해서 일반적으로 자란다. 야생의 삼색 오랑캐꽃과 같은 것은 보통 약용으로 herbal역사가 따로 있다.

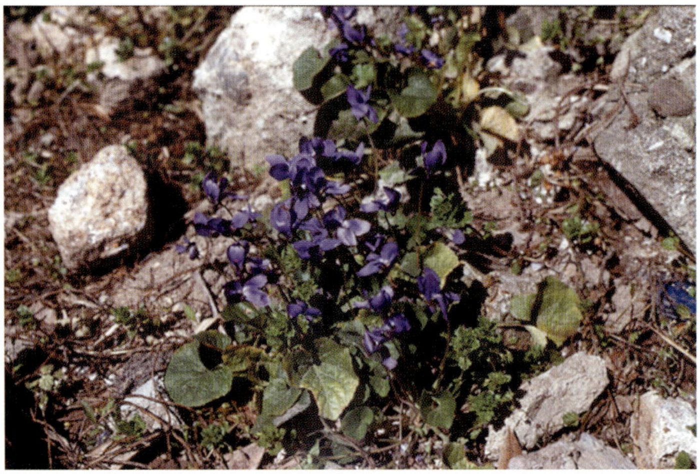

그림 51. 제 비 꽃(향이 강하고 잎이 둥근 것이 특징)

〔재　　배〕

종자를 뿌려서 번식시키며 포복지를 분주 또는 온상에서 이식한다. 종자는 호냉성식물이므로 낮은 온도에서도 발아가 된다. 지중해에서는 11~1월에 파종할 수 있으나 우리나라에서는 이른 봄 파종한다. 1,000개의 식물을 얻는데 100 g의 종자가 필요하다.

100m²에 심으려면 2,500개 식물이 필요하다. 분주는 주로 개화한 5~6월이 지나면 실시하는데 재식거리는 20~23 cm 거리로 한다. 뿌리가 내려 장식된 식물을 9월에 분주할 수 있다. 부분 차광이 이상적이나 서늘한 기후에서는 강한 광조건에서도 잘 견딘다. 제비꽃은 비옥하고 배수가 좋으며, 수분이 많은 토양을 좋아한다. 봄에 꽃을 많이 피게 하기 위해서는 해마다 분주 또는 포복지 분주를 해야 한다.

〔수확·저장〕

잎은 부드러울 때 봄 일찍 수확하여 생체로 또는 건조하여 이용한다. 꽃은 건조화로 이용하거나 식물이 만개했을 때 언제든지 수확하여 음지에서 건조한다,

저장은 건조한 잎이나 꽃을 저장한다. 또는 꽃의 결정체를 만든다. 뿌리는 9~10월에 수확해서 깨끗하게 씻은 후에 햇볕에 건조한다.

〔이　　용〕

신선한 꽃은 샐러드에 넣어서 먹을 수 있으며 시럽 등을 만드는 데 원료로 쓰인다. 시럽을 만들려면 50 g의 신선한 꽃에 75 mℓ의 끓는 물을 넣어 24시간 침출시킨다. 그 후 75g의 설탕을 넣은 후 열을 가해 녹인 후 병에 넣어서 차게 저장한다. 꽃과 잎은 마음을 진정시키는 차로 이용되거나 젤리, 펀치, 와인, 샐러드 등에 색을 더하기도 한다. 꽃에서 추출된 기름은 향수로 사용된다. 장식용으로 꽃을 건조시키거나 압착시켜 배열하기도 한다.

건조한 꽃잎은 차의 향을 내게 하기 위해 섞어서 쓸 수 있다.

〔처　　방〕

식물체에 0.04% 에센셜오일이 들어 있으며, 그 외 쓴맛 성분, 사포닌, 알카로이드, 오도라틴(Odoratine)도 들어있다.

이뇨와 발한 효과가 있으며 기침 감소, 혈압 강하에도 쓰인다. 외적으로는 타박상이나 화상(火傷)에 꽃을 짓이겨서 붙인다.

차는 건조시켜서 잘게 자른 뿌리 2티스푼을 1잔의 차가운 물에 8시간 추출했다가 약간 따뜻하게 해서 마신다.

시럽은 1컵의 꽃에 1/2ℓ 뜨거운 물을 붓고 24시간 우려낸 다음, 체로 걸러 내고 같은 양의 꿀을 섞는다. 이것을 기침이 생길 때 한 수저씩 먹으면 효과가 좋다.

2.27 아 니 스(Anise)

학 명 : *Pimpinella anisum* **영 명 :** Anise
과 명 : Umbelliferae(산형화과) **기타명 :** 遏泥子(中)

〔재배 역사〕

중동이 원산지인 아니스는 강한 감초향이 있어 현재 리큐어에 많이 이용되고 있다. 기원전 1552년경에 쓰여진 이집트의 의약서에 기재될 정도로 예로부터 사용된 향신료이다. 초기 로마인들은 이 식물을 조미료, 기침 억제, 해독제, 소화제로 이용하였다. Pliny와 Elder는 밤에 베개 아래에 아니스를 넣고 자면 악몽을 막는다고 했다. 그러한 연유에서인지 11세기 영국인들은 이 식물의 가루로 잠자리를 마련했다. 현재 동양인들은 호흡촉진제(Breath freshener)로서 씹기도 한다. 1619년 미국의 버지니아 의회는 버지니아의 거주자는 의무적으로 6개의 아니스 종자를 가져와 심어야 한다고 의결했다고 한다. 우리나라에는 시험 재배된 바 있으나 대량생산은 없으며 실제재배는 몇 군데 독농가에서 소규모로 이루어지고 있다.

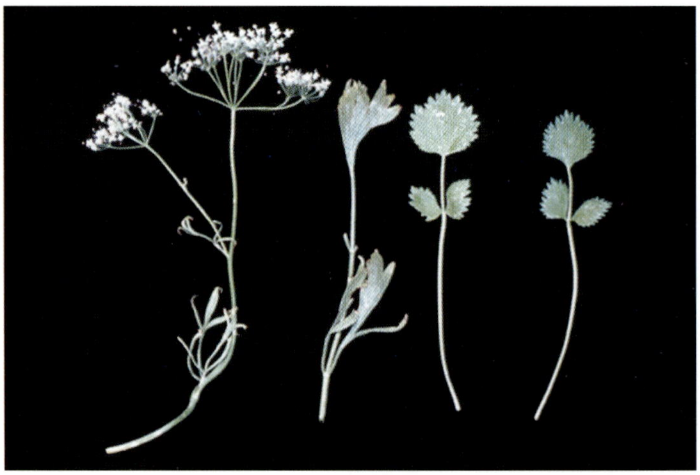

그림 52. 아 니 스(꽃과 잎)

〔식물학적 특징〕

이 식물은 전체적인 모양이 아름답다. 파슬리와 근연인 연녹색의 1년생초는 초장이 60～90 cm 정도로 된다. 하엽은 넓고 잎 가장자리가 결각이 있으며 상엽은 코스모스 잎같이 얇고 섬모에 덮여있다. 한여름 유백색의 꽃이 산형화서로 핀다. 종자는 달걀모양

또는 장타원형이며 2분과(分果)가 밀착하는 상태로 결실한다. 각 분과에는 5개의 늑선(肋線)이 있다. 성숙된 종자는 매우 더운 여름에 수확할 수 있는데 색깔은 녹갈색이다. 종자는 길이 3~5 mm, 폭 1~2 mm로 화경에 붙어있다. 종자 1ℓ는 420 g 정도이며 약 95,000립에 해당된다.

〔재 배〕

비옥하고 물빠짐이 양호한 사질토양이 알맞으며 온화하고 햇빛이 잘 비칠뿐만 아니라 비도 적당히 오는 곳이 좋다. 파종시기는 서리의 위험이 없는 5월초에 직파한다. 아니스는 이식을 매우 싫어하므로 가정원예에서는 포트에 심었다가 정식하는 것은 괜찮으나 모종으로 이식은 곤란하다. 60 cm 간격으로 줄뿌림해서 초장이 10 cm 될 때 식물체간의 간격을 15~20 cm로 솎아 준다. 파종에서 성숙까지는 약 4개월이 필요하다. 대체로 3개월쯤 되면 꽃이 피고 꽃이 핀 후 1개월이 지나야 씨가 성숙한다.

〔수확・저장〕

완전히 성숙되었을 때 잎을 딴다. 색이 변하기 시작할 때 화기를 잘라 따뜻하고 건조한 곳에 매단다. 종자는 식물을 잘라서 말린 후 탈곡하며 통풍이 좋은 곳에서 음건하여 저장한다. 10 a당 50~90 kg의 종자를 얻을 수 있다.

〔이 용〕

잎은 양념으로 또는 샐러드에 첨가시켜서 이용한다. 그리고 때로는 비누향, 스튜 그리고 고기요리 등의 조미료로 이용된다.

공업적으로는 수증기 증류한 아니스유(油)가 광범위하게 식품분야에 사용된다. 아니스 종자는 8~11%의 불휘발성 기름(Fixed oil)과 1.5~4%의 에센셜오일(Essential oil)로 구성되어 있는데, 에센셜오일은 80~90%의 anethole과 10~15%의 chavicol로 이루어져 있다. 스위스의 식품규격상 종자에는 최고 수분 함량은 13%, 총회분량은 11%, 에센셜오일 최저 함량은 2.1%로 규정되어 있다(표 18). 제과, 리큐어, 수프, 드링크의 향료로 쓰인다. 그 외 치약 향료, 화장품 향료, 향수 등에 사용된다. 또한 사진 표백 색소의 감광제로도 사용된다. 일본의 경우 음료에 사용은 30 ppm, 빵에는 490 ppm 그리고 육류에는 1,200 ppm 정도의 아니스 에센셜오일을 사용할 수 있다.

〔처 방〕

약리효과로는 소화촉진, 월경개선, 화분병과 감기경감 효과가 있다고 알려진 이 식물로 아침차를 만들기 위해서는 3컵의 물에 1.5 g의 종자를 담그거나 찻숟가락으로 1~3개 자른 잎을 넣는다. 또는 1ℓ에 종자 15~20 g을 넣고 끓여 먹는다.

표 18. 아니스 종자의 대략적인 조성분(100g 가식부)

성 분	함 량	성 분	함 량
물	9.5g	Ca	646mg
에 너 지	337㎉	Fe	37mg
단 백 질	17.6g	Mg	170mg
지 방	15.9g	P	440mg
총탄수화물	50.0g	K	1,441mg
섬 유	14.0g	Na	16mg
회 분	7.0g	Zn	5mg

(Farrell, 1985)

소화불량이나 월경불순에는 1ℓ의 끓는 물에 종자 5～10g을 넣고 우려내어 찻잔으로 1일 1～2잔씩 마신다.

유방에 습포를 하면 젖을 많이 나오게 하는데 1ℓ의 물에 15～20g의 종자를 넣고 끓인 다음에 이 물로 습포를 한다.

차요법은 1티스푼의 종자를 1/4ℓ의 끓인 물에 넣고 10분간 우려내어 걸러낸 다음 기침에는 매일 2～5잔씩 꿀을 타서 마시고, 장내 가스발생에는 꿀을 넣지 말고 마시면 좋다. 특히 어린이에게 효과적이다.

2.28 안젤리카(Angelica)

학 명 : *Angelica archangelica* **영 명 :** Angelica

과 명 : Umbelliferae(산형화과) **기타명 :** 신선초

〔재배 역사〕

천사의 뿌리라고 불리는 데서 이름이 유래했는데 산형화과에 속하는 안젤리카의 원산지는 시리아로 추정하고 있으며 많은 종류가 기원전부터 재배되어 왔다. 이 식물은 옛부터 민간약제 또는 해독작용이 있는 것으로 믿어와 가정원예에서 귀하게 취급하는 약용 또는 조미료식물이다. 옛날에는 안젤리카가 독과 흑사병에 대한 특별한 효과가 있으며 악마를 쫓는다고 믿었다. 1차대전이 끝날 무렵은 유행성 독감이 만연했는데 안젤리카가 효과가 있다고 믿어 뿌리를 껌처럼 씹었다. 그러나 최근에는 소화에 효과적이라고 알려져 있다.

현재는 아일랜드, 그린란드, 시베리아까지 분포되어 있으며 14~16세기경부터 허브식물로 널리 이용된 것 같은데 그 당시 "천사의 향료"(Herb of the angels)라고 불리어졌다고 한다.

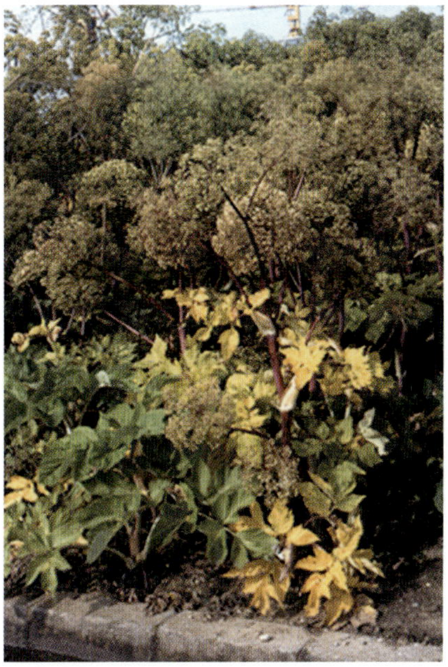

그림 53. 안젤리카

〔식물학적 특징〕

안젤리카는 원래 2년생 식물로 뿌리가 굵고 깊게 자라며 측근(側根)은 곧장 뻗은 주근(主根)에서 형성되며, 곧은 주근을 약제로도 사용한다. 줄기는 색깔이 약간 자주빛을 띠며 굵게 자라는데 속이 비어 있고 크기는 2.5 m 정도에 달한다. 줄기 끝에 꽃이 피어 열매가 열리자마자 식물 전체가 죽게 되는데 이 때 꽃대가 오른 것을 매년 절단해 주면 5~6년 더 자랄 수 있다.

꽃은 7~8월에 꽃대의 끝에 연초록색을 띤 백색으로 피는데 향기는 꿀향기와 같다.

안젤리카는 식물 전체에서 강한 향기를 풍기는데 사람에 따라서는 부패하는 악취가 난다고 표현하기도 한다.

〔품　　종〕

안젤리카는 *Angelica sylvestris*(북미자생종)와 *Angelica archangelica*(재배종)으로 구분되며, 일본의 아이누족이 줄기를 이용하는 *Angelica keiskei*(신선초) 등으로 구분된다. 그러나 정원에서 허브용으로 재배되는 것은 *A. archangelica*로써 특별한 품종이 없이 선발된 지역종이 재배된다.

〔재　　배〕

간혹 화분에 심을 수도 있다. 종자파종은 단명종자이므로 성숙 즉시 파종해야 한다. 비옥하고 습윤하며 배수가 좋고 산성인 토양과 반음지에서 잘 자라며 토양이 건조한 경향이 있으면 자주 관수해야 한다. 근삽이나 개화년도에 줄기 기부에서 발생한 줄기를 이용하여 번식한다.

우리나라에서는 신선초를 지렁이분과 퇴비를 이용한 유기농법과 암면 등을 이용한 수경재배법을 통하여 생산하고 있다.

〔수확 · 저장〕

종자는 성숙되자마자 따서 즉시 이용한다. 잎은 개화 전에 수확하며 색과 향을 유지하기 위해 음건시킨다. 우리나라에서 재배되는 신선초는 치마상추처럼 성숙된 아랫잎부터 수확하여 출하한다.

〔이 용〕

식물체의 모든 부위가 향이 있어 이용 가능하다. 미국에서는 안젤리카를 설탕으로 절여 케이크의 장식용으로 이용한다. 줄기는 껍질을 벗기거나 대황과 섞어 샐러드에 이용하거나 저장 혹은 설탕에 절여 이용한다. 어린 잎도 샐러드로 이용하거나 생선, 닭과 함께 조리하여 이용한다. 뿌리는 차로 이용된다. 종자유는 향료나 방향제로 이용한다. 모든 부위는 신선할 때 이용하는 것이 좋은데, 우리나라에서는 안젤리카 어린 잎을 독특한 향기 때문에 쌈용으로 즐기기도 한다. 그러나 사람에 따라 알레르기가 나타날 수 있으니 너무 노화된 잎은 먹지 않는 것이 좋다.

국내에서 생산되는 신선초는 녹즙용으로 많이 이용하며 어린 잎은 각종 육류와 같이 쌈을 싸 식용하는 데 이용된다. 사람에 따라 역시 민감할 수 있으니 주의한다.

〔처 방〕

소화불량, 통증, 장내 가스발생, 식욕부진 그리고 장의 안정을 위해 이용한다.

차로 마시기 위해서는 한 스푼의 건조 허브를 한 잔의 찬물에 넣고 끓인 다음 하루에 여러 잔을 마신다.

와인은 말려서 잘게 자른 뿌리 50 g을 1 ℓ 의 물에 5일간 우려내고 걸른 후 필요시 한 잔씩 마신다.

팅크제는 잘게 잘라 말린 뿌리 20 g을 80 ㎖ 알코올(70%)에 넣고 10일간 우려내고 걸러서 식사 전 15분에 20～30방울을 마시면 입맛이 좋아진다.

2.29 알 로 에(Aloe)

학 명 : *Aloe vera*　　**영 명 :** Aloe

과 명 : Liliaceae(백합과)　　**기타명 :** 蘆薈(中)

〔재배 역사〕

클레오파트라의 아름다움의 비밀은 알로에를 이용한 것이라는 전설이 있을 정도로 옛

부터 얼굴과 손의 크림으로 이용하거나 로션, 샴푸 등에 널리 사용되었다.

알로에는 미국 정부에서 방사선에 노출된 피부의 치유에 널리 사용되면서 큰 효과를 인정받았다. 주로 신선한 즙액을 피부에 바름으로써 피부치료를 하고 화상을 입은 부분을 잘 고쳐준다.

아름다운 바이올렛 염료는 인도의 Socotra섬이 원산인 알로에에서 생산되는데 이것이 알렉산더 대왕이 B.C. 4세기경에 이곳을 점령한 원인이 된 것으로 추측하고 있다. 1400년이 지나서 모슬렘 상인들에 의해 알로에가 이 섬 이외 다른 지역, 즉 아프리카, 중국, 인도 그리고 중미에서도 재배되는 것으로 알려졌음에도 불구하고, 이 섬이 아직도 유일한 알로에허브 염색의 원조가 되고 있다.

〔식물학적 특징〕

영년생 식물인 알로에는 녹색의 길고 두꺼운 다육질의 잎을 가지며, 가장자리를 따라 드물게 가시가 나있다. 잎의 내부에는 젤라틴 같은 즙이 있으며 상처난 곳에 이것을 바르면 상처를 감싸고 빨리 치유가 되게 한다.

구성성분은 essential oil, cinnamic acid, polysaccharide, salicylic acid, glycoside (aloe-emodin과 alloin 25% 정도), saponins 등이 들어 있다.

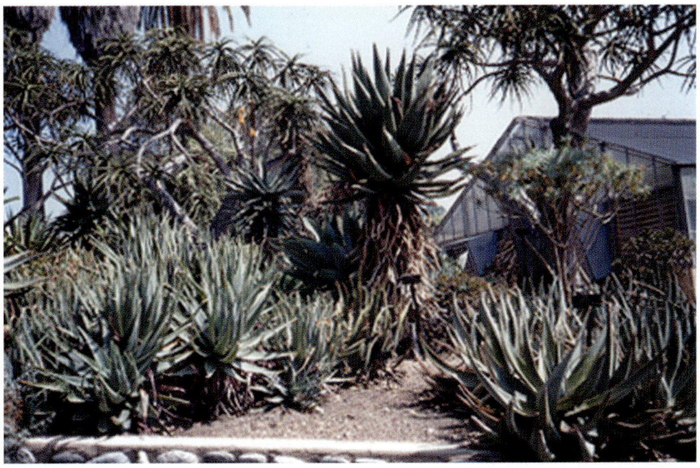

그림 54. 알 로 에(LA 헌팅턴 가든)

〔품　　종〕

현재 전 세계적으로 350여종이 분포하며 화훼용으로 잎에 얼룩이 들어있는 것(*A. variegeta*)과 들어있지 않은 것, 색깔이 들어 있는 것(염료용 : *A. perryi*) 등 매우 다양하다. 국내에서는 주로 식용 알로에가 많이 수입되어 판매되고 있다.

〔재　　배〕

서리의 위험이 없는 햇빛이 잘 들거나 약간 그늘이 진 곳에서 잘 자란다. 토양은 모래땅이나 또는 배수가 잘 되는 조건을 갖추어야 한다. 번식을 하려면 여름에 어린 측생아를 모주로부터 분리시켜 약 2일간 말린 후에 부엽토와 거친 모래를 각각 2 : 1로 혼합한 상토에 심는다. 재배시의 온도관리는 최저온도 5℃를 유지시킨다. 알로에는 실내에서도 잘 자란다. 관수는 계절과 토양의 습한 정도에 따라 1주일에 1~2회 정도 한다.

〔수확·저장〕

대체로 필요시에 아랫잎을 따서 이용한다. 가장 좋은 것은 식물이 2년생이 되면서부터 수확하는 것이다. 잎을 채취 후에 랩 등에 싸서 냉장고에 두면 수일간 저장할 수 있다. 그러나 생체로 장기간 저장은 불가능하다. 다만 99.9% 알로에를 겔 상태로 흑색병에 넣어 냉장고 안에서 다소 장기간 보관할 수는 있다.

〔이　　용〕

알로에는 옛날에는 설사제로 사용했는데 현재에 와서 민간요법으로 위장병의 내복약으로 쓴다. 그러므로 과다 사용시 설사를 일으킨다. 임산부는 식용하는 것을 금한다. 식물을 관상용 또는 바이올렛 색깔 염료의 재료로 사용한다. 식용 알로에는 잎을 채취하여 껍질을 제거한 후 식용하고, 공업적으로는 미용 크림이나 로션, 샴푸 등에 혼합하여 사용한다. 알로에는 광차단 효과가 뛰어나 자외선을 20~30% 가량 막아준다. 자연산 알로에는 pH가 4.3인데 인간의 피부에 알맞은 pH는 4~6 사이이므로 바로 사용해도 큰 문제가 없다. 국내에서는 냉동건조시켜서 캡슐 또는 정제를 만들어 판매하고 있다.

〔처　　방〕

민간요법으로 잎을 잘라서 심하지 않은 화상이나 상처에 바르면 효과적이다. 물론 심한 상처는 알로에를 믿지 말고 의사의 지시를 받아야 한다. 먹을 경우 땀나는 것을 감소시키고 류머티즘에 좋다고 한다. 그 외 설사제, 월경 촉진제, 구충제, 간장약, 진통제로 쓰인다. 특히 적은 양을 먹어도 생리를 증가시킨다. 내복약으로 0.1~0.3g의 즙을 먹는다. 외용으로는 신선한 액을 외상에 바른다. 주의할 점은 자궁수축을 자극시키므로 임신 중에 목욕용으로 사용하면 안 된다. 어머니의 모유에 이물질을 증가시켜서 수유하는 어린이에게 설사를 증가시키므로 모유를 먹일 때는 산모가 먹으면 안 된다.

2.30 오레가노(Oregano)

학 명 : *Origanum vulgare* L. **영 명 :** Oregano, Wild majoram
과 명 : Labiatae(꿀풀과) **기타명 :** 花箄河, 牛至(中)

〔재배 역사〕

허브식물, 약용식물, 화훼식물 또는 밀원식물로 인기가 있는 오레가노는 원산지가 지중해 연안으로 유럽 여러 나라에서 야생으로 자란다. 야생종에서 선발된 것이 마죠람이다. 따라서 식물학자들도 이 두 식물을 동일시 취급하는 경우도 있다. 그러나 전통적으로 오레가노와 마죠람을 구분해서 거래하고 있어 국내 향신료 거래에서나 식품업체에서도 구분하여 다룬다.

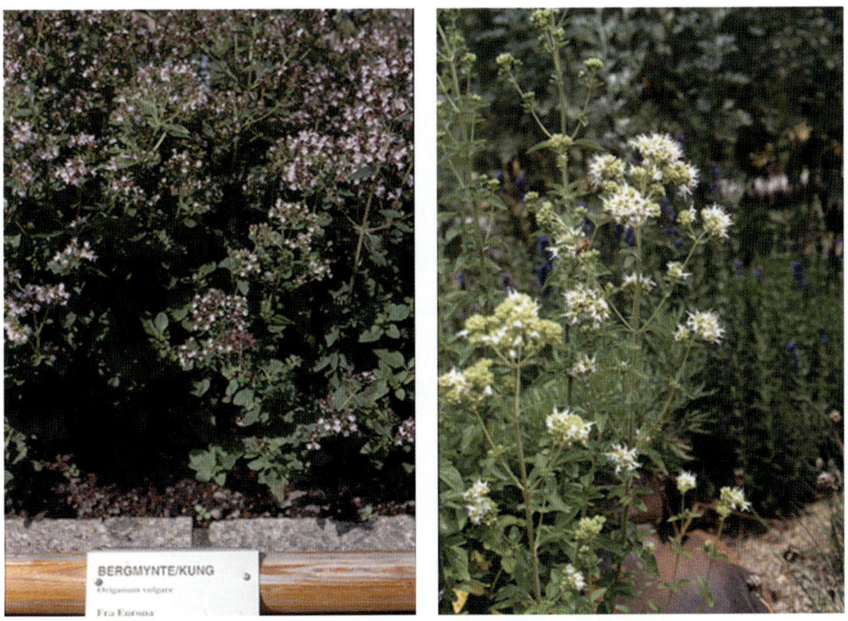

그림 55. 오레가노(좌 : 적색계, 우 : 백색계)

〔식물학적 특징〕

온난한 지역에서는 다년생 식물이며 한냉지에서는 일년생으로 마죠람의 키가 30~40 cm로 비교적 작은데 비하여 오레가노는 60~90 cm로 키가 크고 직립이다. 잎은 마주나기(對生)로써 타원형 또는 달걀모양이다. 암록색을 띠고 잔털이 나며 마죠람보다 잎의 끝이 뾰족하다. 꽃은 줄기의 끝에 피며 색깔은 적색 또는 백색이다.

〔품 종〕

품종은 없고 야생 마죠람이라고 부른다. 통상적으로 향신료 분야에서는 유럽 오레가노와 멕시코 오레가노로 나누는데 유럽 오레가노는 여기서 다루는 *Origanum*속인 초본성인데 비해, 멕시코 오레가노는 속이 다른 *Lippia graveolens*로서 관목성 방향식물이다. 오레가노와 마죠람은 아주 유능한 허브 재배가가 아니면 가루상태에서 구분이 어렵다.

〔재 배〕

내한성이 마죠람보다 강한 오레가노는 이른 봄 온실 내에 씨를 뿌리거나 4～5월에 줄간격 35～50 cm, 식물 간격 35～45 cm로 정원에 직파한다. 지파시의 필요 종자량은 100 m^2당 30 g이다. 그러나 플러그 트레이에 파종할 경우에는 1 g 종자를 가지고 1,000개의 식물을 육묘할 수 있다. 삽목도 가능하다. 정원의 흙은 배수가 잘 되어야 한다. 파종 후 온도가 낮으면 발아하는 데 시간이 많이 필요로 한다.

온상이나 온실에서 기른 식물은 20～25 cm 간격으로 정식하며, 노지에 파종한 것은 동일한 거리로 솎아준다. 일단 자라면 포기나누기로 번식시킬 수 있다. 겨울에는 추운 곳에서 볏짚이나 비닐을 덮어서 월동시켜야 한다. 월동을 하고서 봄에는 잔가지를 깨끗이 전정하여 새순이 잘 나게 한다. 기타 재배의 어려움은 없다.

〔수확 · 저장〕

수확은 꽃이 피는 6～9월에 한다. 땅위 5～8 cm 되는 곳을 칼로 잘라서 다발을 묶어 말린 후 잎과 줄기를 분리시킨다. 생육이 좋으면 10월에 한 번 더 수확이 가능하다. 가정원예에서는 필요시 수시로 잎을 채취해서 이용한다. 채취량은 100 m^2에 신선한 잎으로 30 kg 정도 된다.

저장은 건조된 잎을 모아 어두운 곳에 저장한다. 국제거래는 주로 건조잎을 대상으로 하는데 10% 정도 줄기가 들어있어도 허용된다.

〔이 용〕

오레가노는 이태리와 그리스 요리에서 가장 중요한 허브로 피자에 필수적으로 들어가며, 피자 허브라는 별명을 가지고 있다. 토마토 소스 그리고 샐러드 드레싱에도 필수적이다. 그 외 세이지, 백리향 등과 함께 혼합하여 각종 소스 등에 이용된다. 특히 닭, 칠면조 요리 그리고 각종 소세지에서 독특한 냄새를 교정하는 데 사용된다. 서양에서는 허브를 이용한 방향 주머니 제조에 필수적으로 들어간다. 수증기 추출액은 각종 식물가공 및 화장품 제조 분야에 이용된다. 에센셜오일은 0.15～0.4%로서 다량 추출할 수 없는데 주성분은 약 50%가 thymol이고 7～8%가 α-pinene, cineole, linayl acetate, linanool, dipentene, p-cymene 그리고 β-caryophyllene으로 구성되어 있다. 일본의 경우 음료

에 320 ppm, 빵에 400 ppm 그리고 수프에 150 ppm, 소스에는 1,000 ppm을 혼합하여 사용한다. 오레가노향은 매우 섬세하여 휘발이 잘 되므로 요리할 때 주의가 필요하다.

국제 거래되는 오레가노는 회분이 9.5% 이하, 산불용성 회분 2.0%, 수분은 10.0% 그리고 100 g당 에센셜오일이 약 3.0 ㎖ 포함되어 있어야 한다.

표 19. 대략적인 오레가노의 구성성분(100g 가식부)

성 분	함 량	성 분	함 량
물	7.2g	Fe	44mg
에 너 지	306㎉	Mg	270mg
단 백 질	11.0g	P	200mg
지 방	10.3g	K	1,669mg
총탄수화물	64.4g	Na	15mg
섬 유 소	15.0g	Zn	4mg
회 분	7.2g	나이아신	6mg
Ca	1576mg	비타민 A	6,903I.U.

(Farrell, 1985)

〔처 방〕

차로 이용하기 위해서는 개화기에 수확한 잎줄기를 잘라서 1티스푼 가량을 1/4ℓ의 끓는 물에 넣고 10분간 우려내어 마신다.

팅크제는 개화기에 채취하여 말린 오레가노 20 g을 10일간 80 ㎖ 알코올(70%)에 추출해서 그것을 매일 2번씩 40~50방울 마신다.

와인은 작게 자른 오레가노 50 g을 1ℓ 와인에 넣고 12일간 우려낸 다음 매일 2~3잔씩 마신다.

목욕법은 2~3주먹의 마른 오레가노를 2ℓ 물에 넣고 끓인 후 30분간 우려낸다. 이것을 목욕물에 넣고 목욕한다.

2.31 월 계 수(Bay laurel)

학 명 : *Laurus nobilis* **영 명 :** Bay laurel, Sweet bay, Grecian laurel

과 명 : Lauraceae(녹나무과) **기타명 :** 月桂葉(中)

〔재배 역사〕

월계수의 학명은 *Laurus*(칭찬, 찬양), *nobilis*(유명한)이라는 그리스어에서 유래되었

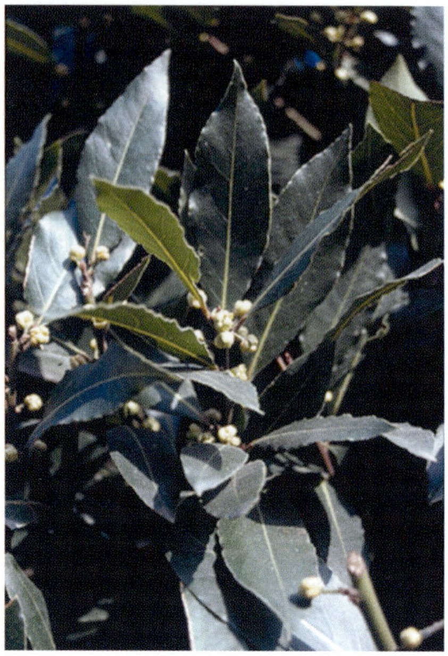

그림 56. 월 계 수

는데 이는 올림픽의 우승자(B.C. 776), 학자, 시인 그리고 Juilus caesar까지 월계관으로 사용한데서 유래된다. 월계수는 B.C. 342년에 만든 동전에 나타날 정도로 유럽인들은 일찍부터 이용했다. 중세 이후에 유럽인들은 음식에 뿐만 아니라 오일을 추출해서 사용하기에 이르렀다. 19세기부터 남성의 면도 후에 사용하는 향수로 널리 이용되었다.

〔식물학적 특징〕

관목 또는 소교목으로 상록성 자웅이주식물이다. 잎에서 향기가 나는 이 식물은 전세계적으로 요리에 사용될 뿐만 아니라 정형정원의 관상식물로도 이용된다. 지중해 원산으로 치밀한 원추상의 월계수는 생육속도는 늦지만 12 m까지도 자라는 상록성 식물로 상업적 생산을 위해서는 보통 60～240 cm 정도로 전정한다. 그러나 가정용은 직경 30 cm 정도 화분에 관상용을 겸해서 1 m 이내로 길러서 잎을 채취하여 이용한다. 광택이 있는 진녹색의 잎은 길이 6.5 cm이고, 폭은 2.5 cm이다. 노란 꽃이 핀 후 10월경에 1.25～2.5 cm의 자색의 과실이 달린다. 잎과 어린 가지에는 에센셜오일 성분이 1～3% 들어 있다. 에센셜오일의 주성분은 cineole로서 45～50%를 차지한다.

〔품　　종〕

유사종에는 3가지가 있다. West Indian bay(*Pimenta acris*)는 월계수보다 키가 작고 5～6개의 잎이 전개했을 때 수확하나 먹지는 않는다. 잎에는 에센셜오일이 0.75～1.25% 들어있는데 이것을 두발용 화장품 등에 사용한다. Cherry laurel(*Prunus laurocerasus*)은 잎에는 유독한 prussic acid 성분을 가지고 있다. 그 외 3배나 방향성(Umbellulone 39% 함유)이 높은 California bay(*Umbellularia californica*)가 있다.

〔재　　배〕

종자번식으로 하나 생육이 늦으므로 번식은 주로 삽목을 한다. 자란 묘의 정식은 직경 75 cm, 깊이 60 cm의 구덩이를 파고 퇴비를 충분히 넣은 후 심는다. 따뜻한 기후에서는 반음지에서 재배하고 서늘한 곳에서는 양지에서 재배하며, 토양은 물빠짐이 좋아야 한다. 서리에 견딤성이 있으나 어린 나무는 서리에 약하므로 주의한다. 그러므로 우리나라에서는 제주도에서 재배해도 어린 묘목은 겨울나기가 어렵다. 따라서 중부지방에서는 아

파트의 베란다나 온실에서 월동을 시켜야 한다. 일단 재배지에 뿌리를 내리면 간혹 관수하는 것 외에는 별다른 관리가 필요하지 않다.

겨울이 추운 곳에서는 화분에 심어 실내의 채광이 좋은 곳에 옮겨서 월동시킨다. 계절에 상관없이 높은 습도를 요구한다.

〔수확 · 저장〕

언제든 잎의 수확이 가능하지만 유엽이 좋다. 자연상태의 공업용은 잎을 채취하여 그늘에서 약 2주간 말린다. 줄기를 따뜻하고 건조한 곳에 매달아 놓거나 건조한 상자에 잎을 펼쳐 놓고, 잎말림을 방지하기 위해 눌러 놓는다. 모든 건조된 잎은 어둡고 시원한 곳에 밀폐된 병 안에 넣어 보관한다. 좋은 월계수 잎은 회분이 4.5% 미만, 산가용성 회분 0.5%, 수분 7.0%와 무게의 3% 정도 줄기를 가져도 된다.

〔이 용〕

스튜나 스파게티, pot roast(약한 불에 천천히 찜을 한 쇠고기)와 같이 잠시 동안 끓이는 음식과 marinade, 소스에 고기 냄새를 없애기 위해 소량으로 일부 이용된다. 끓인 후 먹을 때에는 잎을 제거하고 제공한다. 이 식물에는 병이 없을 뿐 아니라 주변 식물도 보호한다는 추측으로 쌀통에 잎을 넣어주기도 한다.

에센셜오일 성분은 주로 피클, 햄, 소시지와 같은 모든 가공식품 분야에 이용된다. 과실에서 얻어지는 지방유는 곤충구충제로 이용된다. 에센셜오일은 음료에 2.5 ppm, 제과품에는 400 ppm이 이용된다.

〔처 방〕

서양의 의학에서는 건위약으로 쓰이는데, 월계수 과실 분말 1 g을 온탕 100 ㎖에 혼합한 것을 1회분으로 해서 1일 2～3회 먹는다고 한다. 류머티즘 환자는 월계수 기름을 아픈 곳에 바르면 좋다.

2.32 제 라 늄(Scented geraniums)

학 명 : *Pelargonium* spp. **영 명 :** Geraniums, Scented geraniums

과 명 : Geraniaceae(쥐손이풀과) **기타명 :** 향신제라늄, 香叶天竺葵(中)

〔재배 역사〕

제라늄은 보통 화훼식물이나 방향성이 높은 것은 허브로 이용된다. 아프리카 남단이

원산으로 200여 종이 있는데 영국에 1632년에 소개되었으나 향기가 나는 제라늄은 1847년에 프랑스에서 처음 보고되고 있다. 프랑스인이 최초로 이 식물로부터 향수를 증류해냈다.

〔식물학적 특성〕

향신제라늄은 화장업계와 향료 산업체에서는 아주 잘 알려진 식물이다. 그러나 불행히도 이 향수는 쉽게 노화된다. 따라서 구입은 믿을 수 있는 상점에서 구해야 한다. 겨울철에는 식물을 방안에 두고 가끔 흔들어주면 좋은 향이 난다. 여름에는 실외에서 햇빛을 충분히 받게 해준다. 많은 향과 어울리지 않지만 수집가의 취향(Collector's dream)에 따라 아름답고 좋은 냄새가 나면서 빨리 자라는 식물군으로 인기가 있다. 자체의 독특한 생육습성과 향기를 가져 많이 선택되게 된다. 색깔 있는 꽃은 봄에 피지만 일반적으로 작다. 맛있고 좋은 냄새나는 제라늄은 여러 형태로 가꾸게 된다. 공중걸이(Hanging basket), 창가식물(Window box)이나 어떤 형태의 용기에서도 자랄 수 있다.

덩굴형 식물은 지피식물로서 이용될 수 있고 다른 형태의 식물은 키가 0.3~1 m로 화단 경계로 이용할 수 있다. 아이들은 향기나는 제라늄에 많은 흥미를 갖는다.

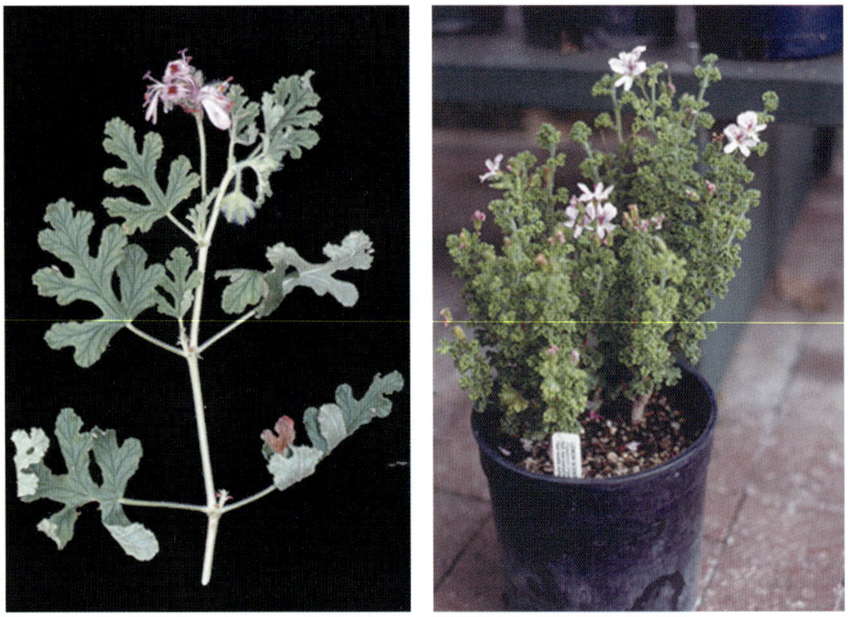

그림 57. 제 라 늄(좌 : 장미향 제라늄, 우 : 레몬향 제라늄)

〔품　　종〕

지금까지 향기나는 제라늄은 아주 많이 발견되었는데 널리 이용되는 변종들은 다음과 같다.

① **장미향 제라늄**(*Pelargonium graveolens*) : 남아프리카 원산으로 향기가 장미잎의 향과 비슷하며 작은 분홍색 꽃을 갖는다. 잎은 작고 흰털을 가진 진한 녹색이다. 에센셜오일을 위해 가꾼다.

② **박하향 제라늄**(*P. tomentosum*) : 키가 1.2~1.5m 정도로 왕성하게 자라며 박하향을 낸다. Hanging basket에 알맞다. 에센셜오일 채취용으로 기른다.

③ **라임향 제라늄**(*P. nervosum*) : 여름에 아름다운 연보라 꽃을 가진다. 잎은 톱니모양으로 둥글며 연한 녹색이다. 매우 무성해질 수 있다.

④ **사과향 제라늄**(*P. odoratissimum*) : 공중걸이용으로 좋은 제라늄이다. 흰꽃은 덩굴줄기에 핀다. 꽃은 둥글고 가장자리가 주름잡혀 있다. 열대 아프리카 원산이다.

⑤ **레몬향 제라늄**(*P. crispum*) : 'Prince of orange'라는 품종이 있고 작고 보라빛이 도는 분홍꽃이 피며 작고 주름진 잎을 갖는다. 레몬향은 실내를 빨리 신선하게 한다.

⑥ **코코낫향 제라늄**(*P. grossularioides*) : 지피식물이나 hanging basket에 잘 이용되며, 덩굴 습성을 가진다. 꽃은 작으며, 잎은 둥글고 진한 녹색이다.

〔재　　배〕

종자번식으로 한다. 줄기 삽목은 향기나는 제라늄을 증식시키는 빠른 방법인데 주로 봄 또는 늦여름에 실시한다. 몇몇 종은 종자를 뿌려서 번식시킬 수 있다. 이들은 토양에 대해 까다롭지 않고 배수가 잘 되는 곳에서 잘 자란다. 또한 서늘한 기후에 강한 햇빛에서 자라지만 따뜻한 지역에서는 부분적인 그늘에서 자란다. 식물이 15 cm 될 때 적심(Pinching)을 하면 측지가 많이 난다. 실내로 옮길 때는 1/3정도 줄기를 제거한다.

대부분의 향기나는 제라늄은 －5℃에서 내한성이 있다. 낮은 온도 지역에서는 겨울에 실내로 들여놓거나 시설 내에서 기른다.

〔수확 · 저장〕

잎은 어느 때든지 딸 수 있으나, 개화 직전에 잎을 수확하며 신선하게 또는 말려서 이용한다.

〔이　　용〕

향기나는 제라늄은 잎을 잘게 잘라서 요리에 제한적으로 이용되나 젤리(Jelly), 푸딩(Pudding), stuffing(요리에 채우는 소), punch(펀치), 차, 식초 등에 향을 내기 위해 이용된다. 잎의 에센셜오일은 향수를 만들기 위해 증류하고 잎은 포푸리와 향낭(Sachet)에 넣어서 향을 낸다.

〔처 방〕

아프리카에서는 장미향 제라늄(Rose geranium)을 지사제로 쓰고 이태리에서는 출혈을 멈추게 한다고 보고되고 있다. 의약적으로는 방부제나 소독제로 이용되는데 이는 함유된 geraniol 때문이다. 아로마테라피적으로는 오일을 이용해서 마사지법, 입욕법 등을 하면 우울증과 불면증을 치료할 수 있다. 장미향이 나는 제라늄은 합성장미오일 제조의 출발점이 된다. 또한 오일은 모기를 쫓는 역할을 한다.

2.33 차 이 브(Chive)

학 명 : *Allium schoenoprasum* **영 명 :** Chive

과 명 : Liliaceae(백합과) **기타명 :** 細香葱, 北葱(中)

〔재배 역사〕

차이브의 야생식물은 북반구 전역에 걸쳐 분포하고 있어 원산지를 따지기가 어렵다. 즉 유럽, 아시아(중국, 북인도, 이란), 북미(미국 록키산맥) 등 널리 분포하는데, 유럽의 알프스 지방에서 자라는 야생종이 가장 재배종에 가깝다고 한다.

재배 역사를 보면 유럽은 약 2,000년 전부터 재배했으며 그리스와 로마인들이 이용했고, 가정채소로서 각광을 받기 시작한 것은 16세기 이후였으며, 그 후 많이 재배 · 이용되었다고 한다.

현재는 식용(食用)과 꽃을 보는 관상용(觀賞用)으로 재배되는데, 유럽에서는 겨울철과 봄에 촉성용으로 재배를 많이 한다.

학명의 *Allium*은 해당되는 속(屬)의 작물들이 눈을 타는 듯하게 맵게 느껴지게 한다는 데에서 연유된 켈트어의 「타다」에서 출발했고 종소명인 *schoenoprasum*은 그리스어인 Schoinos(蘭草)와 Prason(韮)의 합성어이다.

〔식물학적 특징〕

차이브는 여러해살이(永年生)로서 매년 새잎이 나오면 잘라서 여름 내내 이용할 수 있으므로, 독일에서는 Schnittlauch(잘라서 이용하는 파)라고 부른다. 그래서 일종의 서양부추인데 동양부추(Chinese chive : *Allium tuberosum*)와는 전혀 다른 식물이다.

직경이 4 mm, 길이 1~3 cm의 작은 인경(鱗莖)을 가지며, 포기의 속은 희고 외피는 회색인 다수의 인경으로 구성되었다. 내한성(耐寒性)은 매우 강하고, 줄기는 관모양(管

狀)이며 끝이 뾰족하고 색은 녹색이다. 꽃은 5~6월에 피는데 꽃대는 길이가 30 cm 정도로 두상(頭狀)의 산형화서(繖形花序)가 정상에 생긴다. 꽃색은 홍자색으로 향기가 진하고 꽃봉오리의 윗부분으로부터 아래를 향해 핀다. 웅예(雄蕊)는 화피(花被)보다 작다. 과실은 캡슐(Capsule)형태인데 아주 작고 형상은 양파와 유사하며 색깔은 흑색이다. 종자의 길이는 2~2.5 mm, 폭은 1~1.5 mm, 두께 0.75~1 mm이다. 발아력은 아주 나빠서 보통 50%이다. 천립중(千粒重)은 0.65~0.8g이며, 1ℓ의 무게는 280 g, 1 g은 약 900~1,600립이다. 발아기간은 온도 20℃에서 14~16일 걸리며 암발아종자이다. 좋은 종자는 발아력을 1~2년 갖는다. 구성성분은 에센셜오일, 비타민, 무기염류 등이다.

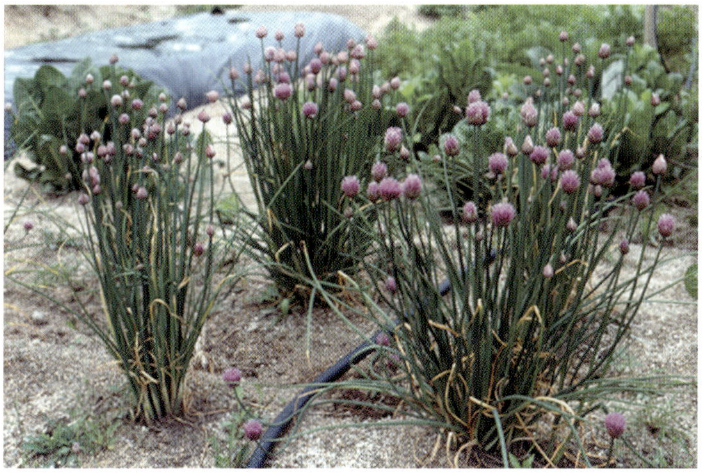

그림 58. 개화기의 차이브

〔품　　종〕

유럽에서는 국가나 지역에 따라 선발된 품종이 재배되고 있다. 주요 독일 품종에는 교잡종으로 Fitlau, Hylau Cut, Toplau, 일반종은 Fero, Grolau, Miro, Staro 등이 있다.

미국에서는 전지역에서 가꾸어지는데, 특별한 품종은 없고 유럽산을 들여와 선발한 것들이다.

〔재배 작형〕

재배 작형은 재배 목표에 따라 다르다. 즉 잎을 수확하기 위한 재배, 씨를 받기 위한 재배, 촉성용 포기를 위한 재배 등은 각각 파종기나 재배법이 다르다. 주로 잎을 목적으로 재배하기 위해서는 2월에 씨를 뿌려 4월에 정식해서 가을에 잎을 수확할 수 있다. 이때 가정원예에서는 초가을부터 어린 잎을 이용할 수 있다. 그러나 잎을 얻기 위한 계속

적인 수확은 다음해 수량이 떨어지는 원인이 될 수 있다. 그러므로 다음해 봄부터 수확한다.

종자 채종용은 첫해 봄에 씨를 뿌려 6~7월에 꽃이 필 때까지 둔 다음에 씨가 맺히면 수확한다.

촉성용은 봄에 씨를 뿌리고 가을에 포기를 파서 촉성재배를 하거나 겨울에 땅이 얼기 전에 파서 온실에서 가꾼다.

〔재　　배〕

직파를 통한 인경의 육성을 위해서는 심는 거리를 25×25 cm로 하고 20~30립의 종자를 파종하는 데 10 a당 2 kg의 종자가 필요하다. 봄에 직파하면 가을에 촉성용 포기로 이용할 수 있다.

포기나누기를 이용한 번식도 가능한데, 이는 소규모 정원에서 재배나 육종을 목적으로 봄에 씨를 뿌려 가을에 포기나누기를 실시한다.

촉성재배를 위해서는 2월 중순에 직경 11 cm 크기의 포트에 약 80립을 파종해서 4월에 노지에 25×25 cm로 심는다. 뿌리의 활착(착근 ; 着根)이 이루어지면 관수와 관리를 하여 10월 중순에 식물을 캐내 고온 처리를 해서 생산을 한다.

10월 하순이 되면 보통 인경은 충분히 비대하는데 9~10월에 포기를 캐내서 재배하려면 고온처리(30~35℃, 12일간)를 하여 건조시켜서 묵은 잎을 말린 후에 다듬어 촉성재배를 한다. 12월에 포기를 촉성재배하려면 11월초 중순에 얼기 전에 포기를 캐내서 상자에 담아 두었다가 40℃로 16시간 처리 후에 마른 잎을 깨끗이 제거한 다음에 온실에 넣어서 촉성재배를 실시한다.

촉성재배의 경우는 온실 내의 기온을 1주일간 23℃로 유지시키고 그 다음 15~18℃를 유지시킨다. 이 때 토양 온도는 15~18℃를 유지하면서 충분히 관수를 실시한다.

차이브를 겨울부터 초여름까지 수확하기 위해서는 가을에 캐낸 포기를 상자에 담아서 －2~3℃되는 냉장실에 두었다가 필요시에 꺼내서 해동시킨 후 25~30℃정도의 물에 넣거나 실내에서 포트에 심어 약 1주일간 관수를 하면 충분히 자라게 되고, 이 때 포트에 심은 채 판매하거나 잎을 잘라 출하한다.

노지에서는 포기를 그대로 두지만 촉성재배에서는 캐내서 재배하므로 흙이 상당히 붙어 있다. 그러므로 축축한 모래, 훈탄, 피트(Peat) 위에 포기를 올려놓고 재배하는 것이 좋다.

노지에서의 관리는 제초와 중경 그리고 알맞은 시비가 이루어져야 한다. 질소 비료는 잎을 베고 나서 뿌려 준다. 갱신은 일반 노지재배의 경우 3~4년에 1회 실시한다.

가정에서는 화분에 씨를 파종해 연중 이용할 수 있어 관상을 겸한 채소로서 좋다.

유럽에서는 가정채소재배를 하는 경우에 가장자리에 심으면 다른 채소의 병충 발생을 감소시킨다고 한다.

〔수확 · 저장〕

노지에서는 수시로 잘라서 연 3~4회 이용할 수 있다. 반면 촉성재배에서는 포기를 온실이나 온상에 심고 물을 주고 온도를 맞춰 주면 보통 2~3주일이면 잎의 길이가 25~30 cm되어 수확할 수 있다. 두 번째 수확은 한번 잎을 잘랐기 때문에 끝이 몽땅하여 상품적인 가치가 떨어진다. 수량은 두 번 수확할 경우 온실재배에서는 4~6 kg/m^2가 가능하다.

일반 건조용 대량재배에서는 시금치 수확기계를 이용하는데, 보통재배는 가위나 칼을 이용한다. 보통 묶어서 출하하는데 국가에 따라 다르나 10 g 또는 25 g을 한 묶음으로 만든다.

판매를 위한 분류법은 특별한 것이 없으나 처음 수확물이, 잎의 끝이 몽땅해진 두 번째 수확물보다 좋은 상품으로 인정된다. 근래 유럽에서는 묶음으로 팔지 않고 가정에서 수시로 수확해서 이용을 할 수 있게 화분에 한 포기씩 심어서 팔기도 한다.

자른 잎의 저장은 별로 실시하지 않으며 상온에서 1~2일 지나면 팔 수 없으므로 수시로 수확해서 출하해야 한다.

〔이　　용〕

차이브는 독특한 향기 때문에 샐러드나 수프 등에 향신료로서 많이 이용된다. 그 외에 오믈렛(Omelettes), 크로켓(Croquette), 푸딩(Pudding), 파이(Pie)에도 넣어 먹는다.

차이브 100 g(生體)에는 단백질 3.8%, 지방 0.6%, 회분 1.8%, 총당분 7.8%, 조섬유 2%, Ca 48 mg, P 57 mg, Fe 8.4 mg, 비타민 A 500 I.U., 비타민 C 70 mg이 들어 있다. 가장 특징적인 것은 철분이 신선채소 중에서 가장 많이 들어 있는 것 중의 하나인 점이다. 차이브 식초를 만들려면 1 ℓ 식초나 포도주 식초에 3주먹 정도 신선한 꽃을 넣으면 된다. 음식할 때 차이브, 처빌, 파슬리, 타라곤을 동량으로 잘게 썰어서 먹기 전에 음식에 첨가시키면 훌륭한 맛을 낼 수 있다.

〔처　　방〕

차이브의 추출물은 마늘처럼 유황화합물인데 저혈압에 효과가 있고 방부제역할을 하지만 함량이 적어 최근에는 쓰이지 않는다. 민간요법으로는 감기, 유행성독감, 폐출혈 등에 효과가 있다고 한다.

2.34 처 빌(Chervil)

학 명 : *Anthriscus cerefolium* **영 명 :** Chervil
과 명 : Umbelliferae(산형화과) **기타명 :** 峨參(中)

〔재배 역사〕

처빌은 파슬리와 비슷한 식물로 페널 또는 아니스와 같은 향을 내는데 원산지는 남러시아 또는 온대 서아시아이다.

고대 그리스인들이 이 식물을 알고 있었는지는 지금까지 의문이다. 로마인 Columella는 기원초에 *Chaerophyllum*이라 했고 Plinius는 *Cerefolium*이라고 명명하였다.

속명(屬名)인 *Anthriscus*는 Plinius가 명명한 이름으로 anthos는 꽃을 뜻하고 rychos는 울타리를 뜻하는 두 단어가 합해진 것이며 종명인 *cerefolium*은 잎을 의미한다.

현재 많이 재배되는 지역은 유럽이며 그 가운데 프랑스에서 많이 가꾼다. 유럽인에 의해 여러 곳에 전파되어 현재는 미국, 호주, 뉴질랜드 등에서 가꾸고 있다.

일본은 명치시대에 들어왔다고 하나 우리나라에는 아직 확실한 재배 보고가 없고 필자가 1983년부터 시험 재배하여 왔다.

〔식물학적 특징〕

처빌은 보통 파슬리 같이 생긴 1년생 초본으로 호냉성 식물로 키는 30~62 cm 정도되고 산형화과에 속한다.

줄기의 마디는 약간 털이 나 있고 잎은 3회 우상복엽(羽狀複葉)으로 파슬리와 유사한 향기를 가졌다.

유럽에서 꽃은 4~8월에 걸쳐 피는데 우리나라에서는 고온에 약해 6월이 지나면 종자를 맺고 죽는다. 꽃은 복산형화서(複傘形花序)로서 꽃이 매우 작고, 꽃잎은 5장이며 색깔은 희다. 과실은 가늘고 길며 길이는 5~8 mm이고 두께와 폭은 1 mm이다. 최소발아율은 80%이며, 천립중은 1.73~3 g이다. 1 ℓ의 종자 무게는 512~570 g이며, 1 g의 종자 수는 400~650립이다. 발아기간은 실온에서 21일이며 발아력은 3~4년 동안 유지된다.

처빌은 에센셜오일 함량이 다른 향신료 식물보다 낮아 0.03% 정도 밖에 되지 않는다. 주성분은 flavonglycoside apiin과 그 외 알려지지 않은 몇 가지 쓴맛 성분이다. 신선한 잎은 비타민 C와 철분, 마그네슘 함량이 높다.

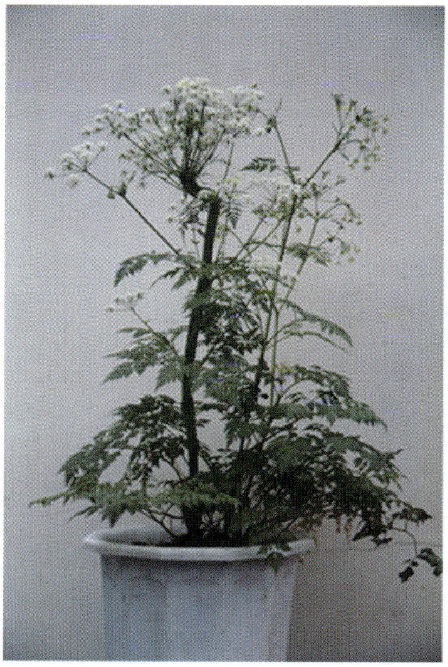
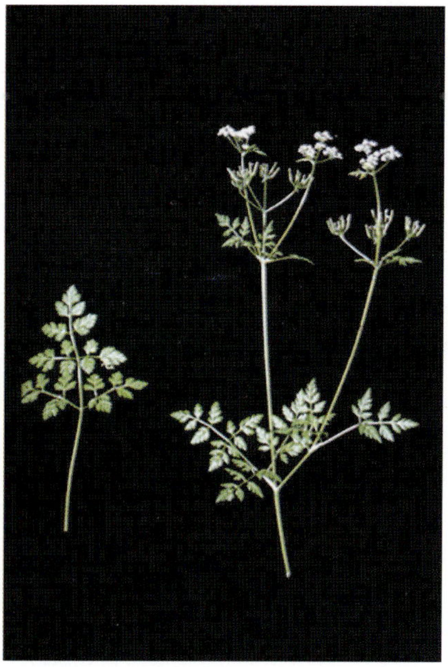

그림 59. 처　　빌(좌 : 식물체, 우 : 잎과 꽃)

〔품　　종〕

처빌은 뿌리를 이용(Tuberous chervil, *Chaerophyllum bulbosum*)하는 것과 여기서 언급하는 잎만 이용(Leaf chervil 또는 salad chervil)하는 것이 있다.

뿌리를 이용하는 처빌은 월동하는 작물로서 뿌리가 당근처럼 비대하는데 그것을 삶아서 이용한다. 수량은 월동하여 재배하면 2 kg/m^{2}가 수확된다. 그러나 여기서 언급하는 처빌은 잎만을 이용하는 1년생인데 잎의 모양에 따라 번들거리는 잎, 쭈글쭈글한 잎, 이끼 같은 잎 등으로 나누는데, 나중의 두 가지 계통은 채소류로서보다는 화훼류로서 더 가치가 있다. 특히 쭈글쭈글한 잎 계통은 생장이 빠르다. 그러므로 재배할 때는 잎이 쭈글거리는 계통이 좋다.

〔재　　배〕

가꾸기에 알맞은 토양조건은 사질계로 통기성이 좋으며 충분히 유기질과 화학비료가 시비된 땅이 좋다.

파종은 3~4월에 햇빛이 잘 들고 따뜻한 온상에 뿌린다. 집에서는 실내에 화분이나 다른 플라스틱 포트에 파종해도 좋다. 처빌은 추대가 되면 잎의 이용가치가 낮으므로 가정에서는 첫 번째 파종 후 4~8주 후인 4~6월에 또 파종한다. 유럽에서는 그 후 7~9월에 걸쳐 계속 수확하여 이용하려면 2주일 간격으로 뿌려서 어린 식물을 이용한다. 그러나 우리나라에서는 온실내 월동재배는 용이하나 한여름에는 고랭지에서만 재배할 수 있다.

대단위 재배에서는 유럽도 한 여름을 제외하고 3~4주 간격으로 파종하여 수확한다.

파종거리는 15~20 cm 간격으로 실시하고 1 m^2 파종상에는 약 3 g의 씨를 뿌린다. 직파시는 100 m^2당 파종량이 많아서 200~300 g 정도 필요한데 1,000개 포트(ø10 cm)를 생산하기 위해서는 45 g의 종자가 필요하다. 이 때는 20×15 cm 간격으로 파종하고 솎아 준다.

〔수확 · 저장〕

심은 후 6~8주(식물체의 키가 10 cm 정도 되었을 때)가 되면 100 m^2당 15~20 kg의 잎을 수확할 수가 있다. 잎은 대부분 추운 기간과 개화하기 바로 전에 향이 좋다. 여름이 시작되면 잎이 지면서 꽃이 피기 시작하므로 잎 생산을 위해서는 꽃이 피기 전에 잘라낸다. 꽃이 개화하기 전에 따 버린다면 유럽에서는 여름 내내 수확도 가능하다. 주로 말려서 저장한다.

〔이 용〕

중세 시대에는 우리가 양상추를 쓰듯이 그 잎과 뿌리를 샐러드에 넣어 이용했다고 한다.

어린 식물의 잎은 샐러드에 넣어 생식을 한다. 독특한 향기가 생선의 비린내를 없애주어 생선 요리에 좋다.

그 이외 수프, 각종 소스 그리고 치즈향을 내기 위해서 혼합하여 쓴다.

처빌은 음식물을 요리하기 전에 첨가시켜 삶는 것보다는 익힌 후에 첨가시켜 이용해야 맛과 향이 좋다고 한다.

프랑스 주방에서는 처빌을 타라곤, 파슬리 그리고 차이브와 함께 섞어서 자주 이용한다.

처빌은 '프랑크푸르트 그린 소스'의 원료인데, 수영, 파슬리, 보레이지, 차이브, 크레스, 아니스와 같이 섞어 쓴다.

표 20. 처빌의 대략적인 조성분(100 g 가식부)

성 분	함 량	성 분	함 량
물	7.2g	Ca	1,346mg
에 너 지	237kcal	Fe	32mg
단 백 질	23.2g	Mg	130mg
지 방	3.9g	P	450mg
총탄수화물	49.1g	K	4,740mg
섬 유	11.3g	Na	83mg
회 분	16.6g	Zn	9mg

(Farrell, 1985)

〔처　방〕

피를 맑게 하고, 이뇨작용 등이 있으며, 외적으로 피부 청결 효과가 있다.

차로서는 1~2 스푼의 잘라서 건조한 허브를 1/2ℓ 끓는 물에 넣고 우려낸 다음에 매일 2~3잔씩 마신다.

2.35 카라웨이(Caraway)

학　명 :	*Carum carvi*	**영　명 :**	Caraway
과　명 :	Umbelliferae(산형화과)	**기타명 :**	姬茴香(中)

〔재배 역사〕

카라웨이는 유럽 및 아시아의 온대 지역에 자생하는데 예로부터 아라비아에서 많이 이용했다고 한다. 기원 전후로부터 널리 재배된 것으로 추정된다. 그 후 16~17세기 초에 유럽에서는 일반화되었으며, 현재 세계적으로 유럽에서 가장 재배가 많다.

*Carum*은 caraway(카라웨이)의 고대 라틴어이다.

〔식물학적 특징〕

일반적으로 2년생의 허브로서 첫해는 약 20 cm정도 크나 2년째에는 60~80 cm까지 자라며, 내한성이 강하다.

뿌리는 당근 뿌리처럼 머리 부분이 크며 뿌리를 자르면 육질(肉質)과 황색의 띠를 가진 부분으로 나누어져 마치 당근 뿌리의 단면과 유사하며, 향기도 비슷하다. 잎은 당근처럼 생겼으나 보다 가늘어 우상(羽狀)을 한다.

꽃은 복산형화서(複傘形花序)를 이루고 흰색 또는 분홍색의 꽃이 핀다. 씨앗은 녹색 또는 다갈색으로 편평 또는 타원형으로 크기가 길이 3~4 cm, 폭 2~2.5 mm로서 특유의 향기를 갖는다. 종자 1ℓ는 약 490 g정도 된다.

종자를 주로 이용하는데 독특한 향기는 3~7%의 에센셜오일(精油)이 들어 있기 때문이다. 에센셜오일의 주성분은 carvone이 약 50~60%이며, 30%가 limonene과 terpene 이며, 그 외 oleic, linoleic 산 등 지방산이 주를 이룬다.

유럽, 시베리아, 터키, 페르시아, 인도, 북아프리카 등이 본고장이지만 영국, 네덜란드, 독일 등의 일부 지역에서 상업적으로 재배하며, 이 지역에서는 중요한 농작물이다.

〔품　　종〕

*Carum*속은 온대 지방에서 약 20여종이 있는데 이 가운데에는 유럽 등지에서 종자만을 이용하는 식물(*Carum carvi*) 이외에 열대에서는 채소로서 가꾸는 것도 있다.

Carum ajowan(영명 : Bishop's weed)은 인도 각지에 자생하며 키가 30～90cm의 일년생인데 씨는 3～4%의 에센셜오일을 갖는다. 증류시킨 결정을 인도에서는 Ajowan-ka-phul(Flower of ajowan의 뜻)이라 하여 만드는데 주성분은 thymol(40～55% 에센셜오일 중 포함)이다. 티몰은 강력한 살균방부제인데 ajowan이 주원료로 쓰인다. 씨는 소스의 원료로 쓰인다.

C. bulbocastanum(영명 : Earth nut)은 인도 원산 다년생 초본으로 키는 15～75cm 된다. 뿌리는 녹말질이 많아 시장에서 판매되고 비상식량으로도 이용되며 종자는 역시 소스 등에 이용된다.

*C. roxburghianum*은 인도, 말레이지아, 인도네시아 등에 분포되어 있는데 씨앗은 카레의 원료로 이용되며 잎은 파슬리처럼 쓰인다.

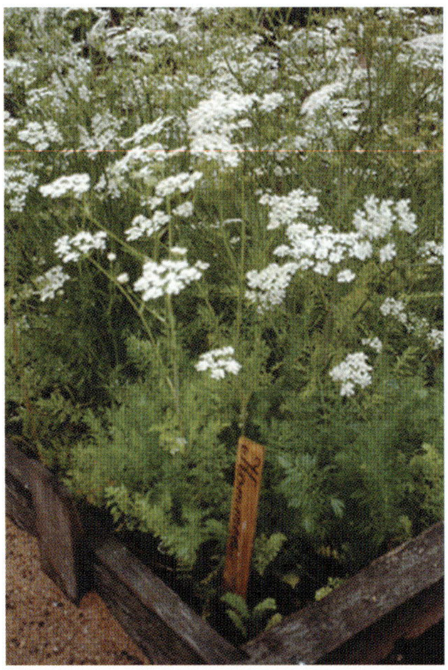

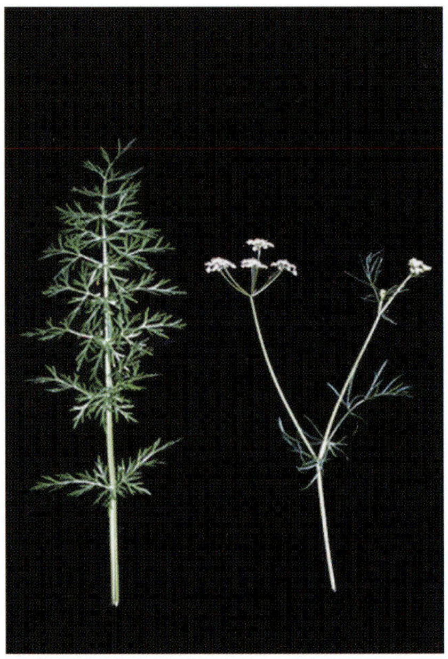

그림 60. 카라웨이(좌 : 개화기 식물체, 우 : 잎과 꽃)

〔재　　배〕

카라웨이는 반그늘 조건에서 잘 자라며 너무 습한 곳에서는 잘 자라지 않는다. 그러므로 가장 좋은 토양은 사질계의 배수가 좋은 토양이 알맞다. 점토질 토양은 반드시 모래를 섞어서 재배해야 한다.

파종은 포장에서 봄철이나 늦여름에 실시할 수 있는데 파종 거리는 30 cm 간격으로 줄뿌림하여 포기사이가 20 cm 되도록 솎아준다. 제초 등을 잘 해주면 겨울을 넘겨 다음해 6월에 개화 결실하고 8월에 종자를 채취할 수 있다. 추운 곳에서는 뿌리가 얼지 않게 두텁게 멀칭(Mulching)한다.

카라웨이는 뿌리가 다소 굵어지면 이식하기가 매우 곤란하므로 포트에 파종할 때에는 한 포트에 2~3개의 씨를 뿌려서 원뿌리가 굳기 전에 빨리 정식을 해야 한다.

〔수확 · 저장〕

씨앗은 너무 익으면 떨어지므로 어느 정도 익으면 꽃대를 가위로 잘라 말려서 종자를 채취한다. 종자가 갈색으로 변하기 시작할 때 종자 꼬투리를 잘라 준다. 종이 봉투에 종자 꼬투리를 넣어서 따뜻하고 건조한 장소에 걸어 둔다. 대량 수확시는 아침 일찍이 수확해야 종자가 떨어지지 않는다. 수확 후 약 10일간 쌓아두었다가 완숙되면 종자를 타작하여 밀폐용기에 저장한다.

〔이　　용〕

잎은 정식 후 8~10주부터 이용할 수 있다. 잎은 수프나 샐러드로 이용하고 살짝 익혀서 채소로도 사용할 수 있다.

완전히 말린 종자는 고기 요리, 양배추 요리, 치즈, 소시지 등에 조미료로 사용한다. 또한 빵을 만드는 데 표면에 올려서 구우면 빵 맛을 한결 좋게 한다.

특히 독일에서는 Sauerkraut(양배추와 소금만을 이용하여 만든 김치)에 반드시 넣어 먹는다. 에센셜오일은 각종 리큐어(Liqueur)에 쿠민, 아니스와 함께 이용한다. 그 외 종자를 향료, 무알코올음료, 아이스크림, 치즈 등에 넣어 이용한다. 또한 유럽에서는 카라웨이 소주가 유명하다

종자를 갈아서 카레(Curry powder) 원료로 사용한다.

뿌리도 향기가 많아 다른 근채류처럼 이용하는데 뿌리를 식용하는 parsnip(파스닢)보다 품질이 우수하다고 한다.

에센셜오일은 음료에 63 ppm, 빵에는 1,000 ppm 정도 넣는다.

〔처　　방〕

약리적으로 위활력 증진, 식욕증진, 장통증 경감, 가스발생억제 등에 좋다. 그 외 피부에 바르면 피부기생균을 제거하고, 기침에도 효과가 있다. 수의학적으로 카라웨이 차는 말과 소의 고창증 치료에도 효과가 좋다고 알려져 있다.

차로서는 1티스푼의 으깬 씨를 1/4ℓ 끓는 물에 10분간 우려내어 따뜻한 상태에서 마

신다.

팅크제로는 20 g의 으깬 종자를 100 ㎖ 알코올(60%)에 5일간 추출하여 거른 후 필요시마다 20~40방울씩 물에 타서 설탕을 약간 넣어서 먹는다.

표 21. 카라웨이 종자의 대략적인 조성분(100 g 가식부)

성　분	함　량	성　분	함　량
물	9.9g	Fe	16mg
에 너 지	333㎉	Mg	258mg
단 백 질	19.8g	K	1,351mg
지　방	14.6g	Na	17mg
총탄수화물	49.9g	Zn	6mg
섬　유	12.7g	나이아신	4mg
회　분	5.9g	비타민 A	363I.U.
Ca	689mg		

(Farrell, 1985)

2.36 카 모 밀(캐모마일, Chamomile)

학　명 : *Matricaria chamomilla*　　**영　명 :** Chamomile

과　명 : Compositae(국화과)　　**기타명 :** 母菊(中), 카밀레

〔재배 역사〕

유럽에서는 잡초로서 여름철 밭에서 많이 볼 수 있는 카모밀은 유럽과 아시아에 분포한다. 고대 이집트인들 때부터 애용되는 정원 허브임과 동시에 최고의 약초 중의 하나로 알려져 왔다. 뜰에 심으면 방향성분이 진딧물 등을 쫓아내어 다른 식물들을 건강하게 만든다고 믿어졌다.

그리스어로 번역하면 카모밀은 Kamai(땅), melon(사과)이라고 하는데 이는 땅사과를 의미한다. 잎이 부서질 때 풍기는 사과 비슷한 향 때문에 붙여진 이름으로 인간에게 예로부터 많은 기쁨을 주었을 것이다.

〔식물학적 특징〕

지중해 연안에서는 잡초처럼 자라는데 땅바닥에 낮게 깔리는 특성을 가지며 야생종은 키가 5~10 cm 정도 되는(나이가 들면서 때로 30 cm까지 자란다) 상록성 다년초이다. 연녹색을 띠는 방향성의 잎은 코스모스 잎보다 아주 가늘게 2~3회 날개모양으로

갈라지고 식물체에는 털이 나 있지 않고 뿌리로부터 가는 줄기가 나와 거기에서 잎이 생긴다. 여름에 종에 따라 노란색 또는 백색의 단추 같은 설상화가 피고 영하 29℃까지 견딘다. 그러나 독일 등에서는 많은 대학과 생약회사에서 에센셜오일 성분이 많은 품종을 선발해 오고 있는데 주로 백색 꽃이 핀다. 오일은 약 1.75% 함유되어있는데 주성분은 farnesene, bisabolol, chamazulene이다. 그 외 coumarin, 식물산, glycosides (3%). flavonoid 등이 있다. 개량된 종은 내한성이 약해 중부지방에서 월동이 어렵다.

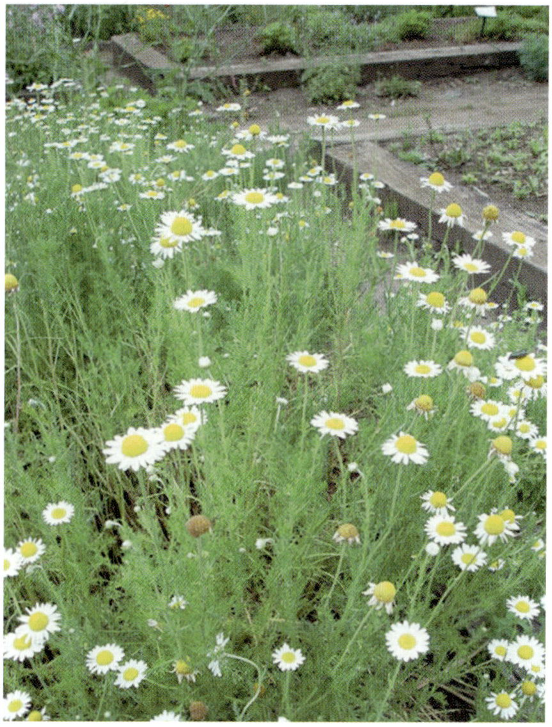

그림 61. 로만카모밀

로만 카모밀은 지면과 T자형으로 자란다. 크고 작은 면적에 지피용으로 이용할 수 있으며 베어 버릴 수도 있고 잔디 대신 사용할 수도 있다. 돌계단 등에 식재된 카모밀은 발을 디딜 때마다 달콤한 향을 내뿜는다. 카모밀은 또한 암석원에서 다년생초의 경계식물로 아주 잘 어울리지만 전정을 필요로 한다.

〔품　　종〕

헝가리나 독일 카모밀인 *M. recutita*는 해마다 빽빽하게 꽃이 피며 *Chamaemelum nobile*과 유사한데, 키가 40 cm 또는 그 이상으로 자라고 꽃이 더 많이 피며 아주 달콤하고 향기로운 차를 만든다는 점에서 차이가 있다. 독일의 모든 병원에서는 스페인 등지의 대단위 농장에서 생산된 카모밀을 이용하여 카모밀차를 만들어 환자에게 마시게 한다.

꽃이 노란 로만카모밀의 일종인 *Anthemis tinctoria*는 주로 장식용으로 사용되고 꽃으로 노란 염료를 만든다.

품종에는 4배체 품종이 많이 알려져 있는데 Bodegold, Mabamille, Manzana(이상 독일), Margaritar(루마니아), Lazur(영국), Lutea(슬로바키아) 등이 있다. 2배체 품종은 Degumill(독일) 등이 있다.

〔재　　배〕

노지에 직파하여 기르기도 하나 보통 묘상에서 좋은 묘를 골라 심거나 다 자란 식물체를 분주해서 재배한다. 식물체를 20～30 cm 간격으로 줄뿌림하는데 양지 또는 아주 약한 차광 상태와 배수가 잘되는 촉촉하고 가벼운 흙이 좋다.

봄에 씨를 뿌리면 초여름이 되기 전에 꽃이 피고 온도가 오르면 죽게 된다. 가을에 시원해지면 떨어진 종자에서 싹이 난다. 우리나라의 남쪽에서는 어린 식물상태로 월동한다. 스페인 같은 대단위 재배에서는 기계를 이용해서 씨뿌리기를 한다.

시비는 N, P, K를 10 kg/10 a 정도 뿌려도 된다. 질소비료를 많이 주면 웃자라서 쉽게 넘어지게 된다.

〔수확・저장〕

꽃이 피어 있을 때 수확해야 하며, 신선한 상태로 또는 건조시켜 이용한다. 건조저장을 오래 하면 꽃색이 변한다.

〔이　　용〕

해열제, 진정제로 쓰이고 차에는 말린 꽃이 이용된다. 독특한 향기를 내는 특성 때문에 독일 카모밀을 선호한다. 또한 유럽에서는 민간 요법으로 끓는 카모밀 증기를 맡아서 감기치료를 한다. 차는 보통 꽃을 끓는 물에 3～4분 담갔다가 꺼내어 마시는데 오래 담구어 두면 쓴맛이 난다. 우려낸 티백을 버리지 말고 눈가에 올려놓으면 눈의 주름살이 펴진다고 한다.

카모밀에 함유된 chamazulene은 강한 항염제이므로 건조, 과민성 피부에 사용하면 좋다. 또한 린스로도 사용하면 검정 머리색깔에 좋다고 한다. 세수할 때 피부연화제(Skin softner)작용을 하며, 카모밀차는 소화불량으로 배가 아플 때 진정시키는 효과가 있다. 에센셜오일은 우울증, 과민성 치료에 쓰이는데 마사지법이나 입욕법에 사용된다.

〔처　　방〕

1～2티스푼의 카모밀을 1/4 끓인 물에 10분간 우려내어 차로 마신다. 입욕법의 경우에는 3～4 주먹의 꽃을 물로 가득찬 욕조에 넣은 후 15여분이 지나서 목욕한다.

좌욕이나 발을 담그려면 1주먹의 꽃이나 꽃이 피고 있는 식물체를 담궈서 추출 후에 이용한다.

흡입법은 1ℓ 끓는 물에 1주먹의 꽃을 넣고 수건을 덮은 후 고개를 넣고 5～10분간 증기를 맡는다.

팅크제는 20 g의 건조한 카모밀 꽃을 100 ㎖ 알코올(70%)에 8일간 추출하고 나서 여

과시킨다. 그것을 10~12 방울씩 식후마다 설탕을 넣고 마신다.

와인은 30g 건조한 꽃을 1ℓ 와인에 10일간 담궈 두었다가 식후에 한잔씩 마신다.

오일법은 5g 건조화를 1/2ℓ 올리브 오일이 든 병에 4주간 마개를 꽉 막고 담궜다가 걸러내서 사용한다.

2.37 타 라 곤(Tarragon)

학 명 : *Artemisia dracunculus* **영 명 :** Tarragon

과 명 : Compositae(국화과) **기타명 :** 狹叶青蒿(中)

〔재배 역사〕

역사가들은 프랑스 타라곤은 아시아 원산으로 몽고인들이 1100년경에 스페인으로 가져 왔다고 한다. 그 후 프랑스에 14세기에 전파되었다고 한다. 가늘고 긴 잎을 가진 쑥의 일종으로 현재는 지중해 연안에 가장 많이 자생하며 또한 재배되고 있다.

영명의 tarragon은 라틴어의 용(龍)이라는 draco 또는 프랑스어 estragon에서 연유된 것으로 본다.

속명의 *Artemisia*는 그리스의 달의 신인 Artemis에서 유래됐는데 이는 이 속의 식물이 부인병에 효력이 있기 때문에 지칭되었다고 한다. 종명인 *dracunculus*는 작은 용이란 뜻을 갖는다.

그리스인들은 B.C. 500년경에 벌써 이 식물을 알고 있었고, 13세기 아랍인들은 이것은 tarkhum이라 불렀는데 이것은 용이라는 뜻이다. 이들이 이렇게 부른 이유는 흑사병에 대항할 수 있게 해준 식물이기 때문이다. 16세기 유럽에 도착했을 때도 역시 용이라 불리었는데 강한 맛, 또는 뱀과 같은 뿌리 모양 때문이었을 것이다.

유럽에서는 옛부터 재배되어 왔으나 국내로의 도입과 국내에서의 재배는 보고가 없다.

〔식물학적 특성〕

타라곤은 국화과에 속하는 다년생 초본으로 섬유질의 긴 지하경(地下莖)을 갖는다. 줄기는 곧바로 서며 잔가지가 많으나 아주 유연하며 세력이 강하다. 키는 보통 60~150 cm이며 잎은 가늘고 길다. 잎은 털이 없고 길이는 3~6 cm, 폭은 2~4 mm이다. 윗잎은 아주 작아 폭이 1 mm 정도이다. 엽액(葉腋)에 많은 작은 꽃이 붙는데 꽃은 두상화(頭狀花)를 이룬다. 6~8월에 연녹색의 꽃이 핀다. 추위에 대한 내성은 -12℃까지이다.

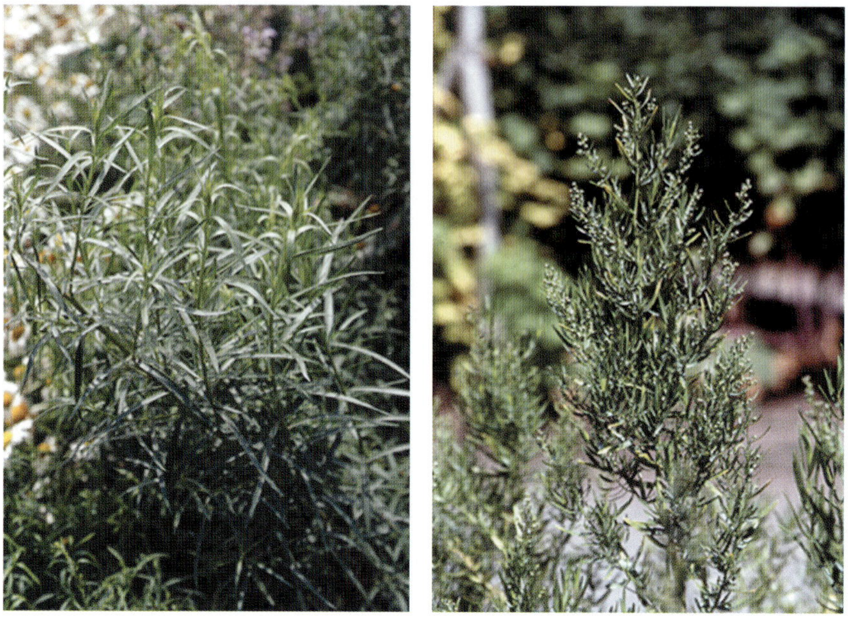

그림 62. 타 라 곤(좌 : 식물체, 우 : 개화기 줄기)

타라곤은 두 종류가 있는데 프랑스 타라곤은 씨앗이 잘 생기지 않으나 러시아종은 종자가 잘 생긴다.

종자의 크기는 보통 길이가 1~1.5 mm, 폭과 두께가 0.25~0.5 mm이며, 발아율은 보통 98%이다. 씨앗은 작기 때문에 천립중이 0.2~0.3 g, 1 ℓ 의 무게는 630~680 g이다. 또한 1 g의 종자수는 5,000~6,600개 정도이다.

발아기간은 10~14일 걸리며 광발아종자로서 발아력은 2~3년 지니는 상명종자이다. 발아율은 20~30℃에서 10일째 조사한다.

프랑스 타라곤(독일 타라곤이라고도 함)은 에센셜오일이 0.15~3.1%이며 향기가 향긋한데 비해, 러시아 타라곤은 0.25~2.06%의 에센셜오일을 갖으며 약간 매운 향기를 갖는다. 독일 타라곤 에센셜오일의 주성분은 60~70%가 methyl chavicol(estragole)이며 그 이외에 α, β-pinene, p-methoxycinnamicaldehyde, camphene, limonene, ocimene, phellandrene 등이다.

〔품 종〕

타라곤은 다음 두 가지 계통이 있다.

프랑스 타라곤(French tarragon) 또는 독일 타라곤은 중요한 재배종이다. 이 계통은 극히 개화하기 어렵고 꽃이 피어나도 불임성이 나타난다. 그래서 주로 삽목으로 번식하며 잎은 짙은 녹색을 띠고 크기는 2.5 cm 길이에 폭은 0.5 cm 정도 된다. 향기가 아주 좋

은 것이 특징이다.

러시아 타라곤(Russian tarragon)은 시베리아산 야생종으로 프랑스 타라곤보다 향기가 낮으나 종자를 쉽게 갖는다. 잎은 프랑스 타라곤과는 색깔과 크기에서 다르다. 잎은 보통 길이가 3.3 cm, 폭이 0.4 cm 정도이며 비교적 털이 작다. 잎의 색은 연녹색이며 향기는 프랑스타라곤보다 약하다.

그 외 헝가리 품종으로 Zöldzamat가 있는데 키는 중간 또는 큰 편이고 잎은 담록 또는 녹색이다.

〔재　배〕

재배하기에 알맞은 땅은 유기물이 많고 습도가 알맞은 곳으로 pH는 6.9정도이며 무엇보다 따뜻하고 북풍을 막아주며 햇빛이 잘 드는 곳이 좋다. 그러나 반그늘에도 견딤성이 강하다. 시비는 퇴비를 밑거름으로 충분히 사용하는 것이 좋다.

프랑스 타라곤은 이른봄이나 가을에 꺾꽂이 또는 포기나누기를 실시한다. 봄철에는 온상에서 삽목을 하면 뿌리가 잘 내리는데 뿌리가 내리면 40～50 cm 간격으로 정식한다. 건조한 경우는 충분히 관수하고 겨울이 오면 볏짚 등으로 덮어서 보온을 해준다. 일반적으로 3～4년 재배하고 다시 새로운 식물을 심거나 2～3년에 한번씩 옮겨준다. 이는 너무 오래되면 충분한 새싹이 나오지 않아 수량이 떨어지기 때문이다.

러시아 타라곤은 종자로 번식하는데 온상에 뿌릴 경우 1 a에 필요한 식물을 위해서는 씨를 약 1 g 준비한다. 파종 후 충분히 관수하면 10여일이 지나 싹이 튼다. 유묘가 1개월 이상 자라고 서리의 위험이 없으면 40～60 cm 간격으로 심는다.

정식 후에 제초나 중경 등을 실시하는 외에는 특별한 관리가 필요 없다. 타라곤은 채소와 같이 심으면 채소류의 생장을 좋게 한다고 한다.

〔수확・저장〕

수확은 여름 동안 2～3회 지상부 10 cm 위를 절단하는 방법으로 실시하는데 그 외로는 나무 끝의 새싹을 잘라준다. 자른 싹은 비를 맞히거나 햇볕에서 말리지 않고 그늘에서 말린다.

러시아 타라곤은 꽃이 피기 전에 가장 향기가 많이 난다. 그러나 프랑스 타라곤은 그 차이가 없어 비교적 균일하게 향과 맛이 있으므로 개화와 관계없이 항시 수확할 수 있다.

타라곤은 말려서 겨울에 이용할 수 있으나 맛과 향이 많이 떨어지므로 보통 잘게 잎을 잘라서 병에 넣고 식물성 기름을 넣어 식물을 완전히 잠기게 해서 보관했다가 샐러드 같은 음식에 기름과 같이 이용하면 된다. 또는 같은 방법으로 식초를 넣고 햇빛이 잘 드는 창가에 병을 세워둔 후에 부엌이나 냉장고에 보관했다가 사용한다.

〔이 용〕

주성분은 에센셜오일(Estragole 70%)이다. 음식물에 사용할 때는 너무 많이 이용하면 향이 강하게 되어 오히려 맛을 나쁘게 하므로 적당히 이용하는데 샐러드, 닭요리, 소스, 해산식품, 피클용 오이 등 각종 음식에 이용한다. 특히 marinades는 이것 없이는 만들 수가 없다. 또한 bearnaise sauce와 goddess salad dressing에도 필수적이다. 시리아인들은 예부터 타라곤 어린 줄기를 즐겨 먹어왔다.

식초에 타라곤을 담구어 보존하면 향이 좋은 식초가 된다. Alexande Dumas는 타라곤 없는 식초는 생각할 수 없다고 할 정도로 타라곤을 예찬했다.

잎에서 향을 추출하여 타라곤술(Tarragon wine)을 만들어 이용하기도 한다.

〔처 방〕

타라곤은 의약용으로 별로 사용되지 않는다. 그러나 이것을 씹으면 치통이나 소화에 좋다고 알려져 있다. 아로마테라피적으로는 주로 남프랑스에서 에센셜오일(Estragon oil)을 생산하여 향수 등으로 이용된다.

표 22. 대략적인 타라곤의 구성분(100 g 가식부)

성 분	함 량	성 분	함 량
물	7.7g	Mg	347mg
에 너 지	285kcal	P	313mg
단 백 질	22.8g	K	3.020mg
지 방	7.2g	Na	62mg
총탄수화물	50.2g	Zn	4mg
섬 유 소	11.4g	나이아신	9mg
회 분	12.0g	리보폴라빈	1mg
Ca	1,139mg	비타민 A	363I.U.
Fe	32mg		

(Farrell, 1985)

2.38 톱 풀(Yarrow)

학 명 : *Achillea millefolium* **영 명 :** Yarrow

과 명 : Compositae(국화과) **기타명 :** 蓍(中)

〔재배 역사〕

유럽이 원산으로 원예적으로 광범위하게 재배되고 있다. 현재는 북미, 아시아, 남반구

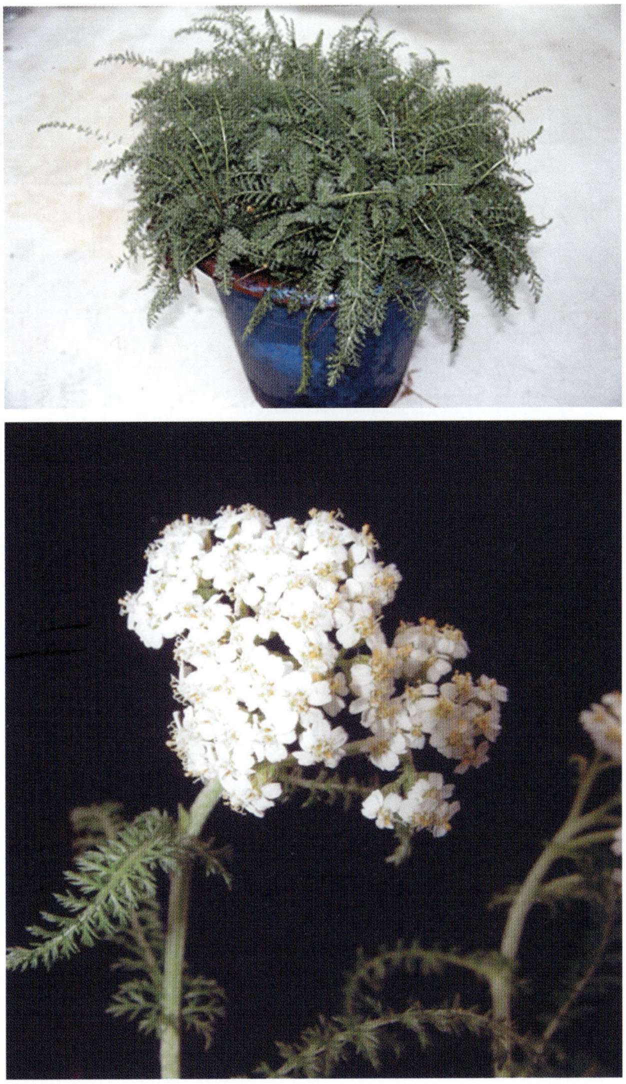

그림 63. 톱　풀(상 : 식물체, 하 : 꽃)

의 온대지방에 귀화되어 자란다. 어두운 녹색 또는 은색의 잎은 보기 드문 질감과 색깔에 기여한다. 일반의 솜털이 있는 톱풀은 유용한 피복 식물을 만들기 위해 베어버릴 수도 있다.

톱풀은 때때로 staunchgrass(지조있는 풀) 또는 soldier's wountwort(군인의 상처를 치료하는 약초)로 불리기도 한다. 이런 이름과 속명 *Achillea*라는 희랍명은 아마도 아킬레스가 톱풀을 트로이 전쟁(Trojan war) 중에 그의 부상당한 군인들을 치료하고 피를 멈추게 하였다는 전설로부터 유래하였다. 16세기에는 톱풀가루를 들이마시는 것이 코피

가 나는 원인이 되고 그러므로 두통을 없앤다고 믿어지기도 했다. 이것은 톱풀에 있어서 또 다른 일반적인 이름인 nosebleed(코피)를 지어주었다.

〔식물학적 특징〕

여러 가지 종과 변종들은 일반적으로 유용하다. 보통의 톱풀인 *A. millefolium*는 약 30 cm~1 m 정도로 자라며 회색빛의 녹색 잎을 가진다. 꽃은 보통 흰색이나 연분홍의 꽃을 가진 변종도 있다.

고사리 잎 모양의 톱풀, *A. filipendulina*는 가장 일반적이다. 아마 꽃집에서 말린 것을 본 적이 있을 것이다. 그것은 어두운 녹색을 띠며 1.5 m 정도 자라고, 나중에는 갈라져서 고사리와 같은 잎이 된다. 화방은 15 cm 정도이며 화단 및 절화용으로 주로 사용한다.

Silver yarrow인 *A. clavennae* 또는 *A. argentea*는 매우 매력적이고 은빛이 도는 회색을 띤, 톱니 모양이 없는 잎을 가지며 흰 꽃이 핀다. 이것은 약 30 cm 정도 자란다.

Woolly yarrow인 *A. tomentosa*는 유럽 원산의 다년초로 낮게 자라는데, 진한 녹색이며 잔털이 있고 나중에는 잎이 갈라진다. 여름 중반에는 화경에 약 15 cm 높이에 이르는 밝은 노랑색 꽃이 핀다.

〔재 배〕

톱풀은 내서성이 있으며 내병성이 강하다. 토양은 중간정도의 비옥도를 가지고 습기가 있는 것이 좋다. 그러나 조건이 좋으면 거의 모든 상황에서 잘 자란다. 유일한 필요조건은 태양광선에 잘 노출되는 것으로 그늘에는 약하다. 따라서 실내재배로는 적합하지 않다. 발아온도는 20℃이며 3월초에 온실이나 실내에 파종했다가, 5월초에 정식한다. 재식거리는 30 cm 간격으로 하며, 40×40 cm로 심을 때 100 m^2에 1 g의 종자가 필요하다.

정기적으로 개화시키려면 꽃이 지기 시작하면 빨리 기부에서부터 꽃을 제거해야 한다. 정원사들은 2년 내지 3년마다 덤불나누기를 권한다.

〔수확 · 저장〕

수확은 7월과 10월 2회 할 수 있으며, 수확량은 100 m^2에 건물중(乾物重)으로 30~60 kg 정도이다. 다발을 만들어서 공기가 잘 통하는 곳에서 완전히 마를 때까지 거꾸로 매단다. 건조 온도는 30℃ 이하여야 한다. 개화하면 잎을 수확한다. 쟁반이나 다발을 만들어서 말린다.

〔이 용〕

주요 성분은 에센셜오일(0.5% 정도)로 cineole이 주성분이다. 모든 톱풀은 건조하여 배열하면 아름답다. Common yarrow의 말린 가루차는 소화에 좋다고 한다. 유럽에서는

소화불량, 담통증, 월경불순, 고창증 등의 치료에 쓰인다. 어린 잎은 샐러드로 쓰고 소프트 치즈에도 넣는다. 또는 담배의 향을 내는 데도 사용한다. Fernleaf yarrow는 생체로 또는 건조하여 사용하면 훌륭한 실내 장식이 된다.

어린 식물은 샐러드나 소프트 치즈에 넣는다.

이 식물을 다른 식물 근처에 심으면 냄새 때문에 병(病)과 충(蟲)에 대한 저항성을 기른다.

그 이외에 증류된 향을 토닉로션으로 이용한다.

2.39 파 슬 리(Parsley)

학 명 :	*Petroselinum crispum*	**영 명 :**	Parsley
과 명 :	Umbelliferae	**기타명 :**	洋芫荽, 香芹菜

〔재배 역사〕

파슬리는 지중해가 원산으로 스페인, 그리스, 모로코, 알제리아 등에 야생으로 분포한다. 야생종은 주로 물이 솟는 곳 근처의 돌 틈바구니에서 자란다.

그래서 학명의 *Petroselinum*은 Petro와 Selinum의 합성어인데 Petro는 고대 희랍어의 petron과 같은 뜻으로 돌〔石〕이라는 의미이며 Selenum은 셀러리의 옛 그리스어 Selinon에서 유래되어 결국 학명은 '돌에서 자라는 셀러리'라는 의미를 갖는다. 영명은 파슬리(Parsley)라고 부르는데 이는 *Petroselinum*이 중세기에 Petrocilium으로 변화했고 그 후 영어화 과정에서 Petersylinger, Perele, Parsley로 변화해서 오늘날 Parsley가 됐다. 그러나 독일에서는 중세기의 라틴어가 크게 변화되지 않아 지금도 Petersilie라고 부른다.

Palladius는 서기 210년에 잎이 평평한 평엽종(平葉種)에서 잎이 오글거리는 축엽종(縮葉種)을 선발했는데 묵은 종자가 새종자보다 다소 발아력이 높았다고 한다. 9세기에 프랑스인 Charlemagne가 자기 정원에서 파슬리를 재배했다는 기록이 있다. 그 후 13세기에 북유럽에 전파되었는데, 이 때부터 뿌리를 이용하는 파슬리(Turnip-rooted parsley, 일명 Hamburg parsley)와 잎만을 이용하는 파슬리가 각각 약용 또는 식용으로 사용됐다. 영국에는 1548년 Sardinia로부터 전해졌고, 미국에는 1806년경부터 재배가 이루어졌다고 한다. 동양에는 서구인들이 진출하면서 전래됐는데, 우리나라는 일부 시험재배가 이루어져 오다가 1970년경부터 대도시 근교에서 재배해오고 있다.

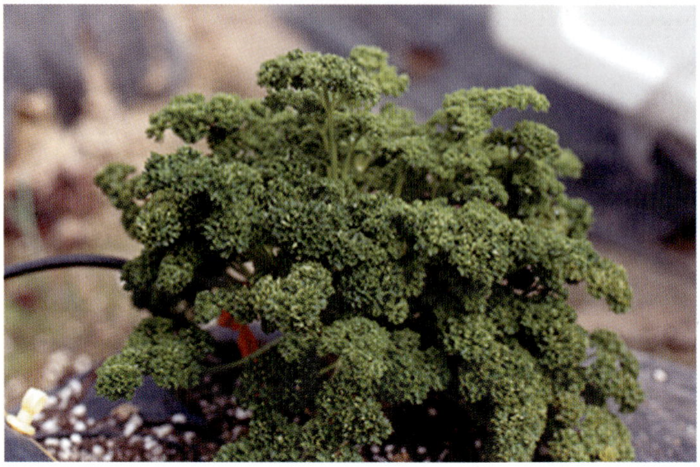

그림 64. 파 슬 리

〔식물학적 특징〕

파슬리(*Petroselinum crispum*(MILL.) NYM.)는 두 가지 변종이 있는데, 하나는 우리가 흔히 잎만 이용하는 파슬리(*P. crispum* var. *folisum*)이며 다른 하나는 뿌리를 이용하는 파슬리(*P. crispum* var. *tuberosum*)이다.

파슬리는 2년 또는 다년생으로 씨앗은 2년째 맺는다. 한번 꽃이 핀 식물은 3년째 또는 그 다음해에 꽃이 핀다. 식물의 키는 50~100 cm이며 꽃은 6~7월에 핀다. 뿌리는 직근성이고 곁뿌리가 작다. 뿌리 윗부분의 색은 황백색이나 밝은 갈색으로 황색 또는 적갈색의 둥근 무늬를 갖는다. 그러나 뿌리의 속은 백색이다. 뿌리는 깊게는 보통 160 cm까지 뻗는데 뿌리무게의 50%가 20 cm 깊이에, 그리고 다음 30%는 50 cm까지 분포하며 나머지 20%는 깊이 50~120 cm까지 분포한다. 그러므로 수확 후에 땅속에 남는 뿌리의 양이 상당히 많다.

뿌리를 이용하는 파슬리 또는 잎을 건조하는 종류는 잎 표면이 번들거리며, 당근잎처럼 다소 넓고, 잎을 주로 생으로 이용하는 파슬리는 심하게 오글거린다. 식물 전체가 잔털이 전혀 없고 잎은 녹색이다.

파종한 첫해는 꽃이 피지 않으나 월동한 다음해 꽃이 피고 씨가 맺힌다. 추대하여 개화하는 데는 많은 요인이 작용하지만 식물체내 유기물과 무기양분의 비가 중요한 역할을 한다. 그러므로 개화 억제를 위해서는 질소질비료 시비를 많이 하고, 충분한 수분 공급을 하며, 햇빛의 강도를 약하게 하고, 충분히 자란 잎은 빨리 수확하여 제거함으로써 가능하다.

씨앗은 셀러리보다 다소 활력이 세고 색깔은 회녹색이나 기후가 나쁘면 회색을 띤다. 종자의 크기는 길이 2~3 mm, 폭과 두께는 1 mm이다. 발아력은 55~75%(평균발아율 70%)이며, 1 ℓ 의 무게는 510~600 g, 천립중은 1.2~1.8 g이다. 종자 1 g은 약 550~

600립이다. 발아력은 2～3년을 유지하며 발아시험은 20～30℃에서 3주일간 암흑조건에서 실시한다.

〔품 종〕

품종은 크게 뿌리용, 잎을 생으로 이용하는 계통 그리고 잎을 주로 건조시켜서 이용하는 품종으로 나눈다.

현재 잎을 채취하여 이용하는 품종은 전 세계적으로 대단히 많이 소개되고 있다. 이들 품종은 대부분 잎이 오글거리는데 색깔이 짙은 암록색에서부터 담록색까지 다양하며 엽병의 길이도 다르다. 따라서 카탈로그를 보고 주문해서 가꿔야 한다. 잎이 오글거리는 주요 품종을 보면 Bravour(덴마크, 영국, 네덜란드에서 많이 가꿈), Clivi(독일), Curlina(덴마크), Darki(덴마크), Decora(네덜란드), Frisé vert foncé(프랑스), Gekrulde(네덜란드), Kruse(스웨덴), Mooskrause(유럽전체), Optima(덴마크) 등이 있다.

잎에 에센셜오일이 많이 함유되어 주로 잎을 1년에 3～4차례 잘라서 건조하여 이용하는 건조용 파슬리는 잎이 당근잎처럼 오글거리지 않고 갈라져 있는데, 잎이 편편하고 윤기가 난다. 주요한 품종은 다음과 같다.

Festival 68(불가리아 품종), Gigante di Italia(Gigante di Napoli라고도 부름) 그리고 Hamburger Schnitt(독일) 등이 있다. 뿌리를 이용하는 유럽 품종에는 대표적인 것이 Halblange가 있는데, 잎도 이용할 수 있다.

〔환경조건・생육〕

호냉성 채소로서 생육적온은 15～20℃이며 고온이나 건조에 약하다. 그러나 우리나라의 경우도 배수가 잘 되는 반그늘에서는 여름을 지내기가 어렵지 않다.

서늘한 기후에는 견딤성이 높은데 최저기온이 5℃ 정도면 연속적으로 수확을 할 수 있다. 0℃ 이하가 되면 잎은 얼어서 수확이 어려우나 짚이나 왕겨 등을 덮어서 월동시킬 경우 잎은 동해를 입어 죽지만 뿌리는 남아서 다음해에 싹이 난다. 그러나 너무 심한 동해를 입으면 새싹의 발아가 곤란하다.

발아는 20～30℃의 변온에서 잘되나 항온이 계속되면 25℃ 이상에서는 발아가 떨어진다.

화아분화는 본엽 3～4매 이상의 묘가 0℃ 전후의 저온을 1개월 이상 받고 그 후 고온, 장일에서 추대한다.

온도 요구도는 셀러리와 유사하며, 수분 요구도가 많아 충분한 관수가 필요하다.

〔재배 작형〕

우리나라의 소비 추세는 연중 계속되고 있어 재배는 3가지 형태를 이루나 1년 내내 수

확, 출하되고 있다. 지역적으로는 도시근교 및 내륙지방, 남해안 및 제주지역 그리고 고랭지 재배 지역으로 나누어져 있다.

〔재　　배〕

종자번식으로 재배 가능하나 발아는 불규칙적이며 11～29일 정도 걸린다. 식재 전에 24시간 동안 물에 담근 종자는 더 많은 발아의 기회를 갖는다. 이식 또한 가능하며 이 때에는 반음지의 습한 토양에 15～20 cm정도의 간격을 두고 심은 뒤 수분을 충분히 공급해야 한다. 추운지방에서 일년 내내 파슬리를 공급하기 위해서는 실내 조명등 아래에서 기른다.

뿌리를 이용하거나 잎을 이용하는 파슬리는 모두 땅이 깊고 양분이 많아 비옥하며 충분한 수분이 있는 토양이 좋다. 모래땅은 쉽게 건조하게 되므로 뿌리를 이용하는 파슬리의 경우에 가랑이가 많이 생기며, 특히 양분이 용탈로 인해 부족해서 수확량이 떨어진다. 수경재배도 가능하며 소형 분을 이용한 재배도 용이하다.

〔수확・저장〕

뿌리용 파슬리는 보통 11월이 되어서 수확한다. 당근처럼 캐는데 많은 노력이 필요하다. 뿌리의 수량은 10 a당 2～3,000 kg이며 잎은 약 1,000 kg이 된다. 뿌리는 수확하여 씻어서 일정한 양으로 포장하여 출하한다. 뿌리를 건조할 때는 40℃에서 건조한다.

잎을 따는 파슬리는 충분히 자란 아랫잎부터 수확하는데 본엽이 15매 이상된 포기부터 실시하고 1주에 2～3매씩 따낸다. 수확의 주기를 보면 봄・가을은 2～3주에 한 번씩 수확하고, 여름철에는 7～10일에 1회씩 실시한다. 수확할 때 엽병의 길이는 12 cm 이상 되는 것이 좋다. 출하시는 잎을 10개 또는 20개를 1개 단위로 묶어서 상자당 50～100단씩 넣어서 출하한다.

잎을 건조용으로 사용하는 넓은 잎의 파슬리는 기계로 연간 3번쯤 뿌리 부분 가까이까지 자르는데 수량은 연간 2,500 kg/10a 정도 된다. 이것을 깨끗이 씻어서 잘게 자른 후 열풍건조기로 말려서 10 kg 단위 또는 회사마다 정해진 규격으로 포장하여 관리한다.

뿌리용 파슬리는 0℃, 95% 상대습도에서 당근처럼 저장하면 몇 개월이고 저장할 수 있을 정도로 저장성이 높다.

잎파슬리는 폴리에틸렌비닐(두께 0.2 mm)에 작은 구멍을 뚫고 저장하면 1℃에서는 8일, 5℃에서는 6일, 10℃에서는 약 5일간 저장이 가능하다.

건조한 잎파슬리는 병이나 비닐 속에 포장시켜 놓으면 장기간 보존이 가능하다.

〔이　　용〕

공기 중에서 잎을 말릴 경우는 수분이 85.05%, 질소함유물 3.66%, 지방 0.72%, 당

0.75%, 기타 질소를 함유하지 않은 물질 6.69%, 조섬유 1.45% 그리고 1.86%의 회분을 갖는다. 신선한 잎에는 비타민 A와 지아민(비타민 B_1)이 많고, 비타민 C는 피망 이외에는 유일하게 100 mg이 넘게 들어 있다. 채소 가운데 Ca, P 그리고 Fe도 가장 많이 들어 있다(표 23). 더구나 건조한 파슬리도 영양가가 대단히 높다.

잎의 이용은 신선한 채 또는 건조상태로 샐러드나 수프에 넣어 이용하고 소스에도 섞어서 사용한다. 향기가 독특해서 샐러드, 소스, 달걀요리, 생선요리 등에 많이 쓰인다.

표 23. 대략적인 파슬리의 구성분(100 g 가식부)

성　분	함　량	성　분	함　량
물	9.0g	Mg	249mg
에 너 지	276kcal	P	351mg
단 백 질	22.4g	K	3,805mg
지　방	4.4g	Na	452mg
총탄수화물	51.7g	Zn	5mg
섬 유 소	10.3g	비타민 C	122mg
회　분	12.5g	리보플라빈	1mg
Ca	1,468mg	나이아신	8mg
Fe	98mg	비타민 A	23,340I.U.

(Farrell, 1985)

〔처　방〕

에센셜오일은 종자에 2~7%, 잎에 0.3%, 뿌리에 0.1%정도 들어있다. 주성분은 apiol과 myristicine이다. 잎은 약용으로 해소, 진통, 소화촉진, 이뇨, 식욕촉진 등에 효과가 있고, 혈액정화, 건위, 해독 등에 쓰인다. 특히 마늘 냄새를 없애는 효과가 있어 마늘과 같이 사용하면 좋다.

차로서는 1티스푼의 종자 또는 2스푼의 건조하여 잘게 부순 뿌리를 1/4ℓ의 끓는 물에 넣고 우려낸다. 이것을 2~3잔씩 매일 마신다.

2.40 페　널(Fennel)

학　명 : *Foeniculum vulgare*　**영　명 :** Fennel, Sweet fennel

과　명 : Umbelliferae(산형화과)　**기타명 :** 茴香, 香絲菜(中)

〔재배 역사〕

페널의 원산지는 지중해 또는 근동 아시아이다. 당시의 로마인들이 야생종을 채취하여

재배했는데, 지중해 연안국가 남부 이탈리아, 이스라엘 등지에서는 거의 자생한다.

고대 그리스와 로마인들은 페널을 잘 알고 있었으며 그리스어로 marathon, 라틴말로 faeniculum이라고 불린다. 현재 유럽의 대부분의 국가들이 라틴말에서 다소 변화된 상태로 부른다. 라틴어의 *Foeniculum*은 faenum(건초)이라는 데서 유래되었는데 잎이 가늘게 갈라진 모습이 마치 마른 건초와 유사한 데서 연상되어 붙여진 이름으로 본다.

기원 후에 재배되던 페널은 서로마제국 카알 1세(Karl Ⅰ : A.D. 742~814)가 왕실 내의 정원에서 길렀다는 기록으로 미루어 8세기경은 많이 가꾸어진 것으로 추측된다. 그 후 영국에서도 재배의 기록이 있으며 스페인의 농서(農書, 961년)에는 페널이 약용, 채소용 그리고 향신료로 기록되었다. 페널은 인도를 거쳐 열대 아시아에 전파되어 가꾸어지게 되었다. 중국에서도 각지에서 상당히 많이 가꾸어지고 있으며, 뱀 물린데 페널이 좋다고 한다. 우리나라에서 처음 재배 연구는 박과 김(1984)이 보고하였다.

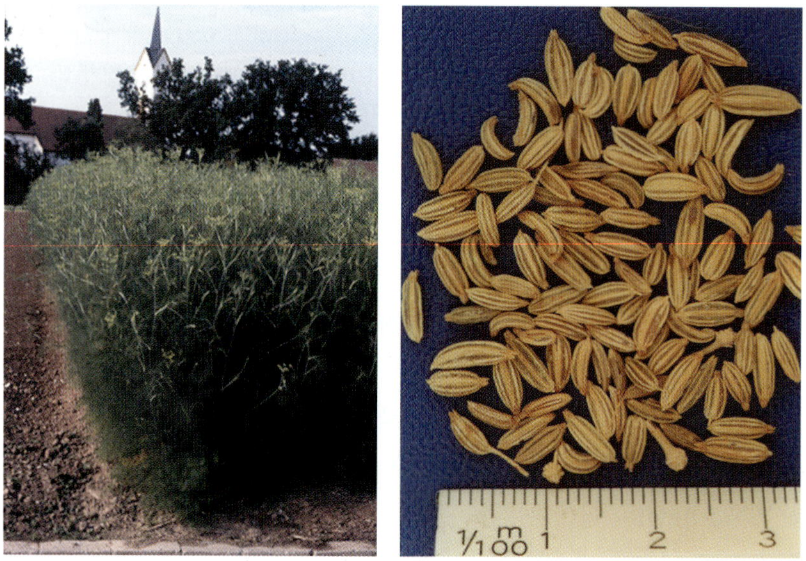

그림 65. 페　　널(우 : 개화기 페널, 좌 : 페널씨)

〔식물학적 특징〕

페널(*Foeniculum vulgare*)은 향신료 페널(*Foeniculum vulgare* var. *dulce*)과 채소용 페널(*F. vulgare* var. *azoricum*)로 나눈다.

향신료 페널은 여러해살이 또는 2년생식물로서 키는 0.9~2 m 정도이다. 주로 종자를 채취하여 에센셜오일을 추출하는 데 이용한다. 종자는 매우 큰 것은 길이가 19.4 mm, 폭이 2.7 mm이며 향기가 아주 좋다. 에센셜오일(약 2~5%)의 주성분은 anethole(50~60%)과 15~20% fenchine으로 구성되어 있으며, 그 외 α-pinine, camphene 등이 들

어있다. 기타 12~18%의 지방유, 14~22%의 단백질 그리고 4~5%의 당을 함유하는데 종자용 조미료 식물로 취급된다(Melchior & Kastner, 1974).

우리가 주로 재배하는 채소용 페널(Sweet fennel)은 1년생으로 엽병의 아래 부분 10 cm 정도가 폭 5~6 cm로 비대하여 구(球) 같은 형태를 이루는데 이 부분을 식용한다. 키는 30~40 cm 정도로 엽병(葉柄)끝의 잎은 몹시 가늘게 갈라져 있다.

종자는 길이 3.5~6 mm, 폭 1.5~2 mm, 두께 1 mm 정도이다. 발아력은 매우 낮아 평균 약 50%이며, 발아율 조사일은 14일이고 20~30℃에서 변온시험하는 것이 좋다. 천립중(千粒重)은 3~5 g이며, 1 g의 종자는 150~230립, 발아력은 3~4년 유지된다.

〔품 종〕

유럽에는 많은 품종이 있으나 대표적인 채소용 품종은 화이트 볼(White ball), 퍼펙션(Perfection) 등이 있는데, 이들 채소용은 전부 스위트 페널(Sweet fennel)이라고도 부른다.

화이트 볼은 추대가 잘 안되고 비교적 줄기가 납작하게 자라며 6월부터 파종하는 조기재배에 적합하다.

퍼펙션은 보통 7월에 씨를 뿌려서 가꿀 수 있는데 보다 빨리 뿌리면 추대하는 경향이 있다.

유럽에는 일년생인 Berfena(독일), Chuman(불가리아), Magnafena(독일) 그리고 일년생 또는 이년생으로 종자가 큰 품종인 Romanesc(루마니아), Soroksari(헝가리) 등이 있다.

그 외에 종자만을 향신료로 사용하는 식물은 인도페널, 독일페널, 프랑스페널, 러시아페널과 같이 국가명을 붙인 계통이 많이 있는데 이들은 각각 에센셜오일 함량에서 다소 차이가 있다. 앞의 향신료 식물은 잎의 색깔에 따라 녹색잎을 가진 계통과 청동빛 계통(Bronze form)으로 나누는데 청동빛 계통에는 핑크색, 구리〔銅〕빛깔, 청동색깔 등이 있으며 봄철의 정원에 아름다운 색깔을 준다.

〔환경조건 · 생육〕

페널은 장일성 식물이므로 여름에 재배하면 쉽게 추대하므로 봄과 가을에 주로 재배한다.

향신료용 페널은 종자 채취를 위해 건조한 가을이 필요한데 이와 같은 이유로 우리나라에 적합하다.

온도에 대한 감응성은 어린 식물은 둔감하나 오히려 많이 자란 큰 식물은 서리에 민감하므로 가을 늦게 수확하는 경우에는 주의가 필요하다.

〔재배 작형〕

향신료용 작물은 3～5월말까지 씨를 뿌리는데 따뜻한 제주도나 남쪽 해안지대에서는 노지에서 월동하여 다음해에 개화 결실을 볼 수 있다.

채소용 페널은 봄 일찍 3월 중에 온상에 씨를 뿌려 육묘하여 5월에 정식하면 6월 하순경에 수확하는 봄 재배형과 7～8월에 뿌려서 서리오기 전에 수확하는 가을 재배형이 있다.

〔재　　배〕

채소용 페널은 유기물과 양분이 많고 경토(耕土)가 깊은 토양에서 잘 자란다. 특히 충분한 석회가 많이 함유된 사질계 토양에서 생육이 잘되며 토양산도는 약산성 내지 중성이 좋다. 페널은 과습한 토양에서는 생육이 나쁜데 이는 과습에 민감하기 때문이다. 그러나 아래쪽의 줄기가 비대하여 구(球)를 형성하기 시작할 때 충분한 관수는 추대를 억제시킨다.

시비량은 10 a당 질소 15 kg, 인산 10 kg 그리고 칼리 25 kg, 석회 10 kg을 전량 밑거름으로 뿌린다.

파종법을 보면 향신료용은 3월에 묘상에 씨를 뿌려 9월 중순에 이랑폭 1.2 m, 주간거리 0.9 m로 정식하면 다음해에 결실하는데, 파종량은 10 a당 500～550 g이 필요하다. 다음해 8～10월 하순에 과실이 성숙하여 과피가 녹색에서 황록색으로 변하면 수확한다.

채소용은 3월에 묘상에 50 cm 간격으로 씨를 뿌려서 발아시키는데 10일 정도 지나서 싹이 나면 주간거리 20 cm로 솎아 주고 덧거름을 준다. 정식 후 30일쯤 지나 엽병의 끝이 달걀 정도의 크기에 달하면 흙이나 신문지를 줄기에 덮어 연백시켜서 2주일 후에 수확한다.

제초제를 정식 후 2～3주일 지나서 뿌려 주며, 중경(中耕)을 실시한다. 덧거름은 엽병의 끝이 비대해지기 시작하면 한번 실시하는 것이 좋다.

〔수확・저장〕

향신료용 페널은 7월부터 수확이 가능하나 9월말에야 본격적인 수확이 된다. 그러므로 초기에는 가위로 열매가 익은 곳을 자를 수 있으나 9월말에는 낫으로 줄기를 벤다. 이 때 씨가 떨어지지 않게 조심하는데 줄기를 묶어서 말린다. 수확시 수량은 종자로 100～200 kg/10 a가 된다.

채소용 페널은 한여름이 되기 전이나 늦가을에 －4℃가 될 때까지 수확할 수는 있다. 그러나 조직이 얼게 되면 맛이 떨어지므로 0℃ 이하가 되지 않을 때 수확한다. 수확은

칼로 뿌리를 잘라 내고 잎도 비대해진 엽병 위로 3~4 cm 정도만 남기고 자른다. 그러나 중심부의 속잎은 남겨둔다. 수량은 평균 1,500~2,500 kg/10 a에 달하며, 잎을 셀러리처럼 다듬은 1개 페널 줄기의 무게는 250~350 g이 된다.

저장은 보통 엽채류와 비슷한 온도와 조건, 즉 0℃, 습도 95%로 저장하면 몇 주간 저장이 가능하다.

향신료 페널은 씨앗을 태양에 말리지 말고 그늘에 말려서 저장한다.

〔이 용〕

향신료용 페널은 조미료용, 차 등으로 이용한다. 추출물은 진통제로 이용되며 위통에 효과가 있다. 특히 종자는 진(Jin), 포도주, 과실, 과자 등의 향신료로 쓰인다.

채소용 페널은 셀러리 엽병에 들어 있는 정도의 영양가를 갖는데 비타민 C와 카로틴, 무기염류가 많다. 신선한 100 g의 생체중에는 수분 90%, 단백질 2.8%, 지방 0.4%, 탄수화물 5.1%, Ca 100 mg, P 51 mg, Fe 2.7 mg, K 379 mg이 들어 있으며, 비타민 A는 3,500 I.U., 비타민 C는 31 mg이 함유되어 있다. 샐러드로 이용될 뿐 아니라 이탈리아와 프랑스에서는 어린 잎을 청어에 첨가시켜 먹는데 이는 페널이 어유(漁油)의 소화를 돕기 때문이다. 종자는 8.8%의 수분과 풍부한 칼슘, 칼륨 등이 들어있다.

이탈리아 요리에 페널은 필수적 요소이다. 페널의 잎은 샐러드에서 파스타(Pasta)까지 모든 것에 들어가서 anise 비슷한 풍미를 준다. 잎, 줄기, 구경(Bulb)은 모두 식용이 가능하고, 셀러리(Celery)의 조리 방법으로 조리하면 된다.

얇게 자른 줄기는 부드러워질 때까지 물이나 묽은 수프 (Bouillon)로 끓여 버터나 조미료와 함께 조리하면 된다. 또한 마늘과 기름으로 살짝 볶아서 끓이기도 한다.

페널과 생선은 훌륭한 파트너이다. Basting sauce가 끓을 때 페널을 첨가하거나 바베큐된 생선에 건조된 줄기들을 놓는다. 얇게 썰어서 올리브유와 섞은 페널은 전채(前菜, Antipasto) 요리에 첨가되어 맛을 내게 한다.

페널의 잎들은 수프, 스튜, 샐러드, marinade(요리하기 전에 생선, 고기 따위를 담그는 즙)에 사용된다. 종자는 빵, 쿠키, 케이크, 소금에 절인 양배추, 샐러드 드레싱의 재료로 이용된다.

페널종자 차는 소화촉진용으로 좋다. 만드는 법은 1~1.5티스푼 종자를 1컵 끓은 물에 넣고 5~7분간 우려낸 후 마신다.

잎과 꽃은 아스파라거스처럼 꽃꽂이나 관상용으로도 쓰인다.

〔처 방〕

페널은 가래와 통증 완화의 효과가 있고 젖을 잘 나오게 한다. 장내 가스 발생과 감기

에도 효과가 있다.

차로서는 1티스푼 가득 종자를 1/4ℓ 끓는 물에 넣고 충분히 우려낸 다음에 매일 1~2잔을 마신다.

표 24. 페널 종자의 대략적인 조성분(100 g 가식부)

성 분	함 량	성 분	함 량
물	8.8g	Ca	1,196mg
에 너 지	345kcal	Fe	19mg
단 백 질	15.8g	Mg	385mg
지 방	14.9g	K	1,694mg
총탄수화물	52.3g	a	88mg
섬 유 소	15.7g	Cu	4mg
회 분	8.2g	비타민 A	135I.U.

(Farrell, 1985)

2.40 프렌치 매리골드

학 명 : *Tagetes patula* **영 명 :** French marigold

과 명 : Compositae(국화과) **기타명 :** 공작초

〔재배 역사〕

멕시코가 원산지로 고대 멕시코인들은 매리골드 잎으로 닭을 염색했다고 할 정도로 옛날부터 이용했다. 잉카인들은 감자를 재배할 때 매리골드를 심어서 충해를 방지했었다. 유럽에는 16세기에 소개되었으며 19세기에 유럽과 미국에 대량으로 재배되었는데 주로 꽃이나, 채소로 이용하기 위해 허브 가든에서 재배되었다. 네덜란드에서는 지금도 장미밭에 매리골드를 심어서 해충을 방지한다.

〔식물학적 특징〕

1년생으로 종자번식이 잘되며 발아하는 데 5~7일 걸린다. 재식거리는 15~30 cm로 하며 토양온도는 21~24℃정도 되어야 잘 발아된다. 토양은 건조하고 물빠짐이 좋은 곳에서 잘 자란다. 만약 토양이 너무 비옥하면 잎만 무성하고 꽃이 작다. 따라서 질소 비료 성분이 많으면 안 된다. 꽃을 채취하면 그만큼 개화가 증진된다.

〔품　종〕

꽃은 홑잎, 겹꽃 초장이 작아 분화용으로 쓰는 것과 키가 큰 것 등 매우 다양하나 우리나라에서 재배하는 것은 여름철 고온에 잘 견디는 것이 좋다.

우리는 가끔 pot marigold(*Calendula officinalis*)와 혼동하는데 주의한다. 기타 재배종에는 레몬향이 나는 매리골드인 'Tangerine gem'(*T. tenuifolia*)와 오렌지향이 나는 매리골드(*T. tenuifolia* 'Pumila') 등도 있다.

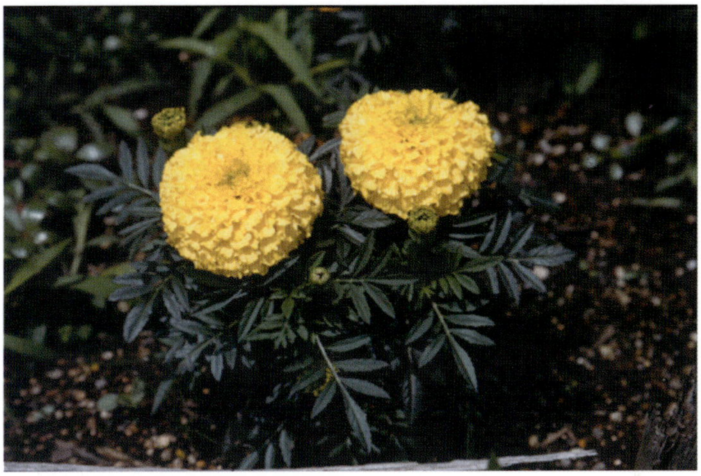

그림 66. 프렌치 매리골드

〔재　배〕

재식거리는 30 cm로 서리 위험이 없을 때 정식한다. 햇빛이 잘 드는 곳에서 잘 자라며 반그늘에서는 키만 크게되고 꽃색이 연하다. 토마토 옆에 재배하면 가루이(White fly)의 피해를 줄인다.

〔수확・저장〕

개화된 꽃을 채취해서 꽃잎을 분리하여 음지에서 말려서 저장한다.

〔이　용〕

꽃은 건조해서 포푸리용으로 이용한다. 꽃잎을 이용해서 실크나 양모를 염색할 수 있다. 매리골드를 가정채원에서 심으면 몇 가지 잡초를 발생시키지 않는다고 한다. 산미나리는 가장 강하게 억제시키고 큰 메꽃과 구주개밀도 발생을 억제한다. 그 외 토양 내의 선충(Nematodes)의 발생도 억제시킨다.

2.41 한 련 화

학　명 : *Tropaeolum majus* L.　　**영　명 :** Nasturtium
과　명 : Tropaeolaceae　　**기타명 :**

〔재배 역사〕

남아메리카가 원산지인 한련화는 남미에서는 영년생 식물이다. 한국에서는 1년생 작물이다. 스페인 군대가 남미를 점령했을 때 17세기경에 유럽으로 들여온 것으로 추측된다. 그 후 영국을 거쳐 전세계에 재배가 확산되어 지금은 여름철 화단이나 분화식물로서 중요하다. 처음에는 분화식물로 중요했으나 최근에는 약용 허브로 인기가 있다.

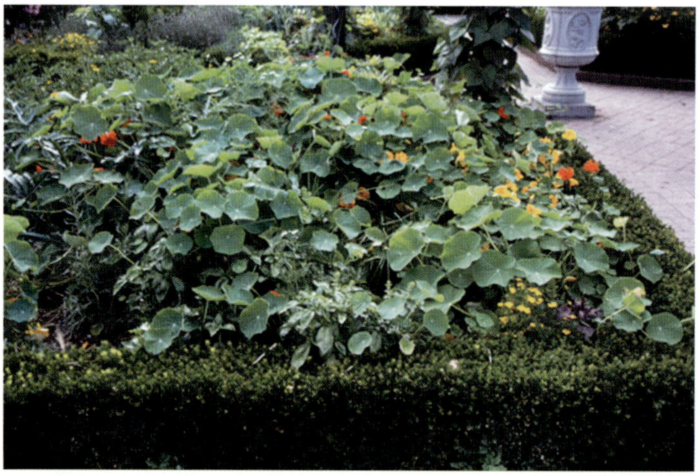

그림 67. 한 련 화

〔식물학적 특징〕

우리나라에서는 분화나 화단식물로 인기가 있는 한련화는 잎이 둥글거나 각이 진 상태로 콩팥같이 생겼다. 줄기는 포복성이고 왜성이며 잎색은 녹색, 반엽종 등 다양하다. 꽃색은 붉은 것이 많으나 최근에 육종된 것은 황색 등 다양하며 크기는 3～7 cm정도이다. 키는 40 cm정도 폭은 50 cm까지 자라며 잘 자라면 2.5 m까지 줄기가 뻗기도 한다. 개화는 여름부터 서리가 올 때까지 된다.

〔품　　종〕

다양한 품종이 등록되어 보급되고 있다.

〔재　　배〕

토양적응성이 높으나 물빠짐이 좋은 토양에서 잘 자란다. 많은 햇빛을 요구하며 약간 그늘진 곳에서 잘 적응한다. 광이 적으면 잎이 작고 줄기가 가늘어진다.

0℃ 이상의 온도에서 자랄 수 있는 한련화는 종자를 5월초에 줄간격 25~40 cm, 식물체간격 10~15 cm로 약 2 cm 깊이에 파종한다. 육묘 후에 정식을 할 수도 있다. 화분당 3립의 종자를 파종할 경우 1,000개 분에 심을 종자는 약 500 g이다.

〔수확・저장〕

수확은 7~10월 서리오기 전까지 어린 잎이나 꽃을 따서 이용한다.

〔이　　용〕

종자에는 벤질겨자유, glucotropaeoline, 지방산, 단백질이 들어 있고 잎에는 비타민 C 함량이 높다. 우리나라에서는 한련화가 화훼용으로 주로 쓰이나 최근 허브가든에서 식용으로도 사용한다. 한련화는 약간 매운 맛을 가지며 주로 신선한 꽃이나 어린 잎을 샐러드로 이용한다. 꽃을 펀치(Punch) 그릇에 띄워서 제공하면 멋있다. 6주일 동안 초절임한 꽃봉오리는 수입하는 캐퍼(Caper)를 대치할 수 있다. 꽃은 또한 샌드위치 등에 넣어서 먹기도 한다. 한련화는 가정원예에서 중요한데 가루이(White fly)를 쫓고 많은 배추류 진딧물 같은 해충을 방제한다.

〔처　　방〕

강력한 항생제 역할이 있고 박테리아 감염예방에도 효과적이다. 그래서 요도염증, 감기, 피부염증 등에 이용된다. 한련화 차는 1티스푼 씨앗을 1/4ℓ 끓는 물에 넣고 20분간 우려내서 하루에 3~5잔씩 마신다. 또는 끓는 물에 1~2티스푼 가루 또는 신선한 잎을 넣고 10~15분간 우려내서 1일 3회 마신다. 팅크제는 1~4 mℓ를 1일 3회 마신다.

2.42 히 서 프(Hyssop)

학　명 : *Hyssopus officinalis*　　**영　명 :** Hyssop

과　명 : Labiatae(꿀풀과)　　**기타명 :** 神香草(中)

〔재배 역사〕

히서프의 원산지는 남유럽 또는 소아시아가 원산지이며 중앙아시아를 거쳐 우랄, 멀리

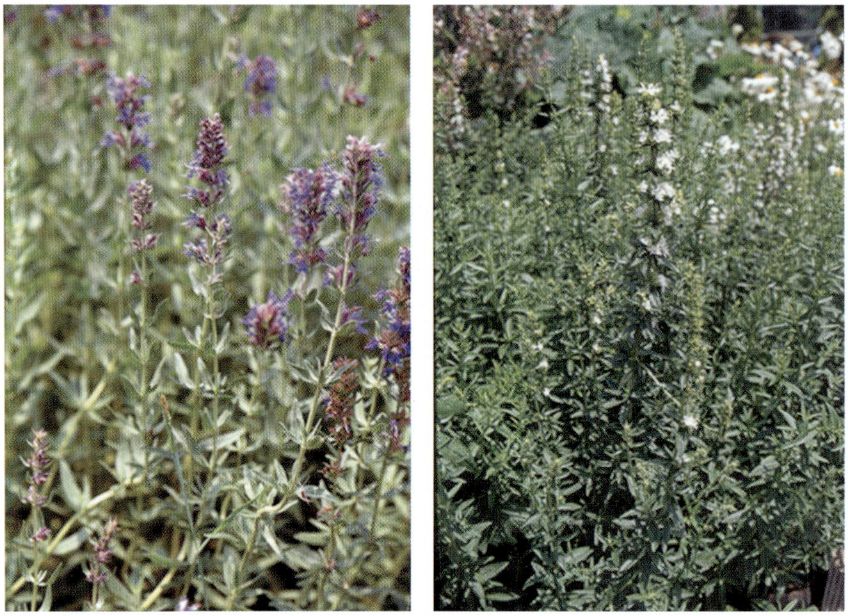

그림 68. 히 서 프(좌 : 자색계, 우 : 백색계)

는 시베리아까지 분포되어 있다. 유럽에서는 고대로부터 지금까지 많이 애용되는 향신료이지만 미국에서는 별로 재배되고 있지 않다. 인도에서는 약용으로 주로 알려져 있으나 아시아의 열대지역 높은 고지대에서는 조미료로 재배된다.

속명은 고대 그리스의 의사 Hippocrates가 hyssopos라고 부른 데서 연유되었는데, 그 후 시실리아의 Dioscorides(기원 1세기)에 의해 hyssopus라고 불리었다. 그 어원은 헤브라이어의 esob(성스런 향기가 나는 풀) 또는 아라비아어 azzof에서 유래했다는 여러가지 설이 있다.

히서프의 기록(당시 히서프는 마죠람을 잘못 기록했다고도 함)은 성서에도 나오나 재배에 대한 확실한 기록은 13세기 이전에는 없고, 13세기 당시에 영국의 수도승들이 영국에서 야생화된 히서프를 기록하고 있어 그 이전에 이미 가꾸어 온 것으로 추측되며, 영국의 Tudor왕조(1485-1603)시대에는 가정의 정원에서도 많이 가꾸었다고 한다.

동양에서는 히말라야 산맥의 라마교 사원에서 많이 발견되는데 여기서는 히서프의 향기가 병을 퇴치시켜 준다고 옛날부터 믿어왔기 때문이다.

근래 유럽에서는 조미료식물로 뿐만 아니라 꽃식물로도 각광을 받아 꽃다발을 만들거나 건조시킨 꽃(Dry flower)으로도 이용을 많이 한다.

우리나라의 도입과 재배역사는 아직 분명치 않다.

〔식물학적 특징〕

히서프는 식물학적으로 꿀풀과에 속하는 상록성 초본이다. 키는 30~60 cm에 달하며 줄기는 박하처럼 사각(四角)이며 아래쪽은 목화(木化)되어 있다. 잎은 엽병이 없고 가늘고 창처럼 생겼는데 폭은 1 cm, 길이는 5 cm 정도로서 색깔은 암록색이다. 잎 위에 털이 나 있고 잎표면에 기름샘이 발달되어 있어 향기를 발한다.

꽃은 윤상화서(輪狀花序)로서 한 꽃대에 6~15개의 꽃이 피는데, 대부분 하늘색이나 바이올렛색이다. 그러나 가끔 붉은 장미빛 또는 흰색도 있다. 꽃의 크기는 1.3 cm 정도이며, 늦가을에 종자가 맺히는데 1 g의 종자수는 800~1,000립이 된다. 발아적온은 20~30℃로서 발아는 보통 10~14일 걸린다. 발아력을 갖는 기간은 3년이다.

잎의 향기는 박하향기와 유사한데 수증기로 증류시켜서 얻은 에센셜오일을 히서프유라고 부른다.

주성분은 l-pinocamphone, pinene으로 향수업자들에게는 높이 평가된다.

〔품 종〕

히서프는 1종류뿐이나 꽃잎의 색에 따라 3개의 변종이 있다.

① ***Hyssopus officinalis*** L. var. ***rubra*** MILL : 꽃잎의 색이 자색으로 일반적인 특징은 같다.

② ***Hyssopus officinalis*** L. var. ***alba*** ALEF. : 꽃잎의 색이 백색계통이다.

③ ***Hyssopus officinalis*** L. var. ***grandiflorus*** HORT. : 꽃이 크며 각 윤상화서 내의 꽃이 작지 않고 바이칼호 부근이 원산지이다.

〔재 배〕

히서프가 자라기에 알맞은 토양은 통기성이 양호하며, 다소 건조하면서 석회를 많이 함유한 곳이라야 한다. 일반적으로 백리향(Thyme)의 재배조건과 유사하다고 한다.

번식은 종자번식, 분주(分株), 삽목(揷木) 등이 가능하다. 파종할 경우는 서리에 약하므로 노지에 4월 하순에 60 cm 간격으로 줄뿌림〔條播〕하고 발아 후 6~7월에 포기사이를 25~30 cm로 솎아준다. 직파할 경우는 1 a(30평)당 약 15~20 g이 필요하다. 그러나 온상에 파종하거나 파종상자를 이용하여 육묘 후에 이식할 경우는 종자량을 대폭 절감할 수 있다. 보통 15~20 g이면 1 a에 심을 수 있는 정도의 유식물을 얻을 수 있다.

분주는 완전히 식물이 성숙된 가을에 실시하는데 충분히 뿌리가 내리게 될 때까지 관수를 잘 해야 한다.

삽목은 봄에 음지에 실시하는데 주로 취미원예가가 할 수 있는 방법으로 완전히 뿌리가 발생하면 30 cm 간격으로 정식한다.

겨울철에 우리나라 남부해안 지역이라 할 지라도 지상부의 약한 부분은 고사(枯死)하게 되는데 이듬해 봄이면 다시 새가지가 아래에서 나온다. 그러므로 첫 번째 겨울에 볏짚이나 낙엽의 보온이 요구된다.

가정원예에서 히서프를 심으면 배추흰나비가 많이 달려들지 않는 이점이 있다.

〔수확 · 저장〕

수확은 꽃이 피기 전에 지제부로부터 10 cm를 남기고 실시하는 것이 보통이다. 첫 해에는 1회만 가능하다. 2년차에는 7월 하순과 8월 하순에 2회 실시가 가능하다. 100 m^2당 약 30～40 kg의 건조물을 얻을 수 있다. 한번 재식하면 4～5년간의 수확이 가능하다. 건조 시 온도는 40℃를 넘으면 안 된다.

〔이　　용〕

가정원예에서는 잎이나 어린 줄기 끝을 수시로 수확하여 신선한 채로 이용한다. 만일 건조시켜서 겨우내 이용하고자 하면 꽃이 피기 직전에 연한 줄기를 자른다. 줄기를 잘라서 어느 정도 말리면 유리병 등에 넣어 마개를 잘 막아두어야 한다. 그렇지 않으면 향기가 날라가서 품질이 떨어진다.

히서프는 잘게 잘라서 샐러드 소스, 콩을 이용한 요리 그리고 감자 수프에 섞어 먹는다. 강한 맛과 향기는 생선 비린내와 육류요리의 누린 맛을 제거해주며 약간 씁쓸한 듯한 독특한 맛을 내게 한다. 수프와 스튜의 향신료로도 사용된다.

민간요법으로는 위 또는 장의 통증을 막아주며 마른기침에 효과가 있다고 하며 차로도 이용한다. 잎으로 만든 차는 천식, 감기, 치통, 황달, 소화불량, 신장 및 방광결석 등에 효과가 있다.

〔처　　방〕

차는 2티스푼의 건조한 잎을 1 ℓ 의 물에 넣고 추출하여 차게 한 후 식사시간 중간에 2～3잔을 꿀과 함께 먹는다.

와인제조는 50 g의 건조한 잎줄기를 1 ℓ 포도주에 넣고 8～10일간 우려낸 다음에 소화불량시 식후에 1잔씩 마신다.

팅크제는 20 g의 말린 잎을 80 ㎖ 알코올(80%)에 넣고 7일간 추출 후에 10～20방울을 식후에 매일 2～3번 차나 물과 함께 먹는다.

감기시럽은 옛날부터 유럽에서 먹어왔던 것으로 1컵 꿀, 1/4 물, 2수저 개화기의 윗부분의 꽃과 잎을 채취해서 말린 것 그리고 1티스푼 아니스 종자를 재료로 만들 수 있다. 만드는 법은 후라이팬에 꿀을 넣고 뜨거운 불 위에 올린 후 팬케이크 시럽이 될 때까지

서서히 저은 다음 여기에 건조 히서프를 넣고, 물과 아니스 종자를 넣고 꿀과 잘 혼합되게 한다. 이것을 팬에 뚜껑을 덮고 약한 열로 30분간 끓인다. 그 다음 약간 식히고 미지근할 때 유리병 등에 옮겨 담는다. 차게한 다음에 하루에 3~4회 복용한다. 그러나 1세 이하 어린이에게 먹이면 안 된다.

Part II

아로마테라피

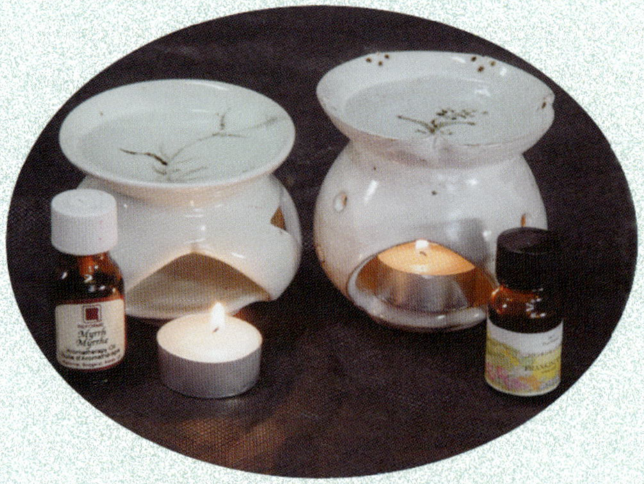

제 **1** 장

아로마테라피 총론

1.1 아로마테라피의 뜻과 역사

아로마테라피는, 식물을 증류시켜서 얻은 에센셜오일(精油)을 이용하여, 인간의 몸과 마음을 건강하고 행복하게 만드는 방법을 말한다.

영어로 aromatherapy는 향기(Aroma)와 치료(Therapy)를 합성한 말로, 우리말로는 향기치료라고 할 수 있다. 그러나 일반적으로 향기치료 또는 향치료라는 말보다 아로마테라피라는 말을 더 많이 사용하고 있다.

아로마테라피의 역사는 고대 문명에서부터 찾아볼 수 있다. 고대인은 약리적인 특성이나 향기를 가진 식물을 성스럽게 여기고, 이것을 이용하여 자기의 건강을 유지시켰을 뿐만 아니라, 종교적인 의식으로도 사용하였다. 기록상으로는, 고대 이집트인들이 아로마테라피를 처음 사용한 것으로 알려져 있다. 파라오시대의 승려들은 의사나 조향사로 일하면서 왕궁의 행사를 거룩하게 진행시켰고, 이 때 향을 피웠다고 본다. 향은 주술적인 효과를 배가시켜서 영적인 경험을 하게 하여, 모든 이들에게 심리적인 안정을 주었으리라 생각된다.

한편 이집트인들은 미이라를 만드는 과정에서 시체의 부패를 막기 위해 방향성 식물의 연고를 사용했으며 많은 허브식물도 이용했다. 그 당시에는 다양한 식물성 향료를 사용했는데, 크레오파트라는 장미향을 이용하여 로마의 씨저 안토니우스를 유혹했던 것으로 널리 알려져 있다.

그 후, 향료는 연고로 만들어져 치료에 사용되었다. 인도에서도 고수, 몰약, 산달, 장미향이 영적인 의식에 사용된 것으로 알려져 있으며, 성서에도 계피(시나몬), 고수, 시프러스, 쥬니퍼, 박하, 몰약, 장미 같은 다양한 방향성 식물이 기록되고 있다.

서양의 종교화에서는, 예수님 시신의 수습과정에서 몰약 등 다양한 향을 사용한 향로

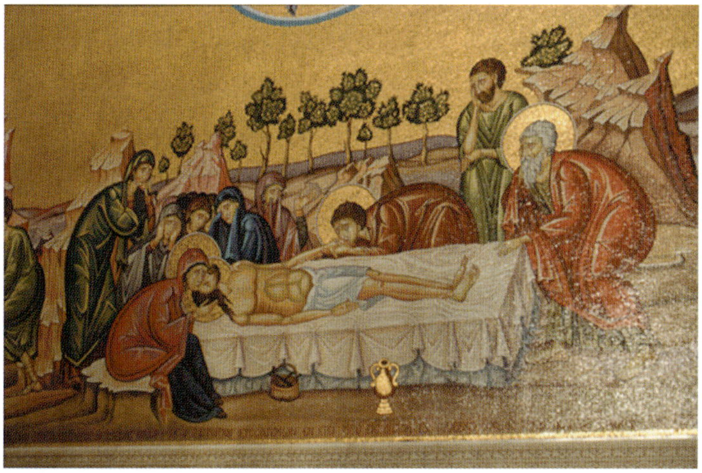

그림 69. 예수님의 시신 수습과정을 그린 그림

를 볼 수가 있다(그림 69). 이로 미루어 기원 전후에는 당시 소아시아에서 많은 향료가 사용됐음을 시사해 준다.

고대 바빌로니아 제국은 당시 방향성 식물의 주요 공급원이었다.

주로 많이 사용했던 향은 산달나무, 쥬니퍼, 장미 등이 있다. 고대 중국인들도 계피, 치자, 쟈스민 등을 사용했다. 10세기에는 아라비아 의사들이 장미향 추출기술을 발견했다. 그 후 아라비아인들에 의해 스페인이나 프랑스남부로 향료의 인기가 전파되어 미용이나 목욕용 향료로 사용이 증가하였다. 13세기가 되어 유럽인들은 동양과 교역을 시작하면서 보다 많은 향을 수입하여 이용하였고, 16세기에는 수입량이 더욱 많아졌다. 그러나, 16~17세기에는 향이 주로 사교(邪敎)에서 사용되기 때문에 종교적 이유로 사용이 제한되었으며, 18세기에는 영국에서 여자들이 유혹에 사용한다고 해서 향사용이 금지되기도 했다.

그러나 인간의 욕구는 끝이 없기 때문에, 19세기에 들어 현대화학이 발달되면서 인조향이 만들어져 여러 분야에 다시 사용되기 시작되면서 동양에서 수입되던 자연향의 이용은 서서히 감소하기 시작했다. 그러나 1차 대전의 와중에서 약품이 부족했고 이 때 자연상태에서 얻어졌던 여러 허브와 허브향의 치료효과가 인정되었다. 1937년 프랑스인 R. M. Gattefosse가 'Aromatherapie'라는 말을 처음 사용했으며, 그 후 Dr. J. Valnet와 M. Maury에 의해 아로마테라피는 오늘날의 수준에 다다르게 되었다.

즉 Dr. J. Valnet는 'The Practice of Aromatherapy'라는 책을 저술하였으며, M. Maury는 에센셜오일(정유)을 마사지에 이용하는 방법을 정립하였다.

이와 같은 긴 역사를 가진 아로마테라피가 현대인의 자연사랑 사상에 힘입어 오늘날

대증요법으로 자리 매김을 하게 되었다. 우리나라에는 1980년대 중반 허브의 소개와 함께, 1990년대 중반부터 아로마테라피가 몇몇 의학자들과 대학교수들에 의해 알려지기 시작하였다.

1.2 에센셜오일의 분류와 생산현황 및 전망

1.2.1 오일의 정의와 분류

에센셜오일(Essential oil, 精油)은 꽃(장미), 잎(박하), 과실(레몬), 종자(페널), 근과 근경(서양고추냉이), 목부(산달나무), 수피(계피=시나몬), 나무 줄기에 피는 꽃(이랑이랑), 인경(마늘), 건조된 꽃(정향, 영명 : clove) 등 식물의 여러 부위로부터 추출한 방향성 오일을 말한다.

세계적으로는 1,500여 가지가 있으나 실제 사용하는 천연오일은 100여 가지가 되지 않는다. 에센셜오일은 실온에서는 액체이지만 예외로 1~2개는 고체상과 반고체상도 있다.

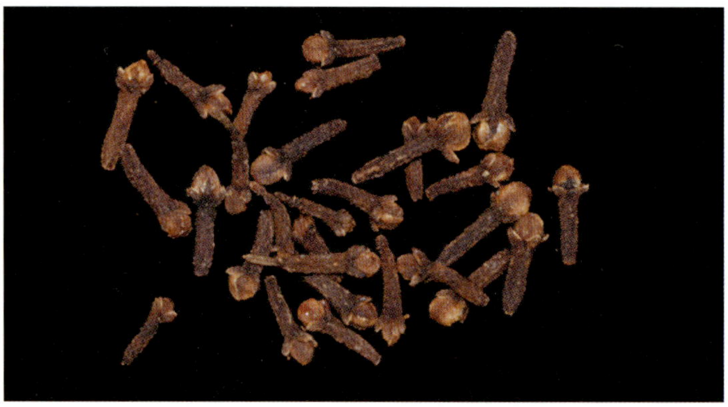

그림 70. 정　　향(영명 : Clove)

대부분의 오일은 투명하며, 색은 무색 또는 담황색이다. 그러나 그 중 2~3가지는 색이 아주 진한데, 저먼카모밀유(청색)와 바레리안(녹색)이 그 예이다. 신선한 원료로부터 증류를 하면, 보통 원료 중량비의 1~2% 정도의 에센셜오일을 얻을 수 있다. 그러나 장미에서는 단지 약 0.015%만 추출되기 때문에 가격이 비싸다. 2,300 kg의 장미에서 겨우 500 g 정도의 에센셜오일을 얻을 수 있는데, 식물의 생육단계나 환경에 의해 크게 영향을 받는다. 즉 식물의 연령, 1년 중 수확시기, 하루 중이라도 수확시간에 따라 오일 함량에 변동이 있다.

수확 후에는 생산기술이나 가공설비에 차이가 나서 품질이 다를 수 있다. 식물체가 에센셜오일을 생산하는 데는 여러 가지 이유가 있다. 이것은 생장에 따른 생리활성물질로서 필요하기 때문에 생산하는 것으로 알려져 있다. 즉 꽃은 곤충을 유인하기 위하여 향기를 만들고, 어떤 물질은 병 발생을 억제시켜 종족보존을 위한 수단으로 이용되기도 한다. 결국 식물이 자기방어 등에 필요한 물질을 인간이 오일상태로 채취해서 인간에게 유리한 방향으로 많은 연구를 통해서 이용하게 된 것이다.

에센셜오일의 분류는 함유성분과 타입 그리고 추출방법에 따른 순도, 휘발성 등에 따라 분류한다.

함유성분에 따라서는 테르펜(Terpene), 알코올(Alcohol), 알데히드(Aldehyde), 케톤(Ketone), 에스테르(Ester), 페놀(Phenol), 옥시드(Oxide), 페녹시(Phenoxy), 락톤(Lacton), 산(Acid), 푸란(Furan) 등의 그룹으로 나눈다. 이들을 주요 그룹별로 분류한 것은 표 25와 같다. 에센셜오일은 그룹에 따라 중요한 성분의 차이가 있고 작용성도 다른 것을 알 수 있다.

타입에 따라서는 감귤계(푸르트계 : 스위트오렌지, 밀감, 베르가못, 그레이프푸르트, 시트러스계 : 레몬, 레몬그래스, 레몬유카리, 쓰트로네랄), 후로랄계(라벤더, 로즈, 네러리, 제라늄, 로만카모밀), 엑소틱오리엔탈계(이랑이랑, 산달나무, 페데그란), 수지계(벤죠인, 몰약, 프랑킨센스, 장뇌), 스파이스계(고수, 생강, 마늘, 후추, 쿠민), 허브계(꿀풀과 : 민트류, 로즈매리, 크레리세이지, 바실, 마죠람, 미나리과 : 안젤리카, 페널), 수목계(쥬니퍼, 시프러스, 백양나무, 티트리, 유카리) 등으로 나눌 수 있다.

순도에 따라 분류를 할 수도 있으며, 추출방법에 따라 다른데, 수증기 추출법보다 초임계 유체추출법에 의한 것이 순도가 높다.

에센셜오일은 휘발되는 속도에 따라 Top(빨리 휘발되는 것, 자극적으로 고무시킴), Middle(향수같이 비교적 오래감), Base(진정작용이 있고 마음을 평온하게 하며 효과가 아주 오래감)로 나눈다.

① **Top oil** : 바실, 베르가못, 크레리세이지, 고수, 유카립투스, 레몬, 레몬그래스, 네러리(광귤꽃잎), 니아울리, 박하, 세이지, 백리향

② **Middle oil** : 후추, 카모밀, 쥬니퍼, 페널, 제라늄, 히서프, 시프러스, 라벤더, 마죠람, 레몬밤, 소나무, 로즈매리

③ **Base oil** : 벤죠인, 장뇌, 씨더나무(Ceder wood), 정향(Clove), 계피(Cinnamon), 프랑킨센스, 생강, 쟈스민, 몰약, 파초우리, 장미, 산달나무, 이랑이랑

표 25. 주요 에센셜오일의 특성과 구성분

주요 그룹	중요한 성분	특 성	중요식물 오일내 함량
모노테르피놀 (Monoterpenole) (탄소수 10개)	Geraniol Linalool α-Terpineol Terpinen-4-ol	피부에 아주 적합, 항바이러스, 항사상균, 항균성, 피부재생, 면역성 증진, 강장, 기분상승	Tea-tree 45%정도 Cajuput 12% Niaouli 7~12% 레몬그래스 80~85% 라벤더 25~35%
모노테르펜 (Monoterpene)	p-Cymene α-Pinene α-γ-Terpinen	피부에 자극적, 담가래선 조절, 항류마티즈, 진통감소, 코티손(부신피질호르몬 일종)유사물, 염증완화, 항알레르기, 몸을 따뜻하게 함, 면역증진, 심리적 자극 및 강화	Tea-tree 40~45% Cajuput 25% Niaouli 15~20% 소나무 75~85% 라벤더 7~13%
옥 시 드 (Oxide)	1.8-Cineole	피부에 잘 맞으나 약한 자극성, 항바이러스, 항균성, 가래감소, 객담배출, 항류마티스, 통증완화, 정신적 자극, 합리적 사고 증진	Cajuput 50~60% Niaouli 40~60% Tea-tree 3~15%
세스퀴테르펜 (Sesquiterpene) (탄소수 15개)	Cadinene	피부에 아주 적합, 항히스타민, 염증억제, 항알레르기, 통증완화, 가려움증해소, 피부안정과 재생, 상처치료, 신경보호, 정신안정, 성페르몬적 특성	Manuka 60~68% 몰약 85~90%
세스퀴터르피놀 (Sesquiterpenole)	Viridiflorol	피부에 아주 적합, 림프흐름 촉진, 근육과 연결조직강화, 분비선(腺) 촉진, 피부재생, 상처치유, 면역성 증진, 호르몬적 안정, 기분상승	Niaouli 10~15%
트리케톤 (Triketone)	Leptospermone	피부에 적합, 항균성, 항사상균, 점막과 피부재생, 정신적, 신경적 흥분, 해소	Manuka 20~25%
에스테르 (Ester)	Linalylacetate Geranylacetate	피부에 아주 적합, 항사상균, 긴장완화, 통증완화, 신경안정, 걱정완화, 압박감 해소	라벤더 40~50% 레몬그래스 12%

(von Braunschweig, 1996)

1.2.2 에센셜오일의 국내외 생산현황

허브나 열대수목류에서 추출하는 정유의 양은 수율이 극히 작은 0.01~10% 수준이고 독특한 효능 때문에 국제적으로 상업가치가 매우 높다. 그러나 인조향 제조기술의 급속한 발전과, 세계적으로 상승되는 인건비와 자연재해 등에 따라, 천연오일의 생산이 계속해서 증가되기는 어려운 시점에 와 있다.

세계 정유 생산량은 1993년 2,405톤에서 1995년 2,713톤으로 증가하다가 조금씩 감소해서 1999년에 2,456톤으로 증감의 폭이 작은 것은 천연정유의 화학성분이 계속 밝혀지면서 인공합성향료의 개발이 속속 이루어진 결과로 생각된다(신, 2000).

국가별 생산량(1999)을 보면 중국이 1,664만톤으로 세계 생산량의 68%를 차지하고 미국이 453만톤으로 18%를, 이스라엘이 3.5% 그리고 인도네시아 2.4%, 파라과이 2.2%, 멕시코 1.6%, 그리스와 과테말라 각각 1.0%, 사이프러스 0.2% 그리고 기타 국가 1.9% 순이다. 중국의 생산량이 많은 것은 중국남부에 아열대성 기후지역이 있으며 인건비가 싼 사회주의 국가로서 중앙정부의 집중적인 생산독려에 따른 결과로 추측된다. 앞으로 중국의 생활수준이 향상되어 인건비가 상승되면 정유 생산량도 감소될 것으로 예상된다. 이는 95년 이후 연간 생산량이 감소추세이기 때문이다.

우리나라의 오일 생산현황을 보면 페퍼민트오일과 유자오일 이외 다른 향은 많이 생산이 되고 있지 않아 이 분야는 아직 초보단계이다. 그러나 소규모 회사에서 유채꽃, 감귤꽃, 옥잠화, 인진쑥, 솔잎, 섬백리향 등 재래종 허브에서 천연 오일을 추출해서 국산 향수원료로 사용한 것에 큰 의의를 두고 있다(박, 1999). 근래 인삼, 산딸기, 편백, 곰솔(해송)에서 정유를 추출하는 회사도 있다.

국내 에센셜오일 산업이 발전하려면 소자본을 가지고는 곤란하며 대기업이 나서야 하리라 생각된다. 그러나 기후적으로 허브의 생산은 지중해성 기후지대가 최적지이기 때문에 국내에 많이 자생하는 식물을 대상으로 생산개발이 이루어져야 하나, 이들을 채취, 운반하는 데 필요한 인건비 때문에, 국제경쟁력이 떨어지는 것은 꼭 해결해야 할 문제점이라 생각된다.

1.2.3 에센셜오일의 국내 이용현황과 전망

국내 아로마테라피 역사는 매우 짧지만, 90년대 후반부터 상당히 빠른 속도로 전개되고 있다. 이는 한국인의 스트레스가 다른 나라보다 높은데다가, 건강증진에 관심이 많아지면서 전통적인 자연치료, 즉 아로마테라피가 재부활되는 경향 때문이라 생각된다.

우리나라 사람들이 가장 선호하는 에센셜오일은 라벤더오일이며, 두 번째가 페퍼민트오일 그리고 감귤, 로즈매리 오일순서이다(그림 71). 이는 라벤더오일이 원액도 이용이

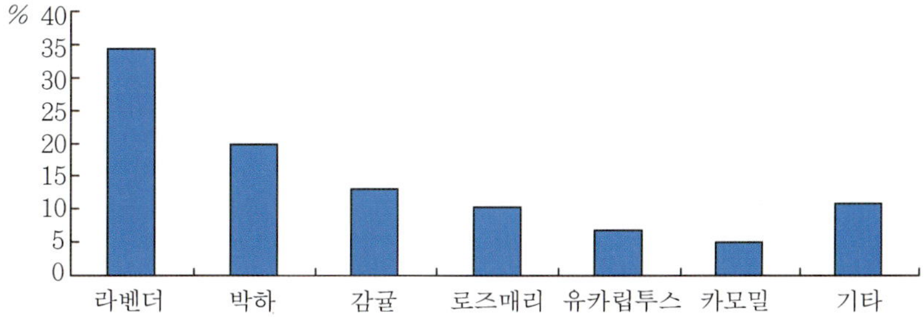

그림 71. 한국 소비자가 선호하는 에센셜오일(신, 1999)

가능하고, 가장 안정성 있고 광범위하게 사용될 수 있기 때문이다. 박하향과 감귤향은 평상시 한국인이 많이 접한 향이기 때문이라 생각된다. 그리고 로즈매리는 현재 가장 많이 보급되는 허브 분화식물로서 소비자들이 친근한 향으로 느끼기 때문이라고 추측할 수 있다.

아로마전문점에서 취급하는 제품 중에 판매율이 높은 것은, 아로마램프(40%), 원액오일과 브랜딩(각각 25%) 그 밖에 아로마제품으로 나타난다(그림 72). 이는 아로마램프를 이용한 발향법이 공기 중에 확산을 통해 쉽게 흡입을 할 수 있고, 집안에서 치료보다는 향을 내는 수단으로 이용되기 때문이다. 그 외 싱글오일이나 브랜딩오일 순서인데 이는 아직 아로마테라피가 출발단계이기 때문에 나타난 결과이다.

최근에 국내에서 아로마테라피를 다루는 병원이 많이 증가하고 있는 것은 매우 고무적이다. 병원에서 가장 많이 사용하는 오일은 90% 이상이 라벤더 오일인데, 이는 다른 에센셜오일과 혼합하여 사용함으로써 시너지효과를 나타낼 수 있기 때문이라 생각된다. 그 밖에 베르가못, 카모밀, 로즈매리 오일로 사용빈도가 높다.

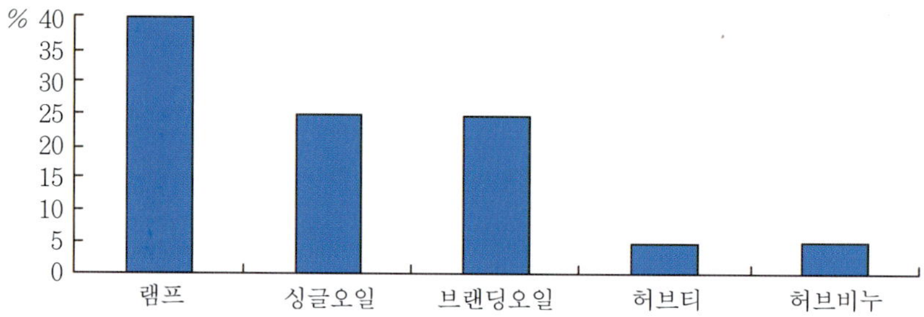

그림 72. 한국 소비자가 선호하는 아로마테라피 용품

1.3 에센셜오일의 작용

1.3.1 향기 감지 이론

우리 생활주변에서 후각기관이 느끼는 것을 우리는 냄새라고 한다. 그 중에서도 바람직하거나 인간에게 호감과 즐거움을 주는 냄새를 향기라고 한다. 에센셜오일은 향기에 해당된다.

인간에게 있어 향기는 어떻게 감지되는 것일까?

향기를 후각기관이 감지하는 데는 크게 3가지 학설이 있다.

신경자극 형성설은 냄새를 가진 성분(Odorivector)이 후각기관에 있는 화학적 접수체

(Chemorecepter)와 상호작용함으로써 어떤 에너지를 형성하며, 이 에너지가 다시 증폭되어 신경신호의 직접 원인이 되어 냄새를 감지한다는 설이다.

후각진동 원인설은 냄새성분이 되는 화합물의 분자 내 진동이 그 화합물의 냄새에 어떤 기여를 한다는 학설이다.

후각의 입체화학설은 후각상피조직에 널리 분포되어 있는 수용체 세포(Receptor cells)와 외부에서 호흡을 통해 들어온 휘발성 냄새를 가진 화학분자들 사이의 결합, 즉 흡착이 전기화학적인 변화, 결국 신경신호가 되어 수용체 세포들로 전달되어 연결된 후 후각신경섬유를 통해서 뇌의 인간의 감정과 정서, 마음을 조절하는 변연계로 전달된다고 하는 학설이다.

이상의 이론 가운데, 신경자극 형성설과 후각진동 원인설이 향기감지의 이론으로 큰 의미가 있다고 한다.

1.3.2 에센셜오일의 반응

에센셜오일은 휘발성이 강해서, 향의 분자가 공기 중에 떠다니다가 호흡을 할 때, 공기에 섞여서 코 속의 후각 상피조직에 자극을 주게 된다. 여기에는 1,000만개 가량의 취각수용기가 있어 이들이 각각의 냄새를 취세포(臭細胞)에 전기신호를 보내고, 다시 취신경을 거쳐 대뇌(大腦)의 변연계에 전달된다. 이 때 보내온 메시지는 기억을 일으키는 시상하부(視床下部)의 뇌하수체에 전달된다. 뇌하수체는 자율신경계, 내분비계(호르몬, 효소), 면역계의 3계 시스템을 총괄하는 곳으로 생명활동의 사령탑이다. 여기에 전달된 에센셜오일이 가지는 독특한 성분의 메시지에 따라, 각각 향에 대해 심장계, 소화계, 순환계 등에서 생리활성물질이 분비된다.

이 분비물질에 따라 우리의 생체는 기쁨, 진정, 흥분, 소화촉진 등의 생리반응을 나타내게 되는데, 이것이 오일의 첫 번째 생리활성작용이다. 예컨대, 라벤더향은 셀로토닌이라는 생리활성물질을 분비하는데, 이것은 신경계를 진정시키는 물질이다. 따라서 라벤더향을 맡으면 심신이 이완된다. 뿐만 아니라 뇌 속의 기억력 세포를 자극시켜서 그 냄새를 맡았던 그 때의 회상을 통해 심리적인 안정을 가져온다. 예를 들어, 첫사랑의 연인과 같이 거닐었던 시골길가에서 맡았던 찔레꽃 향기를, 수십 년이 지나서 다시 맡게된다면, 그 때의 추억을 되새기며 혼자만의 아름다운 시간을 추억하는 심리작용을 제공하여 준다.

둘째, 향기는 항균작용이 있다. 식물은 병원균이 체내로 침입하면 독특한 향기를 내서 병균의 활동을 저지한다. 이와 같은 항균작용이 에센셜오일에는 무척 강하기 때문에 정

유를 음식물에 첨가하면 저장성을 증가시키고, 옷장 등에 넣어두면 곰팡이가 생기지 않게 된다. 예부터 이집트인들은 미이라를 만들 때 에센셜오일을 사용했으며, 기타 피부에 기생하는 피부병 치료에도 널리 사용해왔다. 이와 같은 원리에 의해 각종 마사지법으로 피부관리를 하게 되었다. 피부마사지를 하면 식물 호르몬이 피부재생과 영양보급을 돕기 때문에 여성들의 피부관리에 효과가 있다.

셋째, 에센셜오일은 방충작용이 있다. 향기는 어떤 면에서 식물의 자기 보존 수단이다. 영양번식을 하는 마늘의 경우에 만일 동물이 마늘을 전부 먹어버린다면 번식을 할 수 없을 것이다. 그래서 마늘을 깨무는 순간에 효소가 작용해서 유황성분이 들어 있는 설피드 계통이나 휘발성 물질을 발산해서 눈을 맵게하여 동물이 더 이상 마늘을 먹지 못하게 한다. 이와 같은 원리는 양파에서도 마찬가지이다. 이런 특수성분이 각종 허브에 들어있어서 알맞게 채소와 허브를 정원에 심으면 진딧물 같은 해충이 덤비지 않는다. 또한 실제로 오일을 알맞게 복용하면 체내의 각종 기생충을 제거했다는 것은 잘 알려진 사실로서 열대지역에서는 허브를 이용한 구충이 예로부터 사용되어 왔다. 또한 각종 오일의 알맞은 배합은 모기 등을 쫓을 수 있다.

넷째, 에센셜오일의 향은 인간의 생체리듬의 조절작용이 있다. 우리의 몸 속에는 생체시계가 있어 1일, 1개월, 1년을 주기로 변하고 있다. 그래서 비행기를 타고 외국을 여행할 때 시차극복에 시간이 걸린다. 그리고 어린애들은 생일이 가까우면 이유없이 많이 아픈 경우가 있는데, 이것 역시 출산의 생체리듬이 1년 주기로 있기 때문이다. 이러한 생체시계도 에센셜오일로 바꿀 수가 있다. 예를 들면 라벤더 향은 시차해소에 효과가 있어 비행기를 많이 타는 스튜어디스들이 애용하고 있다.

이와 같이 에센셜오일은 생리작용, 심리작용, 항균작용 그리고 생체리듬의 조절기능이 있기 때문에 잘 알고 사용한다면 우리 모두에게 지금까지 갖지 못했던 편리함과 행복감을 가져다 줄 수 있을 것이다.

1.4 에센셜오일의 제조법

여러 가지 식물로부터 에센셜오일을 추출하는 데는 많은 경험이 필요하다. 식물의 종류, 재배지역, 재배방법이나 수확시기에 따라 오일의 채취량과 품질이 매우 다양하기 때문이다. 일반적으로 일조시간이 많고 온도가 식물이 자라기에 알맞고, 밤낮의 온도차가 있는 구릉지대거나, 꽃이 피기 직전의 몽우리 상태일 때 오일 함량이 많고 품질도 좋다. 그러므로 식물의 종류나 토양조건에 따라, 간이 오일 측정을 하든지 경험에 의해 수확기

를 결정해서 수확한다.

취미 허브재배가는, 낫으로 베어 간이증류기로 증류해서 사용할 수 있으나 대규모 농장에서는 식물체 절단수확기, 종자채취기 등 기계를 사용해서 수확하여 오일을 추출한다.

추출하는 방법은 식물 종류나 처리해야 할 분량, 이용목적에 따라 다르다. 예를 들어 감귤류를 에센셜오일용으로 쓸 때는 저온 압착법을, 그리고 향기(Flavour)용은 수증기 증류법을 사용한다. 여기서는 실제 사용되는 에센셜오일 추출법을 설명하기로 한다.

1.4.1 수증기 증류법(Distillation)

고전적인 방법으로 지금도 대부분의 국가에서 많이 사용된다. 원료를 넣고 여기에 증기실에서 만든 수증기를 보내어 잎, 종자, 줄기 등의 정유샘으로부터 오일을 뽑아낸 다음 냉각시켜서 오일을 모으는 법이다. 우리가 실험할 때 실험실에서 냉각관을 이용하는 것을 생각하면 그 원리가 이해가 될 것이다. 정유는 물과 혼합이 안되므로 정유는 분리시키고 물이 증류의 부산물로 얻어지는 것이다(그림 73). 이것을 flower water라고 하고 화장수로 사용된다.

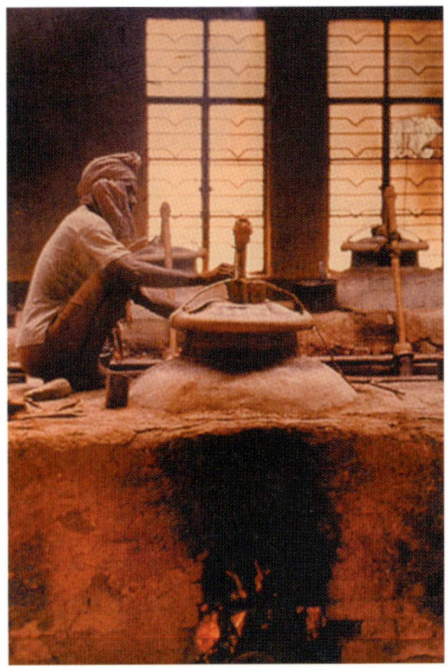

그림 73. 수증기 증류법

1.4.2 저온 압착법(Cold press method)

기계로 압착시켜서 종피를 파괴하여 추출하는 방법으로 베르가못, 그레이프푸르트(자몽), 레몬, 라임, 오렌지, 광귤 같은 감귤류의 오일을 채취하는데 사용한다.

열매와 씨를 압착시켜 오일을 추출한 후 원심분리를 하여 과즙으로부터 오일을 분류한다.

1.4.3 용매 추출법

장미나 자스민 같은 아주 향기가 좋고 데리케이트한 에센셜오일을 제조할 때 쓰는 방법이다. 재료를 에테르나 핵산 등의 휘발성 용제와 함께 통에 넣고 가열시켜 추출시킨

다음에 혼합물을 여과시키면 단단한 콘크리트 같은 고형물이 된다. 이것을 다시 알코올 용제로 재용해시키면 성분이 이동되는데, 이 용제를 제거하면 정유만 남게 된다. 이것을 앱솔루트(Absolute)라고 한다. 예를 들어, 장미를 위와 같은 방법으로 추출한 것을 로즈 앱솔루트(Rose absolute)라고 한다.

1.4.4 기타 방법

많이 쓰이지 않으나, 식물성 오일을 동물성 지방에 24시간 동안 스며들게 하는 작업을 계속 반복하여, 기름에 에센셜오일이 완전히 포화되면 이것(Pomade라함)으로부터 알코올을 이용해서 향을 추출하는 엔프레라지(Enfleurage)법, CO_2를 이용해서 추출하는 초임계 유체추출법, 수증기를 보내서 증기로 단시간에 균일하게 추출하는 수압확산법 등이 있다. 초임계 유체추출법은 용매가 남지 않고 CO_2는 공기 중으로 날아가기 때문에 환경 친화적이지만, 추출비용이 비싸서 연구용 등으로 주로 이용된다.

1.5 에센셜오일의 순도와 품질

우리가 에센셜오일을 선택해서 사용할 때 순도와 품질에 대한 지식이 있어야 한다. 왜냐하면, 이용시에 순도와 품질이 나쁘면 효과가 낮을 뿐만 아니라 인체에도 해를 입히기 때문이다. 특히 인조향을 사용해서는 안 되는데 이는 인간에게 전혀 치료적인 효과가 없기 때문이다.

따라서 다음과 같은 점을 유의해서 에센셜오일을 선택해야 한다.

① **생산국과 생산지역** : 에센셜오일은 천연산물이므로 생산지의 기후와 토양조건에 따라 품질이 다양하다. 또한 생산국의 제조 기술에 따라 향도 차이가 있을 수 있다. 따라서 생산국을 반드시 따져봐야 한다. 예컨대, 베르가못은 이태리, 산달나무 오일은 인도, 티트리는 오스트리아 뉴사우드웰스 제품이 좋다. 국가별로는 독일제품이 가장 순도가 높은 편이다.

② **식물학명 파악** : 세계적으로 에센셜오일을 부르는 명칭이 전부 다르다. 그래서 우리가 이용할 때는 반드시 생산품의 학명을 확인해야 한다.

우리가 보통 카모밀(Chamomile)이라고 부르는 것에는 저먼 카모밀(German chamomile, 학명 : *Matricaria chamomilla*), 로만 카모밀(Roman chamomile, 학명 : *Anthemis nobilis*), 또는 와일드 카모밀(Wild chamomile, 학명 : *Chry-*

santhemum parthenium)이 있는데, 이들은 각각 식물적으로 다르며 추출한 에센셜오일의 효능에도 차이가 있으니 주의한다. 저먼 카모밀은 진정제로, 로만 카모밀은 소화불량치료제, 와일드 카모밀은 해열제로 주로 사용된다.

③ **추출부위** : 같은 식물에 따라서도 꽃, 잎에 따라 함유성분과 품질에 차이가 있다. 광귤(Sour orange, 학명 : *Citrus aurantium*)의 잎 추출은 petitgrain이라 하고 꽃은 neroli라고 하여 상품명이 다르며 이용범위도 다르다. Petitgrain은 걱정, 근심, 쇼크 등의 진정에 효과가 있고, neroli는 우울, 히스테리, 피로, 불면, 식욕부진 등에 효과가 있다.

④ **추출방법** : 앞서 제조방법에서 설명했듯이 추출방법에 따라 품질이 전혀 다르며 따라서 가격도 차이가 난다. 예를 들어, 장미를 수증기 증류법으로 추출한 것은 로즈 옷토, 용매 추출법으로 나온 것은 로즈 앱솔루트라고 하여 품질의 차이를 나타낸다.

⑤ **함유성분과 품질기준** : 에센셜오일은 100종 이상의 성분이 함유되어 있어 완전히 분석해서 표시하기가 어렵다. 그래서 어느 정도 기본적인 함량표시만을 기본품질로 인정하는 경우가 많다. 이것은 국가나 생산회사에 따라 다르다. 그러므로 각각 사용하는 에센셜오일의 품질기준을 잘 살펴서 선택해야 한다.

1.6 에센셜오일의 안정성

에센셜오일은 고농도이기 때문에 사용할 때 많은 주의가 필요하다. 그러므로 다음의 사용시 고려해야 할 점을 잘 파악하는 것이 매우 중요하다.

① 사용할 때는 반드시 순수하고, 고품질적이며, 정확한 증류오일을 선택해야 한다.

② 어떠한 경우라도 희석되지 않은 원액을 직접 피부 등에 사용하지 말아야 한다(예외 : 라벤더 오일만 응급조치 때 사용가능).

③ 에센셜오일을 캐리어오일(Carrier oil, 희석용 오일)에 섞을 때 여러 가지를 섞더라도 총 함량이 마사지용은 2~3%을 넘으면 안 된다. 특히 얼굴 마사지는 1.5%를 넘으면 안 된다. 유럽인보다 아시아인은 피부가 연하므로 1~1.5% 정도 범위에서 사용하는 것이 무난하다.

④ 어린이와 임산부에게 사용할 때는 특히 주의하여야 한다(다만 예외적으로 라벤더 오일은 7살 미만 어린이에게 사용하는 데 큰 문제가 없다). 임산부는 특별히 허락

된 것 이외는 사용하지 않는 것이 현명하다.

⑤ 에센셜오일을 처음 사용할 때는 팔 안쪽이나 귀 뒤에 그림 74에서와 같이 오일을 한방울 떨어뜨리고 알레르기 테스트를 실시한 다음에 사용해야 한다. 남에게 좋다고 자신에게도 알레르기가 나타나지 않고 효과가 있다고 생각하는 것은 큰 잘못이다. 보통 감귤계통 오일, 레몬버베나, 안젤리카 오일은 알레르기 반응이 높다.

⑥ 에센셜오일을 매일 사용하지 말며, 특히 장기간 사용은 금하는 것이 좋다. 2주 정도 사용해도 효과가 없으면 중단하고 의사에게 문의한다.

⑦ 에센셜오일은 어린이의 손이 닿지 않는 곳에 두며, 사용시에 눈 속에 들어가면 안된다.

⑧ 에센셜오일을 특별한 경우이외에는 마시면 안 된다.

⑨ 어떤 경우라도 여러 가지 약을 먹으면서 에센셜오일을 병행해서 사용하지 말아야 한다.

⑩ 에센셜오일은 투명한 병에 넣어서 보관하지 말고 반드시 유색유리병을 사용하며 마개는 잘 닫아놓아야 한다. 종류에 따라서는 밀폐시킨 후 냉장고 등에 보관하는 것이 오일의 수명을 연장시킬 수 있다.

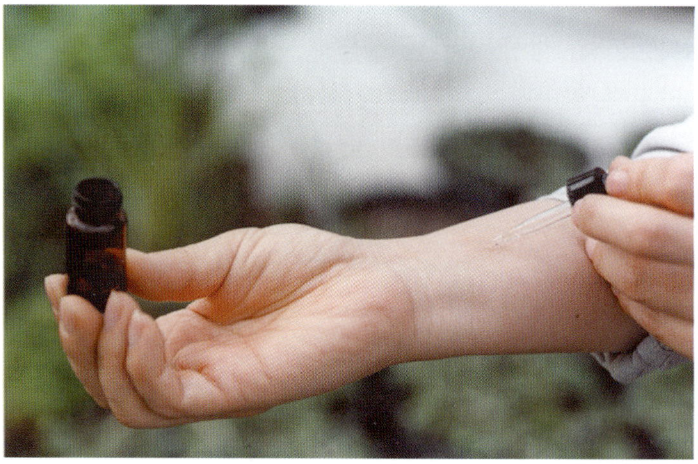

그림 74. 오일의 알레르기 테스트

1.7 캐리어오일(Carrier oil)

캐리어오일은 순수한 에센셜오일을 희석하는 데 사용되는 모든 오일을 말한다. 일반적으로 에센셜오일이 피부에 직접 닿은 경우에 과민반응같은 문제점을 일으킬 수 있으므로

희석해서 사용해야 하기 때문이다. 또한 캐리어오일은 에센셜오일에 없는 많은 영양물질을 피부에 공급하는 역할도 하고, 골고루 퍼져서 덮어주는 작용도 한다. 캐리어오일은 나무의 열매, 알곡, 종자, 잎 등에 직접 짜서 사용하지만, 고형성분이 많이 추출이 되지 않을 때는, 이 물질이 잘 흘러나오도록 보통 식물오일(예, 올리브 등)을 섞어서 착즙할 수가 있다.

캐리어오일로 가장 많이 사용하는 오일은 아몬드, 복숭아씨오일, 살구씨오일, jojoba, 해바라기, 아마 등이다. 아로마테라피 브렌드(혼합하는 것) 질을 높일 수 있는 것은 아보카도, 보레이지(Borage), 달맞이꽃, 장미, 소맥배아유 등인데 적은 비율로 섞어준다. 그 외에 사용할 수 있는 오일로는 유채, 마카다미아, 올리브, 땅콩, 페칸, 피스타치오, 미강, 대두오일 등이 있는데 국내에서는 그 선호도가 낮다. 아로마테라피용 오일은 화학용매를 이용해서 추출한 것은 사용하지 않는 것이 좋다. 국내에서는 유기재배한 오일을 찾기가 어렵지만 가능하면 유기재배용 천연오일이 좋다. 왜냐하면 일반재배에서는 농약이나 제초제를 많이 사용해서 안심할 수가 없기 때문이다. 유기재배 이외 오일을 사용할 때는 비싸지만 반드시 정제된 순수한 오일을 택하는 것이 원칙이다.

캐리어오일 이용시 지켜야 할 원칙을 보면 첫째, 절대로 석유제품 화학오일을 사용해서는 안된다. 왜냐하면 자연적이지 않을 뿐 아니라 피부표면에서 에센셜오일의 흡수를 억제하기 때문이다. 둘째, 항상 신선한 상태로 사용해야 한다는 점이다. 캐리어오일은 자연상태 식물오일로서 일정기간이 지나면 상하게 된다. 따라서 오일이 상하면 냄새가 나므로 경험자는 금방 감지할 수가 있다. Jojoba 오일은 에센셜오일의 브랜드에 이용하면 저장과 수명을 증진시킬 수 있다.

1.7.1 캐리어오일의 사용과 보관법

캐리어오일을 항상 신선한 상태로 보존하려면 냉장고 속과 같이 시원한 곳에 밀폐된 플라스틱 상자에 넣거나 비닐 등으로 잘 싸서 보관해야 한다. 특히 아몬드, 아보카도, 달맞이꽃 오일은 부패가 되기 쉬우니 보관에 유의한다. 그리고 이들 오일을 혼합해서 만든 아로마테라피용 제품은 빨리 사용하는 것이 좋다.

때로는 에센셜오일 자체가 산화방지제 역할을 해서 몇 가지 캐리어오일의 수명을 연장시킬 수도 있으나 필요할 때마다 신선한 아로마테라피 브랜딩을 만드는 것이 좋다.

여기서 브랜딩(Blending)이라 함은 캐리어오일에 몇 가지 에센셜오일을 혼합하여 피부에 발랐을 때 흡수에 도움이 되게 하는 시너지효과(Synerge effect)를 얻거나 또는 오일속에 있는 인체에 다소 유해한 어떤 성분을 없애주는 소진작용(消盡作用, Quenching

effect)의 원리가 있는 것을 말한다.

브랜딩의 순서를 보면 큰 비커에 캐리어오일 15~30 ㎖를 넣고 다른 작은 비커에 원하는 2~4가지 오일을 스포이드로 합쳐서 8~10방울 떨어뜨린다. 큰 비커에 작은 비커의 오일을 붓고 유리막대로 잘 섞는다. 갈색이나 흑색의 병에 넣은 다음에 뚜껑을 닫고 라벨을 붙인 후에 만든 날짜를 적어 냉장고에 보관한다. 브랜딩할 경우에 5가지 이상 너무 많은 오일을 섞어서 사용하면 효과가 떨어질 수 있다.

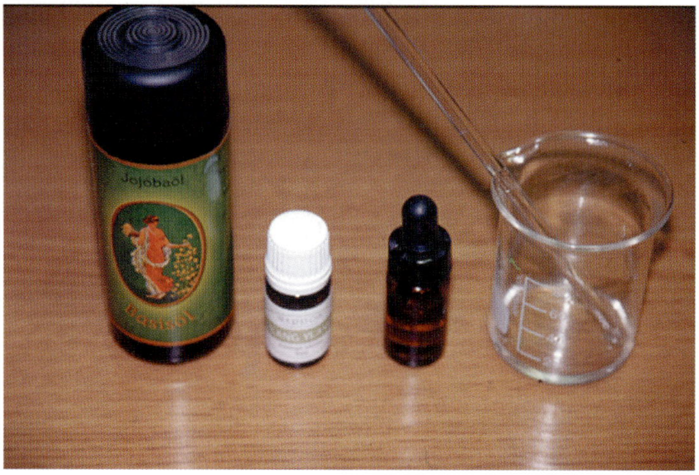

그림 75. 브랜딩에 필요한 재료와 기구(좌로부터 캐리어오일, 에센셜오일, 스포이드, 작은 비커와 유리막대)

1.7.2 캐리어오일의 종류

캐리어오일은 윤활유적인 역할을 하는데, 오일을 선택할 때는 각각 오일특성을 참고하여 본인의 사용목적과 구입가능성 등을 고려해서 선택한다. 국내에서는 모든 오일을 구하기가 쉽지는 않기 때문에 여기서는 국내외에서 사용하는 오일을 소개하기로 한다.

(1) 알로에베라 또는 알로에베라오일(Aloe-vera & Aloe-vera-oil)

상처가 났거나 또는 일반적인 피부관리에 많은 도움이 되는 오일이다. 면역성과 항독성을 증가시키고, 다소간의 항사상균 역할, 항바이러스, 항균제 역할을 한다.

Aloe-vera-gel은 겔상태로 잎에서 추출한 것이다. 그러나 Aloe-vera-oil은 알로에 잎과 콩기름을 혼합해서 착즙한 것이다. 겔과 같은 효과가 있으나 다소 효과의 정도가 낮다.

(2) 아몬드유(Almond oil)

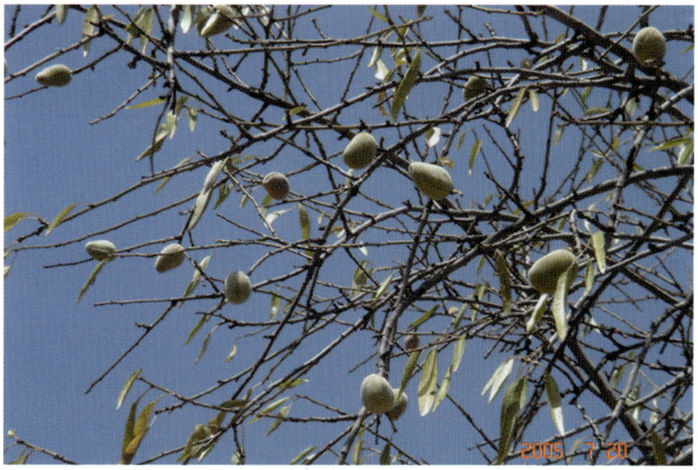

그림 76. 아 몬 드

Sweet almond(그림 76)에서 추출한 oil로서 피부에 알맞고 아로마테라피적인 측면에서는 습진에 특히 효과가 있다. 또한 염증을 완화시키며 건조한 피부를 유연하게 하고 진정시키는 역할을 한다. 아몬드유는 윤활작용은 좋으나 침투가 잘 안되므로 피부 마사지용으로 알맞다. 아몬드유를 기초로 브랜딩을 한 것은 부패가 빨리 일어나므로 조기 사용이 원칙이다.

(3) 살구씨오일(Apricot oil)

향이나 기름으로 주로 지중해 연안에서 많이 생산되고 영양가가 높아 탈수상태의 근육, 노화가 시작되는 피부, 민감한 피부에 특히 유익하다. 건조로 인한 염증 피부를 보호하고, 비타민 A가 풍부하다.

(4) 아보카도유(Avocado oil)

질 좋은 단백질(3%), 미량원소, 비타민 B, 안티옥시드, 카로티노이드, 비타민 E, 레시틴 등이 들어있다. 코스매틱 아로마테라피로 많이 사용되는 아보카도유는 건조하고 노화가 시작되는 피부에 영양을 제공하고 건강을 회복시키는 역할을 한다.

향기가 나고 중후한 오일로서 다른 캐리어오일보다 최고로 좋은 브랜딩이 가능하며, 피부장애, 습진, 마른버짐은 오일에 많이 포함된 비타민 A와 E의 역할로 효과가 있다. 조기부패의 위험을 주의한다.

(5) 보레이지유(Borage oil)

허브식물로서 잎과 꽃은 허브로 이용한다. 감마리노렌산(Gamma linolenic acid : GLA)이 많이 들어있어 신경성 피부염과 어린이습진에 큰 효과가 있다. 씨앗으로부터 추출한 보레이지유는 피부세포에 자극을 주어 피부의 재생을 높힌다. 여러 형태의 피부에 유익하므로 건조피부, 탈수상태피부, 노화성 피부, 조기노화 피부에 특히 유익하다. 보

레이지유를 다른 캐리어오일에 가하면 건강한 피부의 털을 촉진한다. 그러나 부패가 쉽게 나타나니 주의한다.

(6) 달맞이꽃기름(Evening primrose oil)

미국 원산지 식물로서 씨로부터 짜낸 오일은 건강한 피부 회복을 촉진시킨다. 피부의 회복을 촉진시키는 감마리노렌산(GLA)이 5~14% 정도 많이 함유되어 있다. 피부장해나 염증을 진정시키며 마른버짐 종류의 피부염증에 효과적이다. 피부의 조기노화를 방지한다.

(7) 아마인유(Linseed oil)

아마씨의 기름을 말하는데 비타민 E가 풍부하게 함유되어 상흔이나 임신선(妊娠線)이 나타나는 것을 방지하는 효과가 있다. 향기가 나는 금색의 오일은 버터와 유사하게 잘 퍼진다. 피부에 영양을 주고 세포의 재생을 촉진시키는 효과가 있으나 쉽게 부패되는 오일이다.

(8) 포도씨기름(Grapeseed oil)

지중해와 헝가리 등에서 100여년전부터 생산되면서 이용되어 왔는데 실제로 옛날부터 전통적으로 사용된 오일이다. 10~20% 지방이 함유되어 있다. 1ℓ의 오일을 얻으려면 800 kg의 포도주 찌꺼기로부터 분류된 종자를 이용해야 한다. 오일에 함유된 procyanidine은 항산화제로서 중요하며, 이 성분은 뼈 연결조직의 고정에 효과적이다. 그 외 플라보노이드와 2차산물이 많이 함유되어 있어 만성적인 통증을 치료하는 데 좋다. 특히 정신적인 면에서 뇌세포 보호, 사고력 증진, 신경세포 기능 보호 효과가 있다. 여러 피부에 스킨오일 뿐만 아니라 브랜딩오일 사용에 적당하다.

(9) 헤이즐넛오일(Hazelnut oil, 개암나무)

터키, 남부 또는 중부 유럽에서 주로 재배되는데 지역에 따라 형태와 향기가 다르다. 오일 함량이 최고 65%에 달하며, 주로 불포화지방산이다. 또한 비타민 B가 많이 포함되어 있다.

여러 피부의 탄력을 유지시키며 영양을 공급한다. 피부를 정상적으로 펴주어 탄력을 유지시킨다. 가격이 싼 헤이즐넛오일을 다른 오일에 섞어 쓰는 경우가 많으니 주의한다.

(10) 호 호 바(Jojoba oil)

미국 사막식물인 *Simmondsia chinensis*에서 추출한 오일이라기보다는 수용성 왁스

같은 특성이 있어 피부보호 역할이 있다. 일광욕을 할 때 이용하면 피부를 갈색으로 골고루 타게 해 준다. 특징은 인간의 피부지방에 가까운 천연의 스킨오일과 같다. 피부노화와 주름을 방지하고 건성피부를 유연하게 한다.

또한 마른버짐과 여러 피부의 피부염증을 치료해 준다. 지성(脂性)피부나 지성의 두피(頭皮)를 개선하는 효과가 있다. 산화방지의 효과가 있어 다른 오일과 혼합하면 부패의 진행을 막아준다. 향수, 마사지오일, 헤어오일에 첨가시켜서 사용한다.

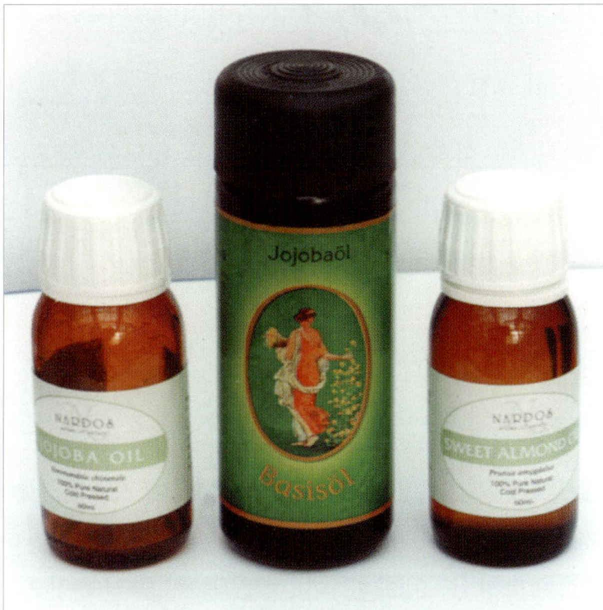

그림 77. Jojoba 오일과 아몬드오일

(11) 올리브유(Olive oil)

2,500년전부터 남부 이태리에서 재배되어 이용되었다. 한번 심으면 수십년간 수확이 가능한 목본식물로서 세계적으로 연간 약 132백만톤이 생산되며, 이 가운데 74%가 유럽에서 생산된다. 올리브오일은 종자오일이 아니라 과일까지 포함된 오일이므로 과육에는 14~25%, 그리고 씨에는 12% 정도 오일이 함유되어 있다. 그래서 올리브오일은 다양한 품질이 있다. 의학적으로 위산과다의 완충작용을 하고 무기염류도 많다. 그 외 류마티즘, 간과 담낭에 좋다. 100 g 오일에 비타민 E가 12 mg 들어있어 면역성을 강하게 한다. 피부보호와 혈액순환에 좋으며, 특히 여러 비싼 약물보다도 심장마비 예방에 효과적이다. 올리브오일은 퍼짐이 강하지만 로즈매리, 티트리, 백리향 등의 흐름이 강한 에센셜오일과 함께 사용하는 것이 가장 좋다. 피부에 이용할 때는 최상급품을 이용해야 한다.

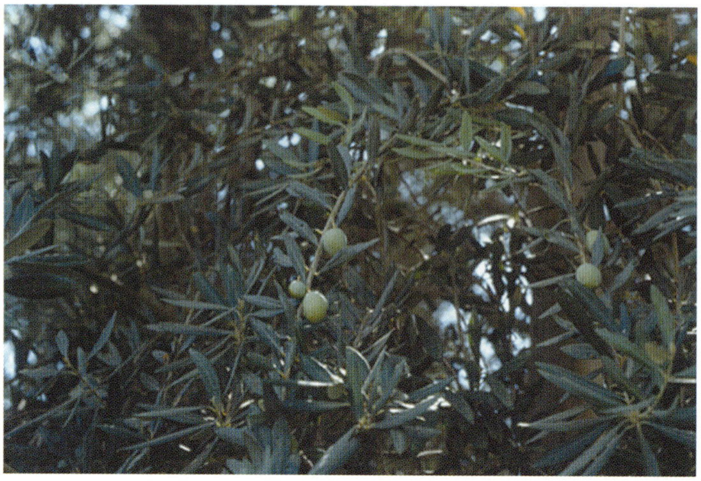

그림 78. 올리브 나무와 열매

(12) 땅 콩 유(Peanut oil)

남아메리카 원산인 땅콩오일은 50% 정도 지방을 함유하는데 산화가 잘 되지 않은 오일이다. 흐름이 오래 유지되지 않는 중후한 오일이다. 따라서 흐름이 강한 에센셜오일의 캐리어오일로 사용하는 것이 좋다. 윤활작용은 있으나 침투가 되지 않아 마사지 오일에 섞어 사용하는 것이 현명하다. 여러 가지 타입의 피부에 알맞은 특성이 있다.

(13) 참 기 름(Sesame oil)

4,000년전부터 메소포타미아지방에서 가꾸어왔던 식물이다. 참깨기름은 흐름이 잘 되지 않은 농후한 오일로서 유카리나무, 로즈매리, 티트리, 백리향 같이 흐름이 강한 오일을 혼합해서 마사지오일로 사용한다. 여러 형태의 피부에 적당하고, 습진, 염증, 마른버짐, 조기노화가 일어나는 피부에 좋다.

(14) 콩 기 름(Soya oil)

Cold press 방법으로 추출한 오일은 여러 지방 동반물질, 즉 lecithine(1.8~3.2%) 혹은 비타민 E, 특히 베타카로틴을 많이 함유한다. 포함된 식물성 호르몬은 유방암을 예방한다. 어떤 경우에도 유전자 조작된 콩의 오일을 사용하는 것은 피하는 것이 좋다.

건조피부에 영양을 주고 흡수가 용이한 특성이 있다. 지성피부를 악화시키는 일이 없다.

(15) 해바라기기름(Sunflower oil)

풍부한 비타민 E(100 g 오일에 55 mg 함유)와 베타카로틴이 들어있는 오일로서 cold

press방법으로 추출한 것은 흡수가 잘 되어 여러 피부에 사용한다. 특히 민감한 피부에 효과가 있다.

(16) 소맥배아유(Wheatgerm oil)

식물기름 중에 비타민 E가 가장 많이 함유되어 100 g당 215 mg이나 들어있다. 그 외 키산토필도 함유되어 있다. 면역을 강화시키고 순환계를 활발히 해주며 피부의 젊음을 유지시킨다. 그래서 피부용 아로마테라피 캐리어오일로 많이 사용된다. 건조한 피부가 갈라지는 곳에 영양을 공급하고 습진, 마른버짐과 피부질환을 깨끗이 한다. 상처흔적이 나는 것과 임신선이 나타나는 것을 막아준다. 여러 피부에 사용해도 되지만 노화된 피부에 특히 효과가 있다.

(17) 당근오일(Carrot oil)

당근에서 추출한 오일로서 강장과 피부의 재생을 촉진시킨다. 특히 목마사지에 좋다. 특징은 많은 비타민을 함유한다.

1.8 에센셜오일 이용법

에센셜오일을 이용해서 치료에 사용하는 방법은 여러 가지가 있다. 이 가운데 개인별로 선호하는 방법이나 치료의 효과는 서로 다를 수가 있다. 그러므로 의사의 지시나 본인의 경험에 의해 아로마 처리법을 선택할 수가 있다. 사용하기 전에 피부테스트를 하여 본인의 피부에 맞는지 여부를 확인해야 한다. 먼저 티스푼 1개 분량의 캐리어 오일에 1방울 에센셜오일을 떨어뜨려 혼합한다. 팔 안쪽에 약간 묻혀 24시간을 기다린다(그림 74 참조). 이 때 어떤 반응이 나타나면 사용하면 안 된다. 문제점이 발견되지 않은 오일을 가정에서 사용할 수 있는 방법을 중심으로 설명하기로 한다.

1.8.1 발 향 법(Vaporization)

향기를 증발시켜서 냄새를 맡는 방법으로 아로마의 항균작용에 의해 실내를 정화시키는 효과도 병행할 수 있다. 자기가 선호하는 에센셜오일을 택해서 사용하면 효과는 배가 된다. 몇 가지 방법을 간단히 설명하기로 한다.

(1) 흡 입 법

뜨거운 물을 담은 대야에 오일 종류별로 알맞은 양을 몇 방울을 떨어뜨린다. 머리를

수건으로 덮고 약 5분간 증발되는 향을 들어 마시며 하루에 2~3회 실시한다. 좁은 실내에서 효과적이다. 주의할 것은 천식환자와 7세 이하 어린이는 사용하면 안 되고, 7~12세까지의 어린이는 어른 사용량의 절반이하를 사용한다.

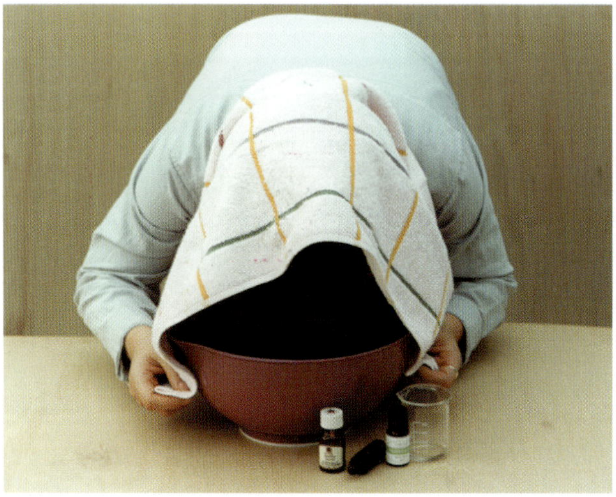

그림 79. 흡 입 법

(2) 얼굴사우나

끓이는 기구에 물을 담고 오일을 최대 두 방울 떨어뜨리고 끝이 뚫린 플라스틱 깔때기를 통해서 나오는 증기를 얼굴에 쐬는 방법이다. 이 때 단계별로 전원을 올려 물을 끓이는 작은 곤로 위에 비커 같은 것을 올려놓고 그 위에 깔때기를 덮어서 끝을 통해 나오는 증기로 사우나하는 것이다. 처리시간은 1~5분간이며 사우나 후에 얼굴에 찬물을 뿌려준다. 이 방법은 지성피부에 효과가 좋다.

(3) 에어로졸스프레이(Aerosol spray)

특수 플라스틱으로 만든 스프레이에 증류수 250㎖에 30~40방울의 오일을 넣고 흔든 다음 아픈 곳이나 필요한 신체부위에 뿌려준다. 사용 후 냉장고 등의 시원한 암실에 저장하고 사용할 때는 반드시 흔들어서 사용한다.

(4) 아로마램프(Aroma lamp)

유리나 점토로 만든 아로마램프의 상부에 물을 붓고 16 m^2(5평)정도 공간이면 8~10방울의 에센셜오일을 떨어뜨리고 촛불을 램프하단에 넣어 증발시킨다. 5~6 m^2(1~2평)정도의 작은 공간에서는 3방울 정도면 충분하다.

(5) 아로마볼(Aroma ball)

간단한 방법으로 솜을 둥글게 뭉쳐서 여기에 오일을 떨어뜨린 다음 방이나 거실의 구석에 두거나 매달아 놓아 아로마가 휘발되도록 한다.

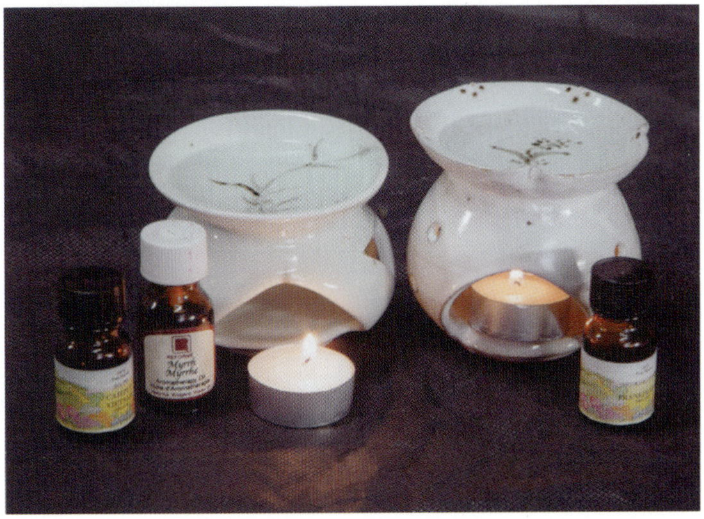

그림 80. 아로마램프

1.8.2 마사지법

피부에 민감도 테스트를 하여 이상이 없다하더라도 마사지법을 사용할 때는 몇 가지 주의점이 있다.

첫째, 어떤 경우라도 아직 아물지 않은 상처나 피부염증이 있는 곳, 심장이나 순환기 계통에 병이 있는 사람, 암환자에게는 사용하면 안 된다.

둘째, 정맥류가 흐르는 곳, 임신부의 하복부, 월경시 처음 3일간에는 아주 가볍게 마사지를 한다. 이 때 사용하는 농도는 추천 농도의 절반으로 한정한다. 아울러 세이지, 쟈스민, 쥬니퍼, 마죠람, 몰약, 박하, 장미, 로즈매리오일을 사용하면 안 된다.

셋째, 과민성 피부인 사람은 생강, 레몬, 로즈매리, 소나무, 벤조인(순수한 것이 아닐 때) 등을 사용하면 안 된다. 물론 앞에서 설명한 바와 같이 피부민감 테스트를 거쳐서 사용할 수는 있다.

넷째, 감귤계 특히 베르가못 같은 오일을 사용하고 난 다음 24시간 동안은 일광욕이나 UV램프조사 등을 절대 하지 않아야 한다.

아로마 마사지로 적당한 케리어 오일은 아몬드, 복숭아씨(Peach kernel), 살구씨

(Apricot kernel), 소맥배아(Wheatgerm), 달맞이꽃(Evening primrose), 보레이지(Borage), jojoba, St. John's Wort 오일 등이다. 마사지오일의 증상별 처방은 표 26과 같다.

표 26. 마사지오일의 증상별 처방전

증 상	처 방	사 용 법
불면증, 스트레스	Jojoba oil 40㎖+달맞이꽃 오일 10㎖에 로만카모밀 10방울과 네러리 오일 6방울을 혼합	목욕 후에 땀을 흘린 다음 머리근육과 어깨에 마사지한다.
견통, 요통, 근육통	Jojoba oil 40㎖+소맥배아유 10㎖에 라벤더 12방울과 로즈매리 6방울 혼합	목욕 후 땀이 난 후 림프가 흐르는 방향으로 마사지를 한다.
월경전 증후군	처방 A : Jojoba 24㎖+달맞이꽃 6㎖에 로만카모밀 4방울과 크레리세이지 2방울 혼합 처방 B : Jojoba 24㎖+보레이지 6㎖에 이랑이랑 3방울과 제라늄 3방울 혼합	월경 전 1주간 하복부에 시계방향으로 마사지한다. 기분이 떨어지고 격해지면 처방 B를 쓴다.
스포츠전 워밍업	Jojoba 24㎖+소맥배아유 6㎖에 후추 2방울과 베르가못 4방울 혼합	운동 전 근육을 중심으로 마사지한다.
스포츠 후 쿨다운	Jojoba 24㎖+소맥배아유 6㎖에 백양나무유 2방울과 쥬니퍼 4방울 혼합	운동 후 림프의 흐르는 방향으로 마사지한다.

(林眞, 1995)

(1) 전신마사지

전신마사지를 하기 위한 최대 농도는 2~3%이다. 만드는 방법은 2~3방울의 에센셜오일을 캐리어오일 100방울에 섞는다. 민감피부는 1% 정도로 희석해서 사용한다. 일반적으로 티스푼 하나는 5㎖로 100방울의 오일에 해당한다.

방법은 사람을 편하게 침대에 눕힌다. 그리고 오일을 희석해서 손바닥에 묻힐 정도 바르고 먼저 환자의 손을 문지르고 나서 해당부위나 몸 전체에 마사지를 1일 2회 실시한다. 마사지는 근육이 붙어 있는 방향과 평행하게 손을 움직이는데, 심장에서 먼 쪽부터 발끝에서 복부로, 손끝에서 어깨로, 척추에서 좌우방향으로 나간다. 손과 발을 끝에서 위쪽으로 하고 발과 손의 중앙을 눌러준다.

(2) 얼굴마사지

얼굴마사지를 하려면 1~1.5% 농도로 희석해서 사용할 수 있다. 사용시는 얼굴을 너무 잡아당기거나 하면 안 되며 눈에도 절대 들어가지 않게 한다.

1.8.3 입 욕 법

목욕을 하면 온열에 의해 몸이 따뜻해지면서 혈액순환이 빨라지고 혈관이 팽창되고 오일의 흡수와 전이가 촉진된다. 그런데다가 욕실은 폐쇄되어 있는 공간이므로 휘발하는 향은 공기 중에 남아있어 호흡을 통해 흡수되므로 효과가 배가된다.

이와 같은 입욕법은 전신욕, 손담굼〔手浴〕, 발담굼〔足浴〕, 좌욕(坐浴), 반신욕(半身浴), 냉수온탕욕 등이 있다. 알맞은 수온은 38℃ 정도이다.

전신욕은 전신의 근육을 완화시키기 위해 어깨까지 몸을 담그고 15분 이상 들어가 있는 방법이다. 전신욕 준비는 보통 한 수저의 꿀, 알코올 약간(소주, 청주 가능), 우유 등에 에센셜오일 5~8방울을 떨어뜨려서 혼합시킨 후에 욕조에 넣는다. 어린이는 절반을, 아기는 1방울 로즈, 카모밀 오일 또는 1방울 라벤더오일을 사용한다.

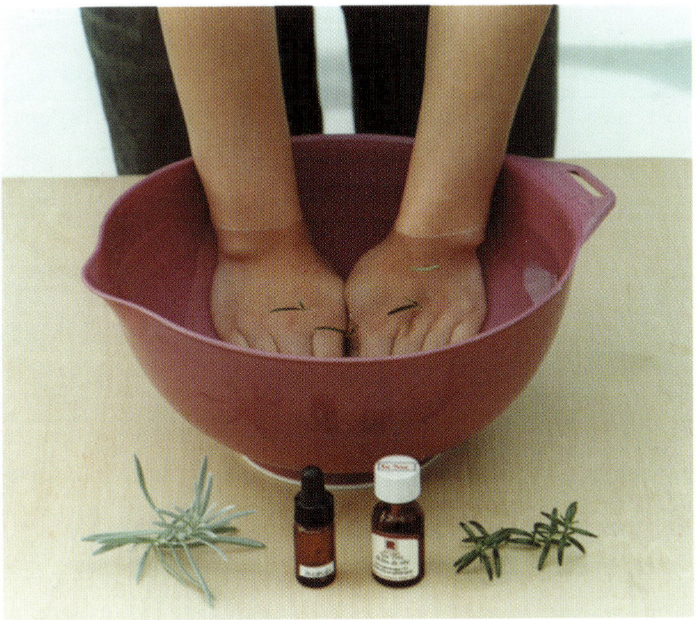

그림 81. 손 담 굼

손담굼은 로만 카모밀과 이랑이랑을 각각 1방울 씩 떨어뜨리거나 또는 증상에 따라 필요한 오일을 알맞게 넣은 후 10~15분간 팔목위 5~8 cm까지 담그는 법이다.

발담굼은 세수대야에 38℃ 정도의 물을 넣고 소금을 4 g 넣고, 부은 발에는 쥬니퍼 오일 3방울, 방광염 감염증 치료는 산달나무 오일 2방울, 발이 차서 불면증이 올 때는 라벤더 2방울을 넣는다. 담그는 시간은 10~15분간이다.

표 27. 입욕시 증상별 이용 오일

증 상	오 일
심신의 긴장완화 떨어지는 기분을 명쾌하게 목욕 후 잠을 청할 때 목욕 후 일을 계속할 때	이랑이랑, 제라늄, 크레리세이지, 로즈워터(장미수) 베르가못, 스위트오렌지, 크레리세이지, 그레이프푸르트 로만카모밀, 네러리(광귤꽃잎), 라벤더, 버베나 로즈매리, 페퍼민트, 레몬, 레몬그래스
꽃가루병, 기침, 가래, 피로회복, 숙취, 수족에서 땀날 때	유카리 2방울+로만카모밀 2방울 로즈매리 2방울+쥬니퍼 2방울 시프러스 2방울+레몬 1방울

(林眞, 1995)

좌욕은 큰 대야에 물을 담그고 방광염, 치질 등에 따른 불쾌감 치료를 목적으로는 시프러스 또는 제라늄 오일을 2방울 떨어뜨린 후 5~10분간 담근다.

반신욕은 허리아래 부분을 담그고 상반신이 차지 않게 목에는 수건을 걸고서 앉아있는 방법으로 30~40분 앉아서 땀이 충분히 나게 한다. 저혈압과 찬 몸의 체질개선을 위해서는 로즈매리 서너 방울을 떨어뜨리고 30~40분간 앉아 있는 것이 좋고, 흥분상태에서 진정을 하려면 라벤더 반신욕이 효과적이다.

냉수온탕욕은 세수 대야를 2개 준비하고 한쪽은 더운물을 다른 쪽은 찬물(18℃)을 넣고 발을 담그는 방법이다. 자율신경이 잘못됐을 때 라벤더 2방울을 더운물에 넣고 냉수와 온수를 3~4회 반복한다.

이상의 입욕법에서는 에센셜오일의 수화도를 높이기 위하여 꿀, 알코올, 우유에 오일을 녹인 다음 물에 넣는 것을 잊어서는 안된다. 그냥 물에 오일을 떨어뜨리면 오일과 물의 친화성이 없어서 기름이 뜨게 되어 목욕효과가 감소된다.

1.8.4 습 포 법

작은 대야에 물을 담고, 에센셜오일을 스포이드 등을 이용해서 몇 방울 떨어뜨려서 혼합한 후에 수건이나 거즈를 충분히 담근 후 짜서 아픈 부위에 올려놓는다. 그 위에 비닐 등을 덮어서 살짝 묶어준다. 대체로 10~20분 정도 처리하는 것이 원칙이다. 온습포법은 따뜻한 물을 이용해서 하고 냉습포법은 얼음물을 이용한다. 냉습포법은 주로 삐거나 열이 나면서 아픈 통증에 효과적이다.

1.8.5 원액오일의 외적이용법

순수한 원액오일을 피부에 바로 사용하는 경우는 매우 드물다. 그러나 상처, 화상, 곤

충에 물렸을 때, 송곳 등에 찔렸을 때는 1~4방울의 에센셜오일을 방울지게 떨어뜨리거나 둥글게 반점이 되게 퍼지게 한 다음 스며들게 한다. 하루에 수회 반복 사용한다.

피부에 직접 원액을 사용하는 만큼 피부민감도를 고려해 사용해야 한다. 그 외, 향수나 머리에 바르는 향수 등으로 이용할 수가 있다.

몇 가지 향수 만드는 방법을 예를 들면 표 28과 같다.

표 28. 향수와 크림 만들기

종 류	만드는 법	기 타
향 수	20~25㎖ jojoba oil 또는 코코넛야자 오일에 10~15방울 에센셜오일 혼합	1주일간 숙성 후 사용
Eau de Cologne	100㎖ 증류수, 100㎖ 오렌지꽃수(水), 100㎖ 장미수, 60~70방울 에센셜오일(원하는 향)	2주일간 숙성 후 사용

향수는 캐리어 오일에 선호하는 에센셜오일을 몇 방울씩 떨어뜨리고 잘 흔들어서 냉장고 같은 시원한 곳에 1주일 가량 두고 반드시 숙성시킨 후 사용한다. 이 때 담을 병은 검은색 또는 색깔이 있는 유리병을 사용한다.

얼굴영양크림을 만들기 위해 먼저 순수꿀벌 왁스 10g, 아몬드오일 10㎖, 소맥배아유 2㎖, 아카시아벌꿀 5㎖, 콩레시틴 1g을 중탕으로 서서히 녹인다. 한편 20㎖ 장미수(Rosewater) 또는 오렌지꽃수(水)를 동일한 온도가 되도록 데운 후에 캐리어오일과 같이 섞는다. 그리고 크림처럼 될 때까지 휘저은 다음에 식힌다. 거의 식어갈 때 에센셜오일 3방울을 떨어뜨린다. 그리고 병에 담고 밀폐시킨 다음, 시원한 냉장고에 넣어두었다 흔들어 사용한다. 계속 사용하기 위해서는 냉장고에 두는 것이 좋다.

보습크림을 만드는 법은 jojoba oil 20㎖, 아몬드 오일 20㎖, 카카오버터 15g, 순수꿀벌왁스 6g을 중탕으로 녹인다. 그 다음, 20㎖ 알로에베라와 20㎖ 오렌지꽃수(水)를 데워서 함께 섞어준다. 그리고 차게 온도를 낮추고 여기에 에센셜오일 3방울을 떨어뜨린 후에 다시 한번 저어준다. 그런 다음 병에 밀폐시키고 냉장고에 저장했다 사용한다.

1.8.6 원액오일의 내적이용법

원칙적으로 에센셜오일을 먹는 것은 위험하다. 그러므로 먹을 경우에는 반드시 의사의 지시를 따라야 한다. 그러나 고통을 받을 때는 대증적 치료를 하는 것도 가능하다. 즉 라벤더, 티트리, manuka, kanuka 등을 사용할 수 있는데, 어떤 경우라도 2주일 이

상 계속 먹어서는 절대 안 된다. 그 이상 처리해도 효능이 없다면 필히 의사를 방문해서 치료를 받아야 한다. 방법은, 에센셜오일 몇 방울을 설탕이나 꿀에 떨어뜨린 다음, 이것을 입 속에 조금 넣고 2~3분간 물고 있다가 삼킨다. 이렇게 하면 점막에서 흡수가 된다.

제 2 장

에센셜오일 각론

여기서는 일반적으로 우리 주변에서 많이 볼 수 있는 에센셜오일 추출대상 식물의 특징과 효능에 대하여 언급하기로 한다.

2.1 고 수

학 명 : *Coriandrum sativum* **영 명 :** Coriander

과 명 : Apiaceae(Umbelliferae) **기타명 :** Coriander seed, Chinese parsley

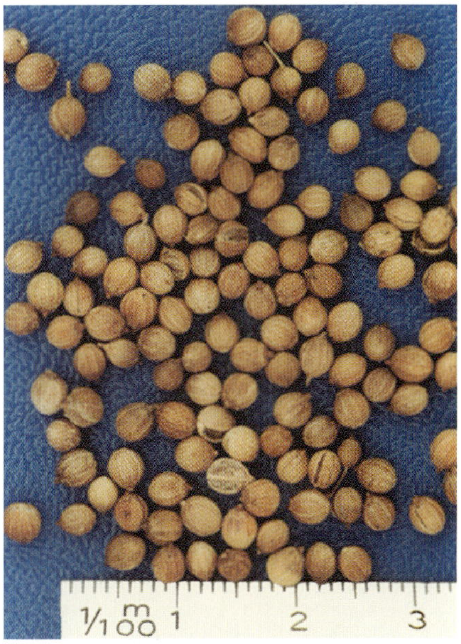

그림 82. 고수 종자

원산지는 유럽으로, 이집트의 Ramses 무덤에서도 발견될 정도로 옛날부터 이용된 향기가 많이 나는 1~2년생 초본식물이다. 오일은, 무색 또는 연한 노란색으로, 달콤하면서 나무냄새와 약간의 사향냄새도 나는데, 주로 열매에서 수증기 증류법을 이용해서 추출한다. 주성분은 테르펜, 알코올(Linalool, 55~75%), 에스테르이며, 생산지에 따라 다른 여러 가지 성분이 포함되어 있다.

아로마테라피적으로는 마사지법, 향기램프법, 에어로졸법을 적용하여 사용한다.

효능을 보면, 정서적으로는 흥분, 고무, 정신집중력강화에 효과적이고, 소화기계통에는 위경련, 가스가 차는 현상, 고창증, 설사, 구역질, 식욕감

퇴 등을 완화해주며, 근육계에는 류머티즘, 통풍, 근육통, 가벼운 경련, 신경통에 좋고, 순환계는 일상적인 권태감, 고열 등에 효과가 있다. 이용할 때는, 많이 쓰면 오히려 역효과가 나타나니, 적당히 사용해야 한다. 즉 과용시 오히려 피로하다.

브랜딩할 때는 베르가못, 레몬, 네러리, 오렌지, 시프러스가 좋다.

공업적으로는, 의약품의 향기를 내는데 많이 사용되고, 비누향, 화장실용 향수, 담배향을 내는데 사용된다. 민감한 체질은 사용시 주의한다.

2.2 광 귤

학 명: *Citrus aurantium* **영 명:** Sour orange

과 명: Rutaceae **기타명:** Bitter orange, Seville orange

옛부터 중국이나 아랍의사들이 우울증 치료에 사용했다. 광귤은 원산지가 극동이나, 인도, 중국 등으로 추측되며 키는 6~10 m정도 되는 식물로서, 생육최저온도는 7℃이다. 오일은 과실껍질을 압착법으로 추출한다. 주성분은 monoterpene(90% 이상), 알코올 및 furocumarine이다. 색은 짙은 노랑으로 쓴 향기가 난다. 주로 스페인과 기니(Guinea)산의 품질이 좋다.

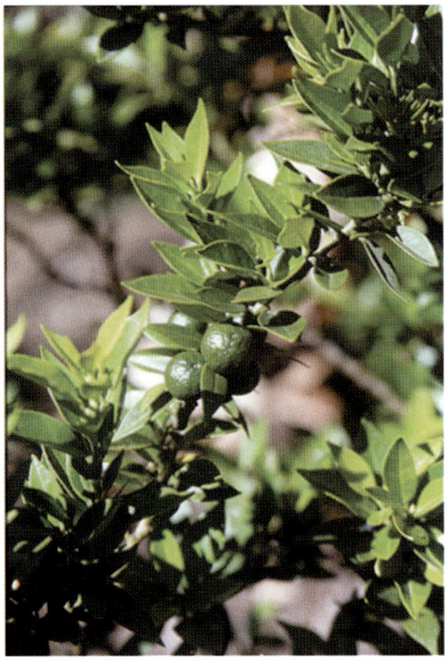

그림 83. 광 귤

아로마테라피적 적용은 마사지법, 입욕법, 향기램프, 에어로졸, 향기볼 등이 있다.

효능을 보면, 정서적으로는 겨울철 우울증치료, 분노, 어지러움증, 질병회복기에 적용한다. 호흡기에는 기도 감염에 효과가 있다. 소화기에는 신경성위염, 여행시 배탈, 배에 가스가 차는 고창증에 좋다. 순환기에는 심장발작을 완화시킨다. 비뇨기적으로는 월경전 신드롬, 갱년기 장해에 좋고, 피부질환에는 습도를 유지하여, 피부를 부드럽게 하고, 두피강화에 효과적이다.

공업적으로는 비누, 화장품, 향수 등에 널리 쓰인다. 주의할 점은, 광민감성이므로 사용 후 24시간 내에 햇빛이나 UV-lamp를 피한다.

2.3 그레이프푸르트

학 명 : *Citrus paradisi* **영 명 :** Grapefruit

과 명 : Rutaceae **기타명 :** Shaddock

샤몽이라 부르는 그레이프푸르트는 10m 정도의 교목성으로, 열대아시아와 서인도섬이 원산지이다. 과실의 껍질에서 압착법에 의해 오일을 추출하는데, 주로 캘리포니아에서 많이 생산된다. 오일은 노랑색으로 주성분은 limonene(90%), cadinene, panadisol, neral, geraniol, citronellal, sinensal 등이며, 귤향기가 난다.

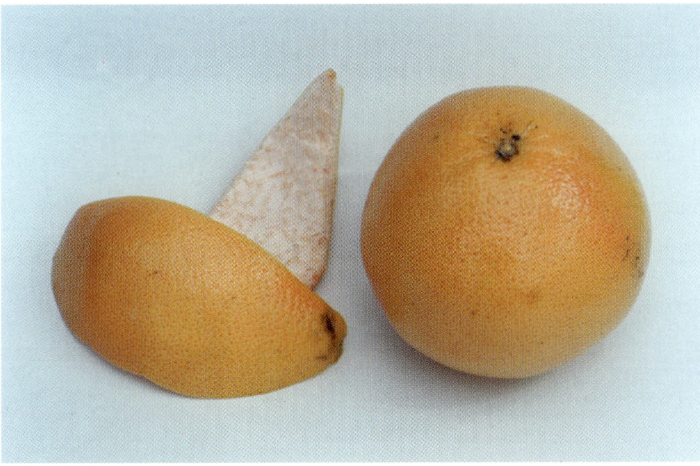

그림 84. 그레이프푸르트

아로마테라피적으로는, 마사지법, 향기램프법, 흡입법, 에어로졸법을 적용한다.

효능을 보면, 정서적으로는 피로나 기분전환에 좋다. 소화기적으로는 신경성 위통, 잘못된 식사습관을 고칠 수 있다. 근육적으로는 근육강장, 부분마사지 효과, 경직치료, 스포츠전 후 근육이완증에 쓰인다. 순환계는 과체중, 피부계에는 여드름, 지방피부, 피하소성 결합조직의 염증에 효과적이다.

주의할 점은 그레이프푸르트 오일은 광민감성이 있으므로 피부에 바르고 24시간 내에 일광욕이나 UV-lamp를 사용하면 안 된다.

2.4 네 러 리(광귤꽃잎)

학 명 : *Citrus aurantium* ssp. *auratium*
영 명 : Neroli, Orange blossom
과 명 : Rutaceae
기타명 : Orange flower, Neroli bigarade

네러리라는 이름은 이태리 왕자 Nerola가 향수로 이용한 데서 연유되었다. 네러리는 예로부터 신부부케로 사용됐는데, 이 꽃향이 불안한 첫날밤을 안정시키는 데 크게 효과가 있었기 때문이라 한다. 광귤꽃의 잎만을 모아서 용매추출법과 수증기증류법으로 오일을 추출한다. 색깔은 암갈색으로 주성분은 linalool, limonene, pinene 등이며, 그 외 알코올과 기타 물질이 들어있다.

아로마테라피적으로는 마사지법, 습포법, 크림법, 향수법, 향기볼법을 이용할 수 있다.

효능을 보면, 정서적으로는 우울증, 쇼크, 피로, 신경성 우울증, 불면증, 식욕감퇴 등에 효과가 있다. 호흡기적으로는 호흡곤란, 목소리가 쉬었을 때 좋다. 순환기적으로는 심장울렁거림, 정맥류에 효과적이다. 그리고 피부질환적으로는 모든 타입의 피부에 세포생장을 촉진시킨다고 한다.

브랜딩은 대부분의 오일과 잘 혼합된다.

주의할 점은, 값이 싼 가짜 네러리 향이 많다는 점이다. 특히 페데그란향(Petitgrain)과 혼동을 하면 안 된다.

2.5 니아울리

학 명 : *Melaleuca viridiflora*
영 명 : Niaouli
과 명 : Myrtaceae
기타명 : Gomenol

티트리의 일종으로 원산지는 호주(퀸스랜드, 뉴사우드 웨일즈)와 New Caledonia섬이다. 나무는 15 m정도 크기로서 줄기는 희다. 오일은 잎줄기에서 수증기증류법으로 추출하는데, 70 kg의 식물에서 1 ℓ 의 무색 또는 약간 황색이 나는 오일을 얻을 수 있다. 주성분은 cineole 40～60%, monoterpene 15～20%, sesquiterpenol 10～15%, monoterpenol 7～12%, sesquiterpene 2～3%이다.

아로마테라피적으로 마사지법, 입욕법, 향기램프법을 사용한다. 1853년부터 유럽으로

수출되어 프랑스인들이 Goménol이라고 팔았는데, 이는 오일이 Goméne 지역에서 생산되었기 때문이다. 프랑스에서는 여러 가지 만병치료에 이용됐으나 항생제 출현 후에 이용이 감소됐다.

효능을 보면, 높은 cineole 함량 때문에 항바이러스, 항박테리아 효과가 있다. 피부적으로는 여드름, 종기, 덴 곳, 베인 곳, 곤충에 물린 곳, 상처난 곳에 이용한다. 순환기적으로는 근육통, 류머티즘에 좋고, 호흡기적으로는 천식, 기관지염, 기침, 목통증, 그르렁거리는 기침에 효과적이다. 비뇨기적으로는 방광염 치료에 쓰이고 면역계에는 감기, 독감증상 완화에 좋다. 또한 해소, 해열, 진통, 염증해소, 상처치료, 피부보호 등에도 좋다. 정신적으로는 정신집중, 피로회복, 슬픔이나 걱정해소에도 좋다.

라벤더, 소나무, 박하와 브랜딩하면 효과가 상승한다.

공업적으로는, 가글용품, 감기예방 드롭프스, 치약, 입냄새 제거제 제조에 이용된다.

주의할 점은, 가끔 가짜가 나올 수 있으니 순정품을 사용한다.

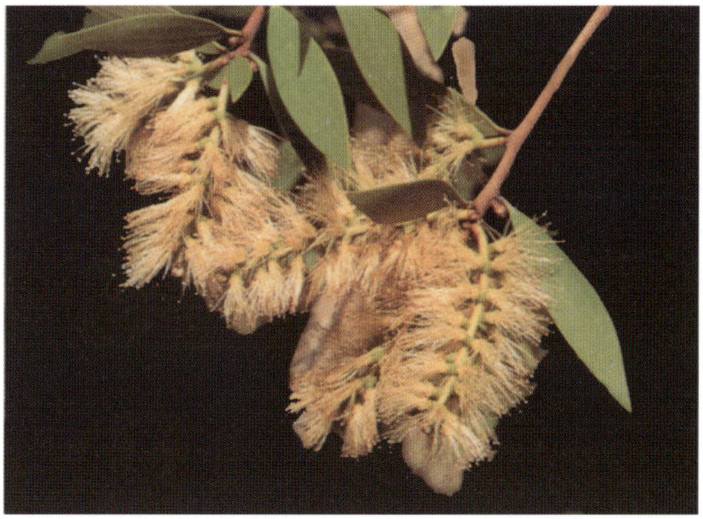

그림 85. 니아울리

2.6 라 벤 더

학 명 : *Lavandula angustifolia*

영 명 : Lavender

과 명 : Lamiaceae(Labiatae)

기타명 : Garden lavender, Common lavender

원산지는 지중해연안으로 키가 작은 상록성 식물이다. 종자와 반숙지삽으로 번식한다.

이용부위는, 오일용으로는 주로 꽃봉오리를 이용하고, 식용은 잎 부위를 이용한다. 수증기 증류법으로 무색 혹은 약간 노란색을 내는 오일을 채취하며. 라벤더의 종류나 생산지에 따라 구성성분의 차이가 심하다. 주성분은 에스테르(Linalyl acetate ; 35% 이상 함유된 것만 유통), linalool(25%), cineole(5%), camphor(5%), 기타 terpineol 등이다. 생산지에 따라 성분이 다른데, 대체로 고위도 지역에서 재배한 것은 ester 함량이 높다.

아로마테라피적으로 마사지법, 습포법, 목욕법, 좌욕법, 흡입법, 향기램프법, 에어로졸, 향기볼, 그 외 크림, 얼굴사우나, 목욕법에 적용된다. 유럽에서는 예부터 주로 위를 편안하게 하는 데 사용되어왔다. 그 밖에 최근에 오일이 여러 부분에 사용되고 있다.

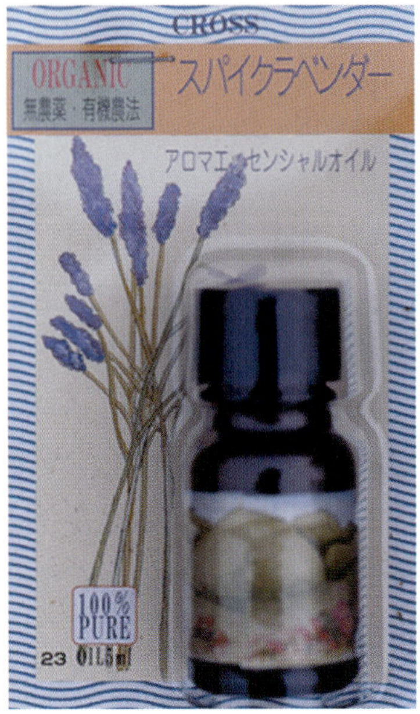

그림 86. 라벤더(스페인 라벤더 오일)

효능을 보면, 정서적으로는 불면퇴치, 걱정, 의기소침, 두통, 편두통, 쇼크, 졸도, 신경질, 피로, 호흡계에는 감기, 기침, 목 통증, 열, 콧속 염증, 소화계는 위통, 구역질, 근육계는 근육통, 경직, 스포츠 전후에 이용하면 효과적이다. 순환계는 거친 심장박동, 일반적인 권태감, 고혈압, 비뇨기는 월경통, 질과 요도 감염, 피부질환에는 모든 피부타입에 잘 맞으며 염증, 베인 곳, 찰과상치료에 좋다. 특히 곤충에 물리거나 약간 덴 곳에는 일차치료제로 효과가 있다. 어린아이에게도 사용할 수 있다. 브랜딩은 대부분 오일과 가능한데, 특히 카모밀, 크레리세이지, 제라늄, 소나무, 로즈매리와 조화가 잘 된다.

공업적으로는 각종 비누, 목욕제, 향수제품, 잼, 식초 만드는 데 사용된다.

2.7 레　몬

학　명 : *Citrus limon*	**영　명 :** Lemon
과　명 : Rutaceae	**기타명 :** Cedro oil

키가 2~11 m 되는 나무로서, 열매 크기는 15 cm 정도이고 원산지는 아시아와 지중해 지역이다. 생육최저온도는 7℃이며 번식은 종자번식이나 여름에 반숙지삽을 한다. 오일은 과일껍질을 압착법으로 추출하는데, 껍질 t당 2.5 kg의 오일을 얻을 수 있다(Weiss,

1997). 오일의 색깔은 녹황색인데, 주성분은 limonene(약 70%), 테르펜, 알코올 등이다.

아로마테라피적으로는 마사지법, 습포법, 입욕법, 향기램프법, 에어로졸법을 적용한다.

효능을 보면, 정서적으로는 뇌를 자극하며 강장제로 쓰이고 피로나 권태감 등에 효과가 있다. 호흡기적으로는 비타민 C가 풍부해서 감기, 독감에 좋고, 공기정화용으로 사용한다. 소화기적으로는 간장강화제, 위산과다, 가슴앓이, 숙취에 효과가 있다. 근육면에는 통증, 류머티즘, 경련에 좋으며, 피부적으로는 여드름, 지성피부, 동상에 효과가 있다.

브랜딩에는 벤조인, 카모밀, 유카립투스, 페널, 프랑킨센스, 제라늄, 쥬니퍼, 네너리, 이랑이랑과 시너지 효과가 있다.

레몬 오일도 다른 감귤계통 오일처럼 광민감성이 있으니 피부에 바른 후 24시간 내에 일광욕이나 UV-lamp를 쪼이면 안 된다. 과민성 피부에는 붉게 부을 수가 있으니 주의한다.

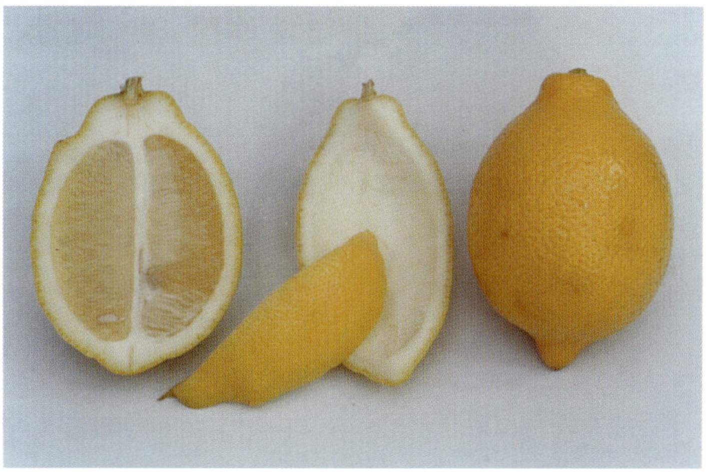

그림 87. 레　몬

2.8 레몬향 유카립투스

학　명: *Eucalyptus citriodora*　**영　명**: Lemon scented eucalyptus

과　명: Myrtaceae　**기타명**: Citron-scented gum

*E. globulus*가 주로 치료적으로 쓰이는 약용식물이라면 *E. citriodora*는 안정제로 많

이 쓰이는데 최저 5~7℃까지 견디는 식물로서 종자번식을 주로 한다. 호주가 원산지이며 잎과 가지에서 오일을 수증기증류법을 이용해서 추출하는데, 색은 무색 혹은 약한 황색으로 레몬향을 낸다. 구성성분은 citronellal(80~95%)이고, 그 외 citronellol, geraniol, pinene 등이다.

아로마테라피적으로는 마사지, 습포법, 목욕법, 좌욕법, 향기램프, 흡입법, 에어로졸법을 적용한다.

효능을 보면, 정서적으로 안정을 취하고 긴장을 완화시켜 준다. 호흡계에는 편안한 호흡을 하게 하며 감기, 독감, 호흡기감염 등에 쓰인다. 근육계는 류머티즘이나 관절염에 효과적이고 비뇨기계는 방광염, 곰팡이감염시에 유효하고, 피부계에는 곰팡이감염, 헤르페스, 비듬, 방취제에 효과가 있다.

브랜딩은 벤조인, 라벤더, 시프러스, 레몬그래스, 레몬밤, 소나무, 장미오일과 잘 조화된다.

공업적으로는 비누, 세제, 향수의 향기제제로 이용하고 기타 집안에 뿌리면 모기, 바퀴벌레 등을 쫓을 수 있다. 자연산 citronellol 향기 재료로 쓰인다.

사용할 때는 사람에 따라 과민성이 나타날 수 있으니 주의한다.

2.9 로만 카모밀

학 명 : *Chamaemelum nobile*　　**영 명 :** Roman chamomile

과 명 : Asteraceae　　**기타명 :** Camomile, English chamomile

유럽 원산지인 로만 카모밀은, 키 작은 영년생 초본으로, 유럽에서는 잡초처럼 잘 자라며 종자번식을 한다. 오일은 꽃을 증기증류로 추출하는데 색은 옅은 청색으로 구성성분은 에스테르(Angelic과 tiglic acid의 에스테르가 약 85%)와, 그 외 알코올류가 함유되어 있다.

아로마테라피적으로는 마사지, 습포법, 얼굴사우나, 목욕, 좌욕, 향기램프, 에어로졸 방법으로 이용할 수 있다.

효능을 보면, 정서적으로 불안, 초조, 근심, 두통, 쇼크, 수면에 효과가 있고 호흡계에는 알러지, 기침, 파이프 소리가 나는 호흡에 적용할 수 있다. 소화기에는 신경성 소화장애, 위통, 산통, 근육의 경우는 근육통과 염증, 류머티즘, 신경통, 관절염에 효과적이

다. 순환계에는 자극과 정화, 피부에는 민감한 피부, 건성피부, 염증, 알러지, 습진, 가려운 피부, 귀통증에 좋고, 비뇨기적으로는 월경통증, 경련, 방광염, 요도감염에 효과가 있다.

브랜딩할 경우에 베르가못, 크레리세이지, 쟈스민, 네러리, 장미, 제라늄, 라벤더와 잘 조화된다.

공업적으로는 비누, 향수, 치약, 머리와 목욕용품에 이용된다.

사용시에 초기의 임산부나 피부염증이 일어나기 쉬운 사람은 주의한다.

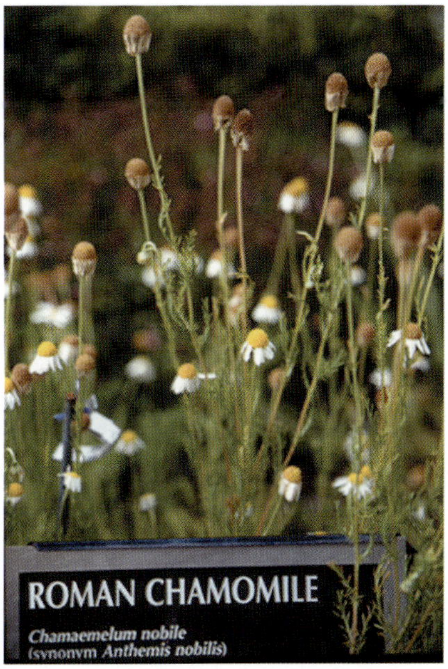

그림 88. 로만 카모밀

2.10 로즈매리

학 명: *Rosemarinus officinalis* **영 명**: Rosemary

과 명: Lamiaceae(Labiate) **기타명**: Compass plant, Incensier

지중해연안이 원산지며, 키가 2 m정도 되는 상록관목성 식물로 종자번식과 녹지삽, 반숙지삽을 하여 번식한다. 주로 오일을 잎에서 수증기 증류법으로 추출하는데 색은 무색 또는 옅은 황색이다. 구성성분은 pienenes, camphene, limonene, cineole, borneal, linalool, terpineol, bornyl acetate 등이다.

아로마테라피적으로는 마사지, 흡입법, 향기램프, 에어로졸, 향수, 향기볼 등을 적용할 수 있다.

효능을 보면, 정서적으로는 우울, 당황, 분발력부족, 피로, 일반적인 신경쇠약, 호흡계에는 기침, 콧속염증, 소화기에는 위점막염증, 간강장애, 숙취, 근육의 경우는 류머티즘, 근육통, 경직, 스포츠전후, 순환기에는 자극과 정화, 통풍, 피부에는 머리카락과 두피의 강화 등에 효과가 있다. 최근 영국

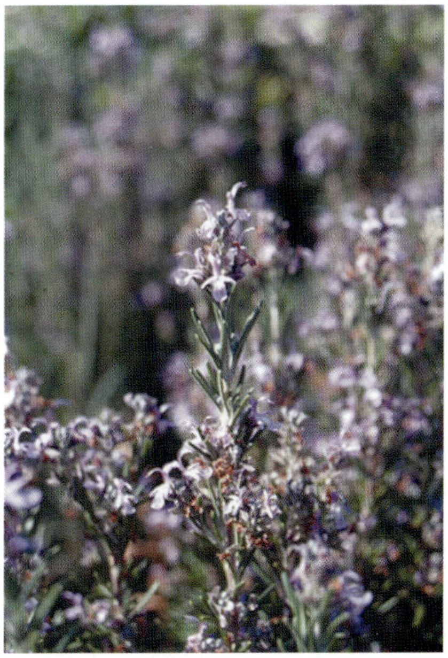

그림 89. 로즈매리 꽃

에서는 심혈관장애나 쇠약에 따른 우울증에 특별한 효과가 있다고 밝힌 바 있다.

브랜딩은 바실, 프랑킨센스, 라벤더, 레몬, 박하와 잘 어울린다.

공업적으로는 비누, 합성세제, 화장품, 식품과 음료에 첨가된다.

주의할 점은 임산부, 유아, 어린이, 고혈압 환자에게는 사용하면 안 되며, 민감성 피부에는 자극적일 수 있다.

2.11 마 누 카

학 명 : *Leptospermum scoparium* **영 명 :** Manuka

과 명 : Myrtaceae **기타명 :**

뉴질랜드가 원산지이나 호주의 서부지역, 타스마니아, 뉴기니아, 남동아시아지역에 퍼져있다. 유럽에서는 관상식물로 인기가 있다. 나무의 크기는 약 8m이며 작고 뾰족뾰족한 부드러운 잎이 나있다.

오일은 잎과 가지를 손이나 기계를 이용해서 채취한다. 나무 자체를 자르면 다음해에 재생하며 수확할 수 있다. 150 kg의 재료로 약 1 ℓ 의 오일을 얻을 수 있어 수율은 0.4~0.5%이다.

주성분은 sesquiterpene 60~68%, triketone 20~25%, sesquiterpenol 5~6%, monoterpene 2~3%이다.

아로마테라피적으로는 마사지법, 입욕법, 향기램프법이 좋다.

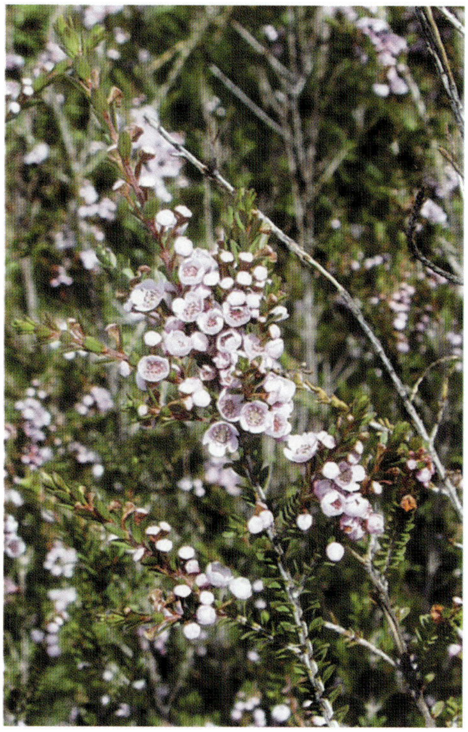

그림 90. 마 누 카

일반적으로 통증과 염증해소에 탁월한 효과가 있어 류머티즘, 감기, 각종 피부질환에 잘 쓰인다. 신경계는 신경질이나 초조, 불안을 해소시킨다.

장미, 이랑이랑, 라벤더, 팔마로사 오일과 혼합해서 사용하면 좋다.

2.12 마 죠 람

학　명 : *Origanum majorana*　　**영　명 :** Marjoram

과　명 : Labiatae　　**기타명 :** Sweet marjoram

지중해연안이 원산지인 초본성 식물로 겨울에 얼지 않게 보온을 하면 영년생으로 봄에는 종자번식, 여름에는 삽목번식을 한다. 오일은 식물 전체를 이용하여 증류법으로 추출하며 색은 옅은 황색이다. 구성성분은 terpinene, terpineol, sabinenes, linalool, carvocrol 등이다.

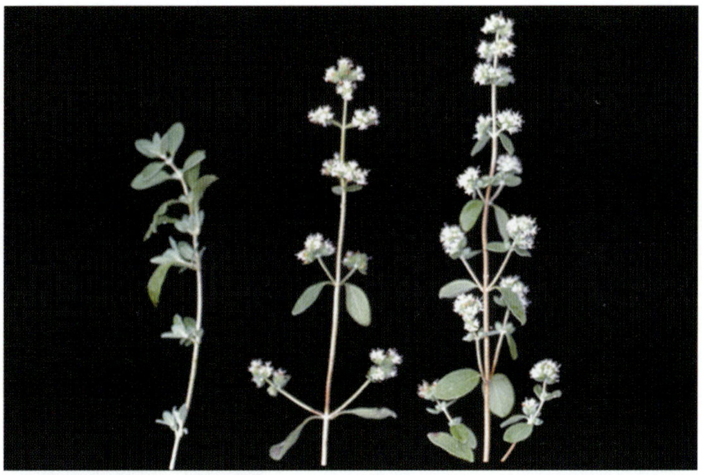

그림 91. 마죠람 줄기와 꽃

아로마테라피적으로 스위트 마죠람을 이용하는데 마사지, 습포법, 목욕법, 흡입법, 향기램프법, 에어로졸법 등을 적용할 수 있다.

효능을 보면, 정서적으로는 가벼운 불안, 불면증, 걱정, 근심, 절망, 두통, 편두통, 호흡계에는 천식, 감기, 기침, 독감, 콧속 염증, 소화기는 설사, 변비, 산통, 근육의 경우는 근육통, 근육이완, 류머티즘, 신경통, 관절염, 소화기는 모세혈관 확장, 해독, 고혈압, 심장 울렁거림, 비뇨기에는 월경통에 효과가 있다. 또한 침구류, 소파 등의 진드기 방지에도 효과가 있다.

공업적으로는 비누, 합성세제, 화장품, 향수 등에 사용된다. 그 외에도 각종 식품류(조미료, 소스, 소프트 드링크, 알코올음료)에 첨가된다.

브랜딩은 베르가못, 카모밀, 시프러스, 라벤더, 로즈매리와 시너지 효과가 있다.

주의할 점은 임신기간에 사용하면 안 되고, 어린이와 젖먹이에게도 절대 사용하면 안 된다.

2.13 머 르 틀

학 명 :	*Myrtus communis*	**영 명 :**	Myrtle
과 명 :	Myrtaceae	**기타명 :**	Corsican pepper

옛 페르시아인들은 성스런 나무라고 불렀으며, 원산지는 북아프리카이고 화훼용으로 사용하며, 추위에도 어느 정도 잘 견뎌서 −10℃정도까지 포장에서 월동이 된다. 봄에 종자번식을 하거나 여름에 반숙지삽을 한다. 키가 3 m 정도 작은 목본식물로 전 세계에는 100여종의 같은 속식물이 분포한다. 잎은 피침형으로 4 cm 정도이다. 수증기 증류를 통해서 옅은 황색의 오일을 잎과 가지로부터 추출하는데, 수율은 0.25～0.55%이다. 주요 구성성분은 α-pinene, 1,8-cineole, myrtenyl acetate이다. 활성성분은 흡수가 매우 빨라 먹을 경우 15분 내에 cineole과 같은 향기를 오줌으로 배출한다.

아로마테라피적으로는 마사지, 목욕법, 흡입법, 향기램프, 에어로졸로 이용한다.

효능을 보면, 정서적으로는 의기소침, 우울증, 겨울을 타는 증상, 학습부진에 효과가 있다. 소화기에는 감기, 기침, 해소, 콧속염증, 호흡기 감염에 효과가 있다. 비뇨기계는 가벼운 요도감염, 전립선염증 완화에 좋고, 피부에는 여드름, 지방성 피부, 충혈, 곤충에 물렸거나 쏘였을 때 효과가 있다.

그 외 공기오염이나 담배에 의한 호흡기 문제를 해결시켜주는 역할을 한다. 공업적으로는 향수에 많이 사용되고 기타 고기용 소스, 조미료의 향기를 내는 데 이용한다. 독성이 없어 누구나 사용할 수 있다.

2.14 몰 약

학 명 :	*Commiphora myrrha*	**영 명 :**	Myrrh
과 명 :	Burseraceae	**기타명 :**	Bola, Gum myrrh, Common myrrh

몰약은 북아프리카와 아시아가 원산지이며 5 m 크기의 관목성 수목으로 최저온도 10

~15℃이상 되는 곳에서 자란다. 봄에 종자번식을 하거나 생장기 후반에 숙지삽으로 번식한다. 오일은 수피에 상처를 내고 거기에서 나오는 수액을 모아 수증기증류법으로 추출하며, 색은 짙은 적갈색이다. 오일은 약 8% 들어있는데, 주성분은 heerabolene, limonene, pinene, eugenol, cinnamaldehyde 같은 테르펜과 알데히드로서 향기는 쓰고 달콤하며 수액성 냄새가 난다.

아로마테라피 치료방법으로는 마사지법, 습포법, 크림, 가글, 좌욕, 향기램프, 향기볼 등의 방법을 택한다. 고대 이집트시대부터 사용된 가장 오래된 아로마요법 사용약제이다.

효능을 보면, 정서적으로는 긴장완화에 좋고 호흡기에는 기침, 카타르, 해소, 목 통증에 효과적이다. 소화기는 설사, 비뇨기적으로는 곰팡이 감염치료 그리고 피부적으로 비듬이 많은 피부, 입 감염, 무좀, 습진 등에 쓰인다.

브랜딩은 장뇌, 라벤더와 조화를 이룬다.

공업적으로는 의약품에 많이 사용되는데, 특히 가글용과 양치질용 제품에 첨가된다.

사용할 때 주의점은 고농도에서 독성이 있어 임산부는 사용하면 안 된다.

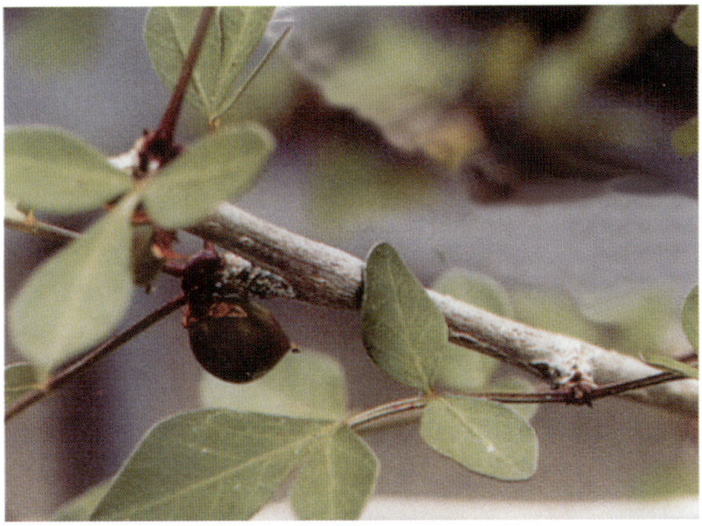

그림 92. 몰약 나무와 열매

2.15 박　하

학　명 : *Mentha* spp.　　**영　명 :** Mint

과　명 : Labiatae　　**기타명 :** 薄荷(박하)

박하는 향기 나는 영년생 초본으로, 10여종이 있는데, 각기 향이 다르다. 원산지는 지

중해이다. 오일은 주로 잎에서 수증기추출법으로 채취하며, 주성분은 알코올〔Menthol〕, 에스테르, 케톤〔Menthone〕과 테르펜이며, 빛깔은 옅은 황색이다. 그러나 박하종류에 따라 주성분은 다른데 페퍼민트는 menthol(29~48%), menthone(20~31%)인데 비해, 스피아민트는 L-carvone(50~70%)이고, 그 외 menthone, menthol이 함유되어 있다. 현재 가장 많이 유통되는 오일은 페퍼민트와 스피아민트이고, 그 외 베르가못민트도 수요가 있다.

주로 가글, 압착법, 마사지법, 습포법, 에어로졸, 흡입법 등을 이용해서 아로마테라피에 적용한다.

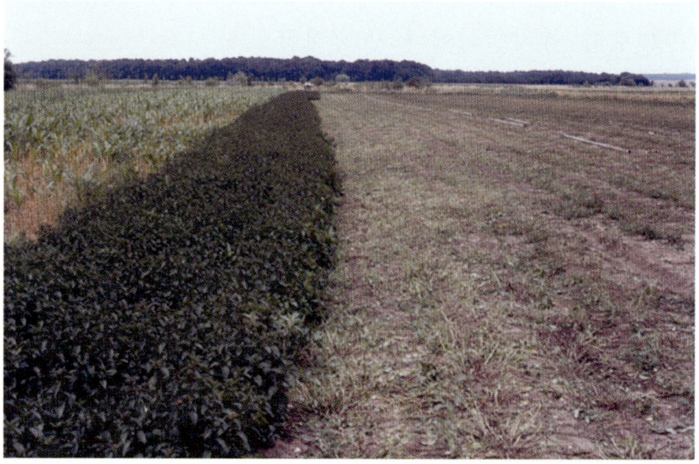

그림 93. 박하의 기계수확전 후 모습

효능을 보면, 정서적으로는 쇼크, 일반적인 피로감, 신경불안에 효과가 있다. 호흡기에는 감기, 콧물감기, 기도감염에 좋고 소화기에는 구역질, 위경련, 산통, 숙취, 여행시 피로감에 효과가 있으며 근육통과 스포츠 전 후에 사용해도 좋다. 순환기적으로는 심장강화에 좋다. 신경계에는 혼절, 두통, 정신적 피로, 스트레스에 효과적이다.

공업적으로는 감기약, 소화제, 식품에 첨가물로 이용된다. 그 외에도 드링크제, 담배, 비누, 치약, 화장품, 향수 등의 원료로 쓰인다.

박하류 오일은 특별한 독성이 없어서 누구나 이용할 수 있지만 민감한 사람일 경우는 1% 정도의 농도를 사용한다.

2.16 베르가못

학 명 : *Citrus aurantium* ssp. *bergamia*

영 명 : Bergamot

과 명 : Rutaceae

기타명 : Bergamot orange

베르가못은 이태리인들이 가장 선호하는 약제이다. Lime과 유사한 귤나무로 키는 10 m 정도 자라며, 생육최저온도는 7℃로서 종자번식이나 반숙지삽으로 번식한다. 번식특성은 이식이 잘 안 된다는 점이다. 열대아시아가 원산지이지만, 지금은 이태리에서 많이 재배된다. 심은 다음 7년째부터 열매 수확이 가능하고, 50 ~60년간 재배할 수가 있다.

열매껍질을 압착법으로 추출하여 만든 오일 색은 녹황색이다. 주성분은 α-limonene 35~55%, linalyl acetate 30~35%, linalool 12~14%, β-pinene 4.5~7.0%, γ-terpinene 5.5~7.5% 등이다(Weiss, 1997).

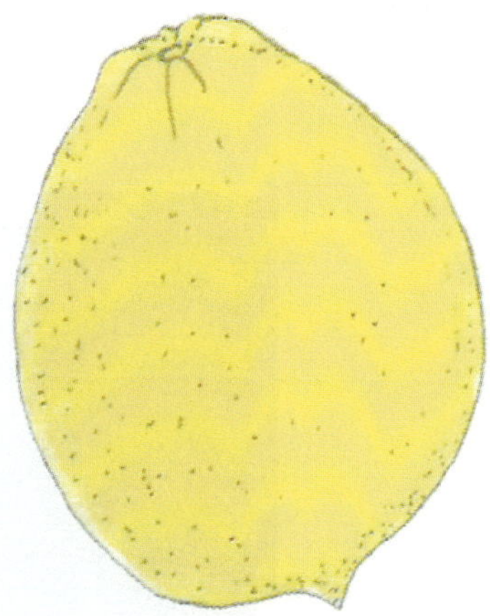

그림 94. 베르가못 열매형태

아로마테라피적으로는 좌욕법, 향기램프, 에어로졸 그리고 향기볼법을 사용한다.

효능을 보면, 정서적 치료에는 근심, 걱정, 우울증, 정신피로감, 불면 등 신경계 치료에 효과가 있다. 호흡기적으로는 공기정화, 소화기적으로는 식욕감퇴, 구역질, 신경성 위장장애, 비뇨기적으로는 방광카타르, 요도감염, 월경전 신드롬, 갱년기 장애의 치료에 좋다. 피부에는 습진, 여드름 등에 효과가 있다. 그 밖에도 Eau de Cologne, after- shave, 공기청정제로 쓰인다.

브랜딩은 카모밀, 고수, 시프러스, 제라늄, 레몬, 몰약, 장미, 산달나무 오일과 잘 조화를 이룬다.

공업적으로는 화장품, 선텐로션, 향수에 쓰이고 식품에도 이용되는데 Earl Grey tea에 첨가된다. 잘 혼합되는 오일은 사이프러스, 쟈스민, 라벤더, 네러리(광귤꽃잎) 오일 등이다.

베르가못은 감귤오일 같이 대부분 광민감성이다. 그러므로 피부에 바른 후에 24시간 전에는 절대 햇빛을 보거나 UV-lamp를 사용하면 안 된다.

2.17 베 티 버

학 명 : *Vetiveria zizanioides* **영 명** : Vetiver
과 명 : Poaceae(Gramineae) **기타명** : Khus khus, Cuscus

인도네시아가 원산지인 벼과식물로서 최저온도가 15~18℃가 되는 지역에서만 자란다. 생육적온은 25~35℃로 높은 편이다. 주로 분주법을 사용하고, 생육초기에 배토를 하여 일종의 휘묻이법을 사용하기도 한다.

이용부위는 뿌리이며, 수증기증류법을 사용해서 오일을 추출한다. 색깔은 암갈색으로 오일 함량은 뿌리 무게의 1% 미만이다. 세계적으로 연간 250톤이 생산되고, 주요 생산국은 인도네시아와 하이티이고, 주소비국은 미국과 유럽이다. 주성분은 vetiverol인데, 오일의 67~86%를 차지하며 흙냄새가 난다.

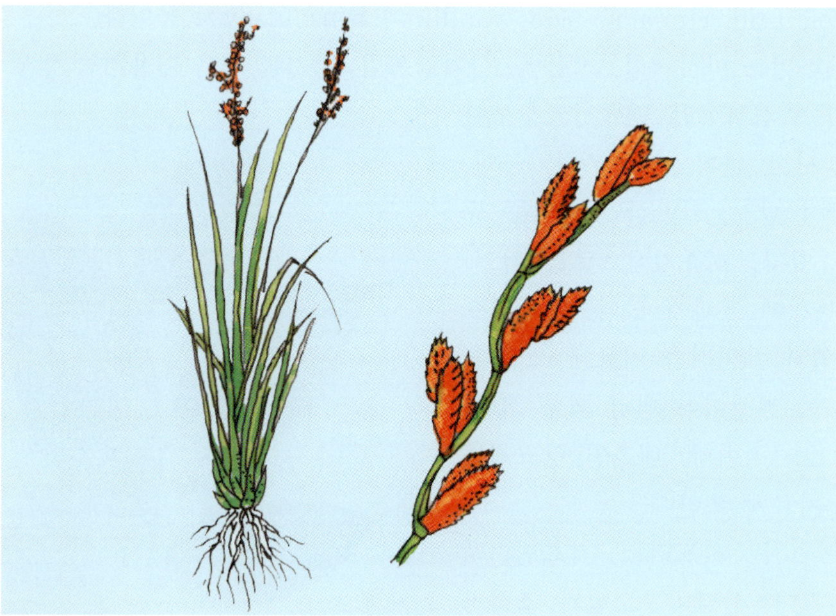

그림 95. 베티버 식물과 꽃

아로마테라피적으로는 피부에 직접 이용하지 않고, 향기램프, 에어로졸, 향기볼 같이 향기요법으로만 사용한다. 인도네시아나 스리랑카에서는 해충퇴치제로 많이 이용된다.

효능을 보면, 정서적으로는 우울증, 권태감, 흥미감소에 효과가 있으며 스트레스 해소를 위한 목욕법으로 좋다. 특히 잎이 갈대처럼 억세서 손을 벨 우려가 많으니 조심해야

한다.

공업적으로는 비누, 화장품, 향수에 쓰이는데, 특히 동양적 향수로서 많이 쓰인다. 오일은 식품 보존제로 이용되며, 특히 아스파라거스 보존제로 많이 사용된다.

2.18 벤 죠 인

학　명 : *Styrax benzoin*　　**영　명 :** Benzoin

과　명 : Styracaceae　　**기타명 :** Gum benjamin

원산지는 최저온도 15~18℃되는 열대아시아지역으로, 키 큰 교목이다. 번식은 종자나 반숙지삽목으로 한다. 이용하는 것은 7년 이상된 나무의 상처난 곳에서 나는 수액이다. 오일색은 회갈색으로 용매추출법으로 추출한다. 주요성분은, 산지에 따라 차이가 있으나 benzoic acid, cinnamic acid, vanillin과 benzaldehyde 등이다.

아로마테라피는 마사지법, 크림법, 향기램프법, 향기볼 등을 이용하는 방법이 있다.

치료효과는 정서적인 면에서, 흥분한 신경계, 정서적 파괴, 대화부족, 근심, 걱정, 소극적 성격, 일반적인 쇠약증 등에 효과가 있다. 호흡기적으로는 감기, 기침, 목 통증에 효과가 있다. 근육적으로는 관절염과 류머티즘 치료에 쓰인다. 피부적으로는 건성이나 민감 피부, 상처치료 등에 효과적이다. 벤죠인 팅크제는 잇몸 염증 치료에 쓰인다.

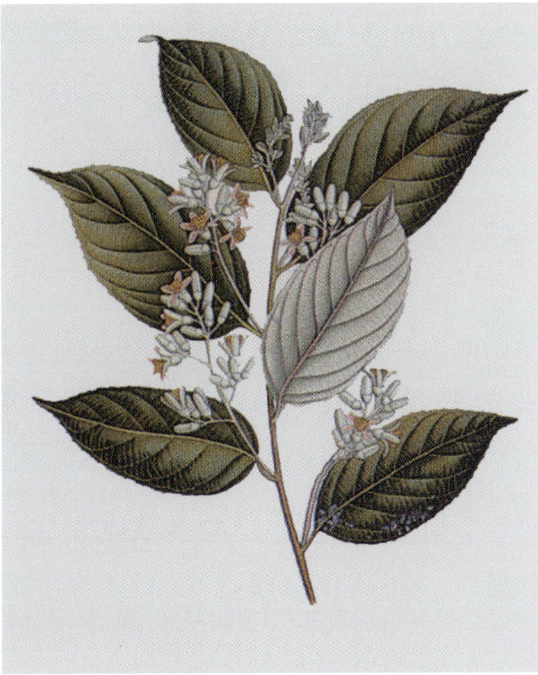

그림 96. 벤죠인 꽃과 열매

브랜딩은 고수, 시프러스, 쟈스민, 레몬, 몰약, 장미, 산달나무오일과 조화가 잘 된다.

공업적으로는 비누, 화장품, 향수 등에 쓰이고, 알코올이나 소프트 드링크의 향을 내는 데 사용된다.

2.19 산달나무

학　명 : *Santalum album*　　**영　명 :** Sandalwood
과　명 : Santalaceae　　**기타명 :** White sandalwood

인도가 열대원산지이며, 15℃이상의 온도에서 자라는데 종자번식을 한다. 종자를 10% 표백제액에 담궜다가 버미큘라이트에 심고 15~21℃를 유지시킨 다음 뿌리길이가 4 cm 정도될 때 정식한다. 4,000년전부터 인도에서 사용한 산달오일을 얻기 위해서는 50년된 나무를 벌채해서 나무속을 수증기추출법으로 추출하며 오일의 색은 황록색을 띤 갈색이다.

주요 성분은 10년생 나무의 경우 santalol 72~83%, santalyl acetate 4.5~6.5%, santalene 3.6~7.3%로 구성되어 있다. 아로마테라피는 마사지법, 크림법, 입욕법, 좌욕법, 가글법, 향기램프법, 향기볼법을 이용한다.

용도를 보면, 산달오일은 만병통치적인 효과가 있어, 인도에서는 힌두교인들이 많이 사용했다. 정서적으로는 불면증, 스트레스, 임포텐즈, 성불감증, 걱정, 자기중심적 증상에 효과가 있다. 호흡기에는 기침, 목염증, 소화기는 설사, 구역질, 근육에는 신경통, 좌골신경통, 요통, 순환기는 심근약화, 경련에 효과가 있고 비뇨기는 치질, 임포텐즈, 월경전 증후군, 피부적으로는 건성, 지성 피부, 습진, 모발 및 두피 강화제로 사용된다.

브랜딩은 벤죠인, 흑후추, 시프러스, 프랑킨센스, 쟈스민, 레몬, 몰약, 네러리, 이랑이랑과 시너지 효과가 있다.

공업적으로는 비누나 세정제, 화장품의 향료로 많이 쓰인다. 그 외 음식의 향을 내는 데 이용되고, 소프트 드링크제나 알코올계통 음료에 알맞다. 또한 고전적 향수에 많이 이용된다.

주의점은, 서인도 산달오일인 *Amyris balsamifera*와 혼동하면 안 된다.

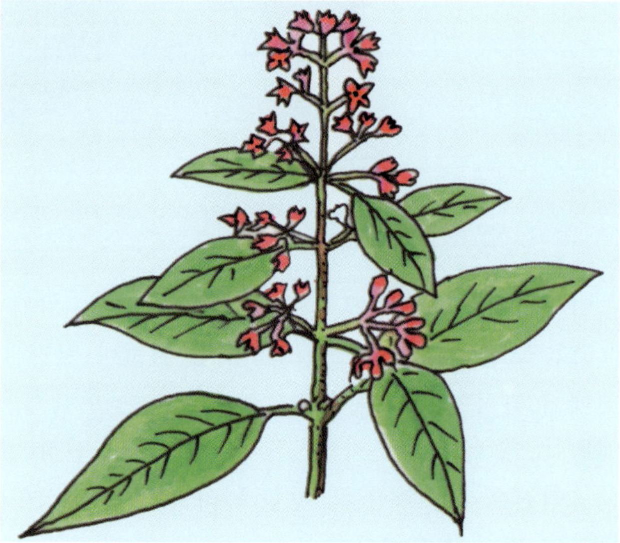

그림 97. 산달나무

2.20 생 강

학 명 : *Zingiber officinale* **영 명 :** Ginger

과 명 : Zingiberaceae **기타명 :** Common ginger

아시아가 원산지인 생강은 초본성으로, 종강(種薑)을 절단하여 심는 영양번식법을 통해 번식된다. 오일은 뿌리를 증기증류로 추출하는데, 빛깔은 옅은 황록색을 띤다. 구성성분은 생산하는 국에 따라 다르다. 즉 호주와 인도산은 zingiberine이 들어있는데, 중국산에는 들어있지 않다. 반대로 중국산에 들어있는 monoterpenoid와 beta-bisabolene은 호주와 인도산에는 적거나 아예 들어있지 않다. 반면, sesquiterpenoid(40~60%)는 3개국산에 모두 들어있다.

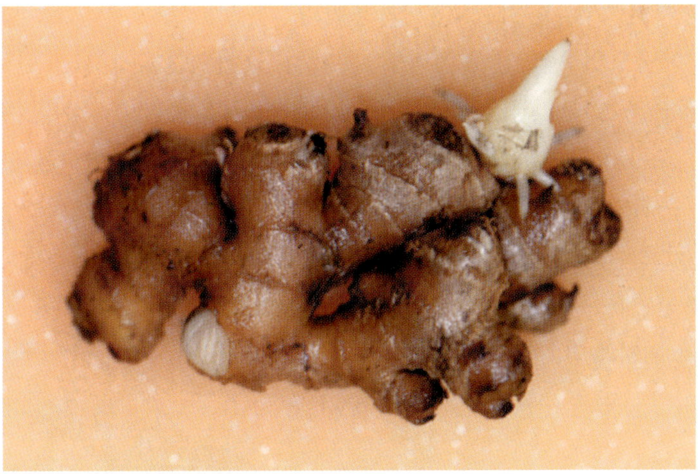

그림 98. 생강의 싹 나는 모습

아로마테라피 목적으로는 마사지, 습포법, 향기램프 또는 흡입법을 응용할 수 있다.

효능을 보면, 정서적으로는 걱정, 피로나 일반적 쇠약증에 좋고, 호흡계에는 감기, 기침에 효과적이며 소화기에는 식욕촉진, 구토감소, 설사방지, 근육의 경우에는 류머티즘, 근육통, 순환계에는 저체온, 비뇨기적으로 신장 기능저하에 효과적이다.

공업적으로는 화장품, 향수 특히 동양의 남성향수에 많이 이용된다. 기타 식음료첨가제로도 많이 사용된다.

사용상 주의점은, 사람에 따라 피부에 자극을 줄 수 있으며, 꼭 희석해서 사용한다.

2.21 소 나 무

학 명 : *Pinus sylvestris* **영 명 :** Pine

과 명 : Pinaceae **기타명 :** Forest pine, Scots pine

지구북반구가 원산지인 소나무는 키는 약 40m정도 되고, 잎을 수증기증류법으로 추출해서 무색의 오일을 얻는다. 주성분은 monoterpene hydrocarbons(50~90%), 알코올, 알데히드 등이다.

아로마테라피를 할 때는 주로 마사지법, 습포법, 입욕법, 좌욕법, 흡입법, 향기램프법, 에어로졸법, 향기볼법을 적용한다.

효능을 보면, 정서적으로는 신경쇠약, 동계우울증, 호흡계는 기침, 콧속염증, 감기, 휘파람소리가 나는 호흡, 알레르기성 코감기 등에 효과가 있다.

근육적으로 보면 류마티즘, 통풍, 관절염, 근육경직, 신경통, 스포츠 전후 근육통에 좋다. 순환기는 면역성 증진효과가 있고 요도 감염에 효과적이다. 피부적으로는 곰팡이감염, 악취제거, 해충방지에 쓰인다.

브랜딩은 유카립투스, 라벤더, 로즈매리, 세이지와 잘 어울린다.

공업적으로는 비누, 세제, 화장품에 쓰이는데, 특히 목욕용품의 향료로 많이 사용된다. 그 외 식음료의 첨가향으로도 이용된다.

2.22 시프러스

학 명 : *Cupressus sempervirens* **영 명 :** Cypress

과 명 : Cupressaceae **기타명 :** Italian cypress

동지중해지역이 원산지인 상록성 식물로 키는 40 m 정도이고 원통형 또는 원추형으로 자란다. 열매는 향추출로 이용되며, 지중해 연안에서는 훌륭한 정원수로도 이용된다. 잎과 가지 또는 열매를 수증기법으로 추출하는데 빛깔은 황록색이며 주성분은 pinene, camphene, sylvestrene, cymene, sabinol 등이다.

집중력을 증진시키므로 정서적으로는 일상적인 피로감이나 무력감, 또는 절망감 등을 치료하고 특히 집중력이 부족한 사람에게 좋다. 호흡기적으로는 기침, 근육적으로는 경

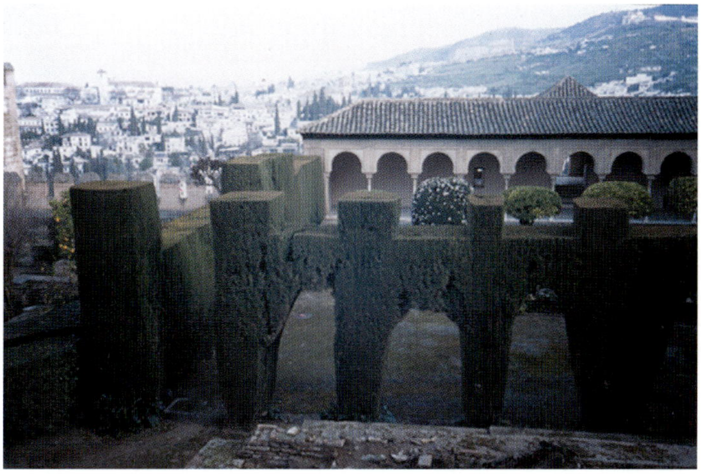

그림 99. 시프러스(정원수로도 쓰임)

련, 과로에, 순환기에는 심장혈관계통증, 경련, 치질, 다한증, 부종에 효과가 있다. 비뇨기적으로는 방광염, 전립선염, 월경전 신드롬, 갱년기장애, 월경통에 사용되며, 피부질환에는 악취제거와 파열된 혈관, 피하소성 결합조직염증 치료에 효과가 있다.

브랜딩은 벤죠인, 베르가못, 크레리세이지, 쥬니퍼, 라벤더, 레몬, 오렌지, 산달나무 오일과 혼합하면 좋다.

공업적으로 Eau de Cologne 첨가제, 악취제거제, 남성용 향수에 적합하다.

2.23 유카립투스

학 명 : *Eucalyptus globulus* **영 명 :** Eucalyptus

과 명 : Myrtaceae **기타명 :** Gum tree, Blue gum

원산지는 호주이며 타스만(Tasmanian blue gum) 또는 청색고무(Blue gum) 나무라는 명칭을 가진 상록수로서 −15℃까지 견디며 종자번식을 주로 한다. 키가 90m 되는 것까지 있으며, 지구상에 700여종이 존재하는데, 그 가운데 500여종에서 잎이나 어린줄기에서 수증기증류법으로 오일이 추출되며 색깔은 무색이다. 구성성분은 주로 cineol(70~85%)이며, 그 외 pinene, limonene, cymene, terpinene 등이다.

아로마테라피는 마사지, 목욕, 좌욕, 흡입법, 향기램프, 에어로졸법 등을 적용할 수 있다.

효능을 보면, 정서적으로 신선한 자극을 주며, 호흡계에는 감기, 독감, 기침, 발열, 기도 감염, 소화계는 설사, 위점막염증, 근육의 경우는 류머티즘, 관절통증, 스포츠 전후, 순환기는 자극, 비뇨기계는 요도감염 등에 효과적이다. 피부에는 지성피부나 무좀 같은 곰팡이감염, 상처 등에 효과적이다. 특히 발에 마사지를 하면 깊은 잠을 청할 수가 있다.

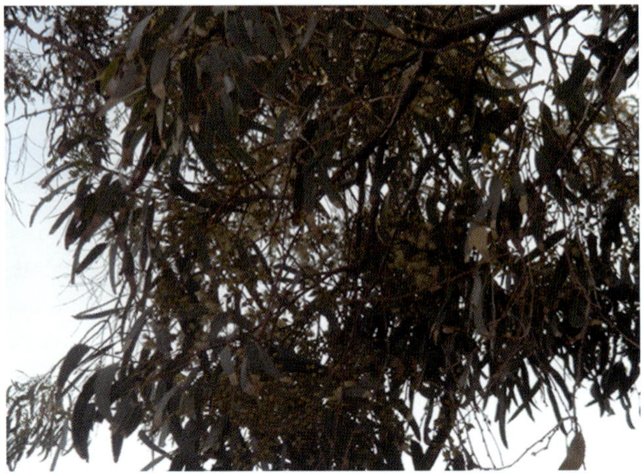

그림 100. 유카립투스

브랜딩은 벤조인, 라벤더, 레몬, 레몬그래스, 레몬밤, 소나무, 장미오일과 잘 어울린다.

공업적으로 광범위하게 사용되는데 사탕, 감기시럽, 치약, 비누, 향수 및 의약품의 첨가향으로 사용된다. Cineole을 추출해서 식료품가공에 많이 이용한다.

사용시 영유아나, 동종요법을 병행해서 치료할 때 특히 주의해야 한다. 외상에 이용시는 독성이 없으나 만일 3~5㎖ 이상 먹으면 죽는다는 보고가 있으니 주의해야 한다.

2.24 이랑이랑

학　명 : *Cananga odorata*　　**영　명 :** Ylang-ylang

과　명 : Annonaceae　　**기타명 :** Flower of flowers

이랑이랑은 향기로운 꽃이 피는 20 m 크기의 수목이다. 최저 생육온도가 15~18℃ 되는 필리핀 원산식물로서 종자번식을 한다. 이용부위는 꽃잎으로 밤에만 채취한다. 옅은 황색오일은 주로 수증기증류법으로 추출하며, 이 오일은 canang oil이라고 하는데 복숭아향이 난다. 120 kg의 꽃에서 350 g의 오일이 생산된다. 주성분은 methyl salicylate, methyl paracretol, eugenol, geraniol, linalool, terpene 등이며 그 밖에도 다른 물질들도 포함되어 있다.

아로마테라피적으로는 마사지, 목욕법을 쓰고 향수를 만드는 데 쓰인다.

치료는 정서적으로 분노, 격분, 우울증, 임포텐스, 성적불감증, 특히 스트레스에 효과

적이다. 소화기는 신경성 위통증, 순환계는 심장 발작, 빠른 심장박동, 고혈압, 피부적으로는 지성 피부, 모발과 두피강화제로 효과가 있다.

이랑이랑오일은 대부분의 오일과 브랜딩할 경우에 잘 혼합되어 효과를 나타낸다.

공업적으로는 비누, 세제, 화장품, 향수로 쓰이고 기타 식품첨가제로도 쓰인다.

싼 오일을 쓰면 효과가 없다. 그러므로 "extra"급만 사용해야 한다. 독성은 없으나 사람에 따라 두통이 생기는 경우가 있으니 사용할 때 주의한다.

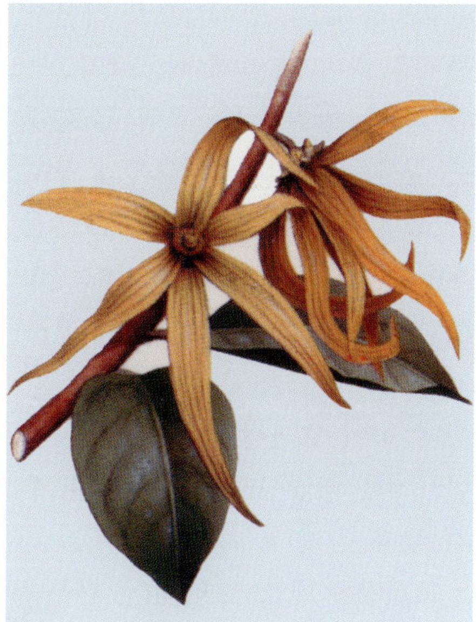

그림 101. 이랑이랑

2.25 장　미

학　명 : *Rosa damascena*
Rosa centifolia

영　명 : Rose

과　명 : Rosaceae

기타명 : Damask rose, Cabbage rose

장미는 전세계적으로 10,000개 이상의 재배품종이 있는 관목성 화훼류로서 중앙아시아 또는 동양이 원산지이다. 주로 종자나 삽목번식을 하는데 오일은 꽃잎에서 수증기증류법이나 용매추출법으로 채취한다. 주성분은 300여 가지가 되지만, 그 가운데 중요한 것이 citronellol(20~30%)이며, 그 외 성분은 damask rose는 geraniol과 nerol(30~40%), stearopten(16~22%)이 주를 이루고 cabbage rose는 phenyl ethanol (63%), geraniol과 nerol(10~15%) 그리고 stearopten(8%)으로 종에 따라 다르다. 오일 색깔은 옅은 황색이다

아로마테라피적으로는 마사지, 습포, 목욕, 좌욕법으로 쓰이고 그 외 크림, 향수, 향기볼로 이용된다.

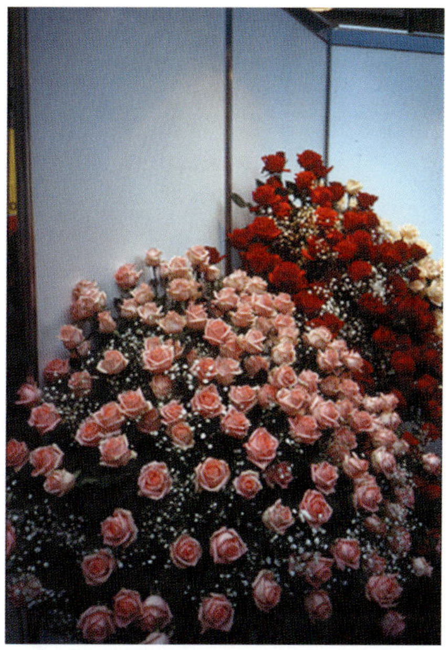

그림 102. 장　미

효능을 보면, 정서적으로는 근심, 외로움, 분노, 참을성 없음, 질투, 증오, 당황, 쇼크에 효과가 있다. 호흡기에는 가벼운 감염, 기침, 휘파람 소리나는 숨소리, 소화기에는 구역질, 신경성 위염, 여위는 병, 간장 강화제, 비뇨기과적으로는 요도감염, 월경통증, 갱년기장애, 산후 우울증, 임포텐즈, 성적불감증, 자궁강장제 등으로 사용한다. 피부관리면에서는 모든 타입의 피부, 특히 민감성 피부에 알맞다. 그 외 혈액순환에도 좋다.

일반적으로 장미수(Rose water)는 *Rosa damascena*(Damask rose)에서 추출되며, 고품질 앱소루트(Absolute)는 *Rosa centifolia*(Cabbage rose)에서 추출된다.

장미오일도 대부분의 오일과 브랜딩이 잘 이루어진다.

공업적으로 보면 남자향수의 46%, 여자향수의 98%가 장미오일을 기본적으로 사용할 정도로 중요하다. 그 밖에도 비누, 세제, 집에서 사용하는 방향제에 필수적으로 첨가된다. 물론 식료품에도 많이 이용된다.

2.26 쟈 스 민

학 명 : *Jasminum officinale* **영 명 :** Jasmine

과 명 : Oleaceae **기타명 :** Poet's jasmine

원산지는 중국으로 5~7℃까지 견디는 상록관목이다. 종자번식을 하고 여름에는 반숙지삽으로 번식할 수 있다. 꽃의 색깔은 백색이며, 추출법은 수증기 증류법을 이용하여 짙은 황갈색의 오일을 채취한다. 100여 가지로 이루어진 향기의 주성분은 benzyl acetate(22~27%)와 phytol(10~24%)이다.

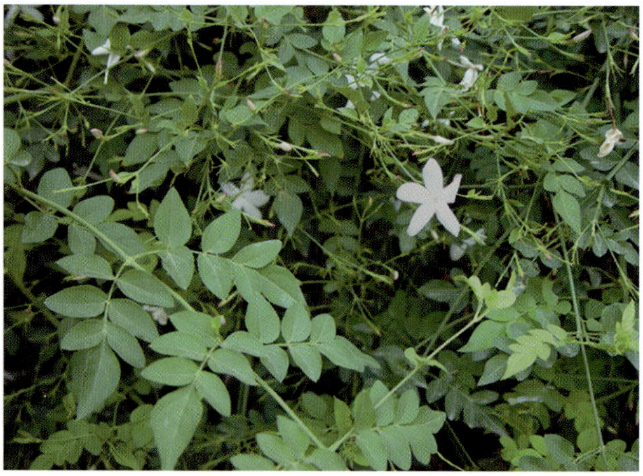

그림 103. 쟈 스 민

아로마테라피적으로 마사지법을 사용하고 크림, 향수 등으로도 이용된다.

효능을 보면, 정서적으로는 최음제, 우울증, 산후우울증, 근심, 걱정, 편집증, 약한 자아가치 감정, 비뇨기계는 임포텐즈, 성적불감증, 월경전증후근, 갱년기장애, 피부질환에는 건성 또는 과민성 피부, 피부탄력증진에 효과가 있다.

쟈스민오일은 대부분의 오일과 브랜딩이 잘 이루어진다.

공업적으로 각종 향료로 이용되는데, 특히 고급 동양향수에 이용되고 식품첨가제로도 인기가 있다. 건조된 꽃은 각종 차의 향을 내기 위하여 첨가된다.

사용시 주의할 점은, 다른 여러 가지를 혼합시킨 가짜 상품이 많다는 것이다. 드물지만 알레르기 반응을 일으키는 사람도 있다.

2.27 제 라 늄

학　명 : *Pelargonium graveolens*　　**영　명 :** Geranium

과　명 : Geraniaceae　　**기타명 :** Rose gerarium, Pelargonium

향기나는 제라늄은 남아프리카가 원산지인 초본성 영년식물이다. 700여 품종이 재배되는데 종자번식이나 삽목번식을 한다. 오일은 잎에서 수증기증류법으로 추출하며, 색깔은 녹색에 가까운 황색이다. 구성성분은 알코올(Citronellol, geraniol, linalool)과 다른 성분이 있는데 품종에 따라 다르다.

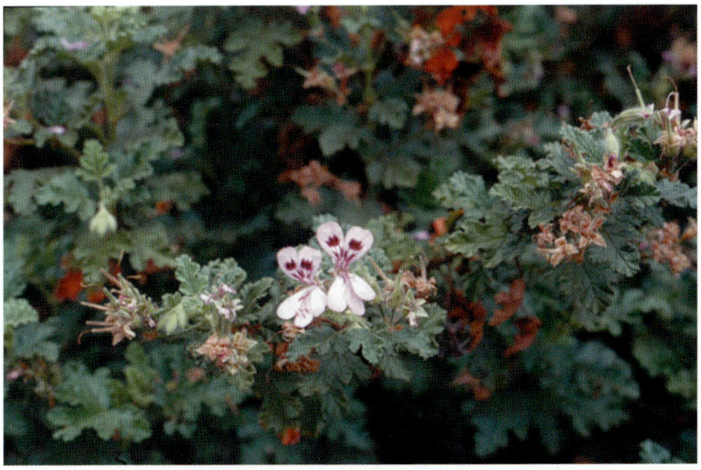

그림 104. 향기나는 제라늄

아로마테라피적으로는 마사지, 습포법, 크림, 가글용, 목욕법, 좌욕법, 향기램프, 에어로졸, 향기볼 등에 적용된다.

효능을 보면, 정서적으로는 근심, 걱정, 억압, 우울증, 소화계는 설사와 간장강화, 근육계는 류머티즘, 순환계는 부종, 비뇨계는 치질, 요도감염, 갱년기, 월경과다, 피부관리

적으로는 좌창, 습진, 상처, 화상, 코피, 곤충방지, 악취제거 등에 효과가 있다.

대부분의 오일과 브랜딩이 잘 이루어지는 특성을 갖는다.

공업적으로 모든 화장품의 첨가제로 쓰이며 음식의 향을 내는데도 이용된다.

특별히 알레르기에 민감한 사람이라도 부작용이 적다.

2.28 쥬 니 퍼

학 명 : *Juniperus communis* **영 명 :** Juniper

과 명 : Cupressaceae **기타명 :** Common juniper

전세계의 북반구에 분포하는 식물로서 우리나라에 자생하는 노간주나무(*Juniperus utilis*)와 유사한 상록성 식물이다. 그러나 향을 추출하는 쥬니퍼에는 다양한 종류가 있는데 오일색깔이 짙은 오랜지색인 Texas cedarwood(*Juniperus ashei*), 황갈색 Cade (*Juniperus oxycedrus* ; 유럽, 근동아시아 원산), 열은 황색 Savine(*Juniperus sabina*; 유럽, 러시아, 중동아시아 원산), 황색을 나타내는 Virginian cedarwood(연필향나무, *Juniperus viriginiana* ; 미국 원산) 등이 있으며 각각에서 오일을 추출해서 이용한다. 오일의 색깔이 무색인 쥬니퍼의 향이 gin이다. 어원은 네덜란드어 genever에서 유래되

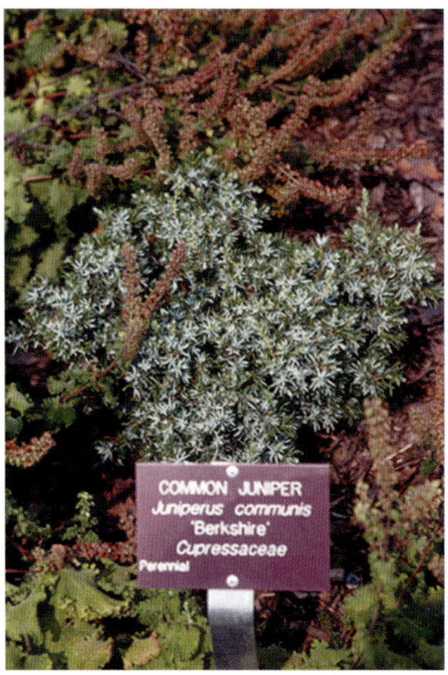

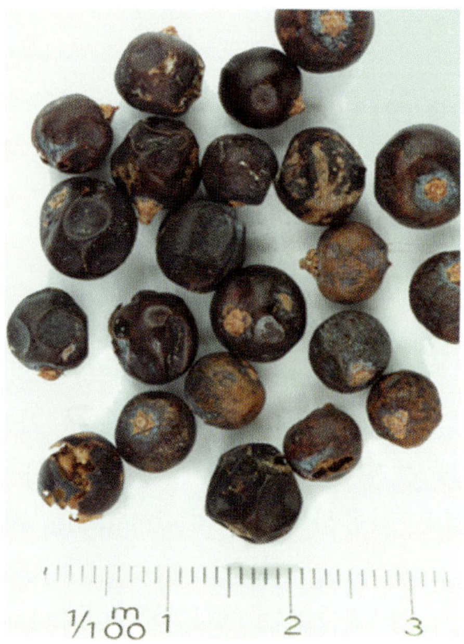

그림 105. 쥬 니 퍼(좌 : 어린 식물, 우 : 열매)

었는데, 원래는 라틴어로 쥬니퍼를 가리키는 말에서 유래되었다고 한다. 오일은 열매를 수증기법으로 추출하는데, 오일은 100 kg에서 0.5 ℓ를 얻을 수 있고 테르펜, 알코올, 에스테르 등이 주성분이다. 일부는 잎에서도 추출한다.

아로마테라피적 적용은 마사지법, 습포법, 입욕법, 좌욕법, 얼굴사우나, 흡입법, 아로마램프법, 에어로졸법을 택한다.

효능을 보면, 정서적으로는 신경쇠약, 내적인 공허감, 과다행동, 걱정 등을 없앤다. 특히 긴장된 하루를 끝내고 긴장을 누그러뜨리려면 쥬니퍼 오일을 몇 방울 머리에 떨어뜨리고 빗질을 하면 효과가 아주 좋다. 호흡기적으로는 감기, 독감, 기도 감염에 쓰이고, 순환기적으로는 요산 형성을 억제시켜 통증완화에 효과가 있고 피를 정화시키는 해독작용이 있다. 스포츠 후에 사용하면 좋으며, 비뇨기적으로는 월경전 증후군과 요도감염에 효과가 있다. 피부적으로는 여드름, 지성피부, 피부부종과 피부소성결합조직 염증치료에 사용된다. 그 외 목욕을 통한 불면증 해소에도 효과가 있다. 유럽에서는 4주 이상 사용하지 않는데 이는 신장에 자극을 줄 수도 있기 때문이라 한다.

브랜딩은 베르가못, 오렌지오일, 시프러스, 제라늄, 라벤더, 로즈매리, 산달나무오일과 잘 이루어진다.

공업적으로는 비누, 세제, 화장품, 향수 특히 면도 후 사용되는 향수로 많이 이용된다. 그 외 알코올과 소프트드링크 향료로 사용된다.

임산부나 신장질환 환자에게는 사용하면 안 된다.

2.29 카르더멈

학　명 : *Elettaria cardamomum*　　**영　명 :** Cardamom

과　명 : Zingiberaceae　　**기타명 :** Cardamon

원산지는 남인도이며, 4 m 크기로 잎의 모양이 생강처럼 생긴 초본성 식물이다. 18℃이상 온도에서 종자번식을 하는데 가을에 씨를 뿌린다. 종자에서 수증기 증류법을 이용해서 옅은 황색 오일을 추출한다. 주성분은 terpinyl acetate과 cineole이 50% 이상을 점유하며, 그 외 limonene, sabiene, linalool, linalyl acetate 등이 들어 있다.

아로마테라피적으로는 마사지법, 아로마램프법을 적용할 수 있고 향수 등을 만들어 이용하기도 한다.

효능을 보면, 정서적으로는 신경쇠약, 피로, 집중력감퇴, 일반적인 중압감, 질병회복기 등, 호흡계는 기침, 콧물감기, 독감 후 치료 등, 소화계는 가스가 차는 것, 가슴앓이, 구역질, 입냄새 등, 근육계는 경련, 스포츠 전후 이용에 효과가 있다.

공업적으로 구풍제, 소화제로 쓰이고, 그 외 향기를 내는 향기제품에 쓰인다. 식품에 첨가되며 커리의 향을 내는 데 중요하다.

주의할 점은, 카르더멈은 피부에는 자극적이 아니라고 알려져 있으나, 사용시 피부민감도를 측정한 다음 사용한다. 절대로 흡입법으로 사용해서는 안 된다.

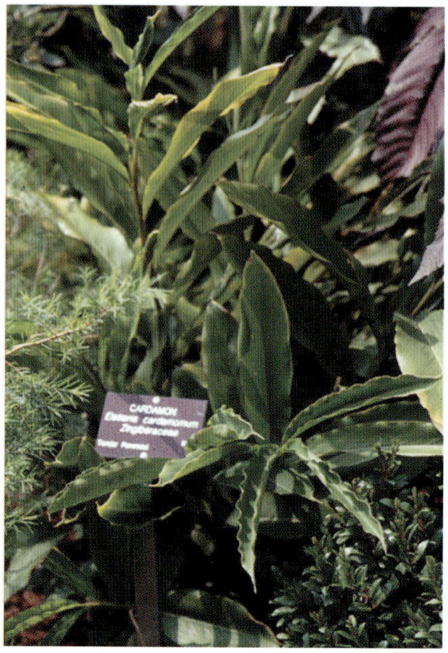

그림 106. 카르더멈

2.30 카저푸트

학 명 : *Melaleuca cajeputi* **영 명 :** Cajeput, Cajuput

과 명 : Myrtaceae **기타명 :** White tea tree

티트리의 일종으로 *M. leucadendron*이라고도 하며 원산지는 인도네시아, 말레지아, 필리핀 그리고 북부 호주이다. 17세기에 호주인이 발견해서 cajeput 오일이 유럽에 소개되었다.

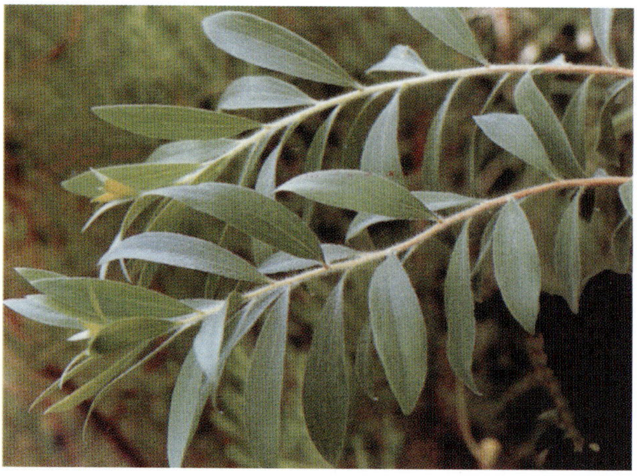

그림 107.. 카저푸트

오일은 나무의 잎과 가지에서 추출하는데, 색깔은 황록색으로 1ℓ 오일을 얻으려면 100~125 kg의 식물이 필요하다. 오일의 색은 무색이거나 황색으로 주성분은 cineole (50~80%), monoterpene(25%), monoterpenol(12%)이다.

아로마테라피적으로는 마사지법, 입욕법, 향기램프법 등을 사용한다. 주로 기도질환과 독감, 특히 어린이 독감에 효과가 높고 어린이들이 이 향기를 좋아한다. 해소, 기관지염증, 코감기에 효과가 있으며 그 외 류머티즘, 긴장완화에도 좋다.

공업적으로 가글용품이나 화장품에 쓰이고 기타 음료수 첨가향으로 이용된다. 효과를 내려면 라벤더, 팔마로사와 알맞게 혼합하여 사용하면 효과가 높다.

독성은 없으나 피부에 너무 많이 바르면 충혈될 수 있으니 사람에 따라 주의한다.

2.31 크레리세이지

학 명 : *Salvia sclarea* **영 명 :** Clary sage

과 명 : Lamiaceae **기타명 :** Clary, Clary wort

지중해 연안이 원산지인 크레리세이지는 재식 후 4~7년간 수확할 수 있으며, 그 뒤는 갱신을 한다. 내한성이 약해서 서울지방 월동시는 얼지 않게 주의한다. 번식은 종자번식과 삽목도 가능하다. 주로 잎과 꽃망울에서 증기증류를 하여 오일을 얻는데 색깔은 옅은 황색이다. 구성성분은 생산지역에 따라 크게 차이가 나는데 linalyl acetate(75% 이상), linanool, pinene, myrcene, phellandrene 등이다.

아로마테라피적으로는 마사지, 습포법, 목욕, 램프법을 사용한다. 효능을 보면, 정서적으로 신경쇠약, 근심, 히스테리, 집중력감소, 편집증, 편두통, 호흡계에는 기침, 소화기는 혈당감소, 근육은 경련, 순환기에는 고혈압, 비뇨기계통은 갱년기장애, 임포텐즈, 성적불감증, 피부에는 염증감소와 지혈에 효과가 있다.

브랜딩은 베르가못, 시프러스, 제라늄, 쟈스민, 쥬니퍼, 라벤더, 산달나무오일과 잘 조화된다.

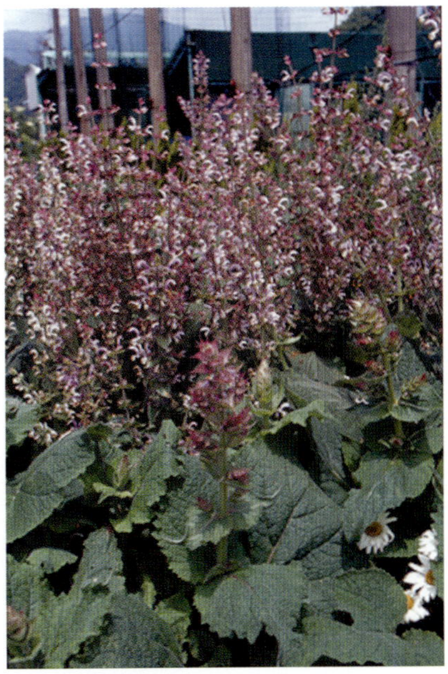

그림 108. 크레리세이지

공업적으로는 각종 생활용품의 향을 내는데 쓰인다. 식품의 첨가향으로 많이 쓰이는데, 특히 포도주의 '머스커트(Muscat)'향을 내는 데 필요하다.

주의할 점에는 임산부, 유방 염증시, 어린이 등에는 사용하면 안 된다. 또한 알코올을 먹은 후나 운전할 때는 절대 사용하면 안 된다.

2.32 티 트 리

학 명 : *Melaleuca alternifolia* **영 명 :** Tea-tree

과 명 : Myrtaceae **기타명 :** Narrow-leaved paperbark tea tree

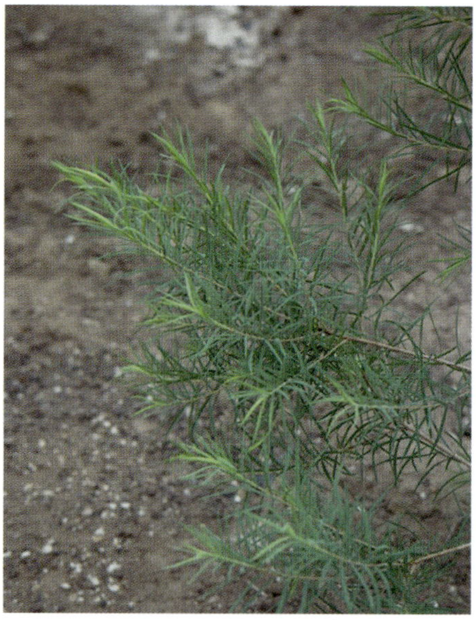

그림 109. 티 트 리

원산지는 호주로, 키가 5~7 m의 작은 관목성 목본식물이다. 0℃ 이하에서는 죽는데, 번식은 반숙지삽으로 여름에 실시한다. 오일은 잎과 가지에서 수증기 증류법을 통해 추출하는데, 빛깔은 녹황색 또는 무색이다. 중요 구성성분은 terpinene-4-ol(30% 이상), cineole, pinene, terpinenes 등이다.

아로마테라피적으로는 마사지, 습포법, 목욕법, 좌욕법, 흡입법, 에어로졸법 및 크림을 만들어 이용할 수 있다.

효능을 보면, 정서적으로는 신경쇠약, 쇼크, 호흡계는 감기, 기침, 독감, 콧속염증, 목 통증, 기도 감염, 소화기는 위점막염증, 순환기는 순환강장제, 면역시스템촉진, 비뇨기는 질의 곰팡이감염, 요도감염에 효과가 탁월하다. 그 외 피부질환에는 발 곰팡이, 식도곰팡이, 여드름, 헤르피스, 사마귀, 베인 상처, 수두(水痘), 비듬, 입과 피부세척수 등에 쓰인다.

브랜딩은 라벤더, 감귤계오일, 로즈매리 등과 잘 어울린다.

공업적으로, 크림, 비누, 로션, 샴푸 제조시에 반드시 섞어서 쓸 정도로, 피부관련 상품에 필수적이며, 남성용 향수에도 이용된다.

사람에 따라서는 피부에 민감할 수 있다. 이럴 때는 라벤더오일과 함께 섞어 쓰면 좋다. 티트리 중에는 같은 종류의 manuka 오일이 있는데, 이 오일은 염증감소, 통증완화, 피부재생, 피부노화방지의 효과가 있다. 또한 벌레에 물린 치료에도 좋다.

2.33 파초우리

학 명: *Pogostemon cablin* **영 명**: Patchouli

과 명: Lamiaceae **기타명**: Puchaput

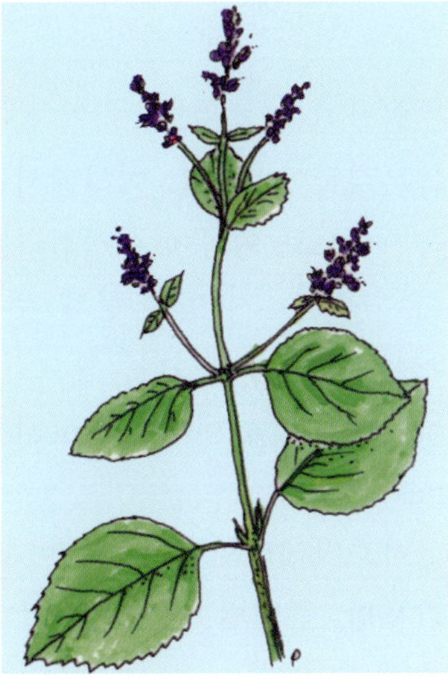

그림 110. 파초우리

인도네시아가 원산지인 초본성으로 종자를 녹지삽이나 분주법으로 번식한다. 최저 생육온도는 16~18℃로 고온을 요구하는 열대식물이다. 꽃은 흰색 또는 자주색인데 중국과 필리핀 등지에서만 가끔 볼 수가 있다. 키는 1 m이고, 2년간 2~3번 잎을 잘라서 건조시키거나 발효시킨 다음 수증기증류법으로 추출하는데 잎의 오일 함량은 0.5~1.2%이다. 호박색을 띠는 오일의 주성분은 알코올(Patchouli-alcohol, 23~55%)과 기타 알코올(주로 nor patchoulenol, 0.4~0.6%) 등이다.

주로 마사지법, 크림, 입욕법, 향기램프법, 에어로졸법, 향기볼 등을 이용해서 아로마테라피에 사용된다.

효능을 보면, 정서적으로는 우울증, 임포텐즈, 성적불감증, 신경쇠약, 호흡기적으로는 기도 감염, 피부적으로는 비듬성 피부, 여드름, 습진, 피부소성결합조직 염증, 소화기는 변비, 설사에 효과가 있다. 과다 사용시는 불면증을 가져올 수 있으니 알맞게 사용한다.

브랜딩은 바실, 베르가못, 제라늄, 쥬니퍼, 라벤더, 몰약, 네러리, 소나무, 장미오일과 시너지효과가 있다.

공업적으로 비누와 향수에 쓰이며 식품에도 첨가된다.

2.34 팔마로사

학 명 : *Cymbopogon martinii* **영 명 :** Palmarosa

과 명 : Graminaceae **기타명 :** East Indian geranium, motia

원산지는 인도이며, 벼처럼 생긴 레몬그래스의 일종이다. 최저 생육온도는 9℃이며, 봄에 분주법으로 번식하는 영년생 초본식물이다.

오일은 신선한 잎이나 건조한 잎을 이용해서 수증기 증류법으로 채취한다. 오일의 주성분은 생산국가에 따라 다른데 Madagascar산이 인도, 브라질산보다 가장 geraniol 함량이 높다. Geraniol 84.01%, geranyl acetate 7.96%, linalool 3.01%, gamma-terpinene 1.74% 등으로 레몬밤이나 감귤향이 나고 색깔은 옅은 황색이다(Weiss, 1997).

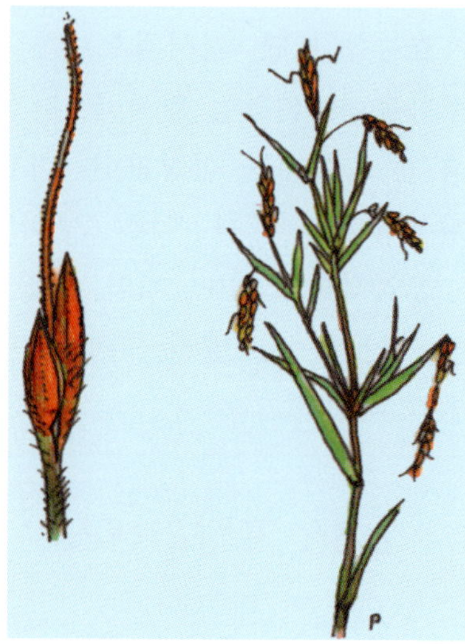

그림 111. 팔마로사 꽃

아로마테라피적으로 마사지법, 샤워법, 목욕법, 좌욕법, 흡입법, 향기램프, 에어로졸법을 사용하며, 그 외 향수나 향기볼법을 사용할 수 있다.

효능을 보면, 정서적으로는 피로, 신경성 중압감, 쇼크 등, 호흡계는 기침, 콧속염증, 소화계는 설사, 위점막염증, 근육계는 류머티즘, 관절염, 순환계는 월경전 증후군, 혈관순환, 강장제로 효과가 있다. 비뇨기는 방광카타르, 피부질환에는 곰팡이 감염, 습진, 여드름, 정맥류 등에 효과가 있다. 이용시 주의점은 별로 없다.

공업적으로는, 향수재료로 많이 쓰여 Eau de Cologne향, 악취제거제, 담배향 재료로 쓰인다.

2.35 페데그란

학 명 : *Citrus aurantium* ssp. *auratium* **영 명 :** Petitgrain

과 명 : Rutaceae **기타명 :** Petitgrain bigarade, 광귤잎향

원산지는 근동지역과 지중해 연안으로 최저 7℃ 이상에서 자라며 귤나무같이 생긴 상

록성 관목이다. Petitgrain이라는 말은 프랑스말로 petit(small)+grain(small)의 합성어이다. 오일은 주로 잎과 어린 줄기를 채취하여 수증기 증류법을 적용해서 추출하는데 여기에서 어원이 유래되었다. 주성분은 에스테르(Linalyl acetate와 geranyl acetate : 40~80%), 테르펜, 알코올이며 감귤향을 내고, 색깔은 옅은 황색이나 호박색이다.

아로마테라피적으로는 마사지법, 습포법, 향기램프법, 흡입법, 향기볼, 얼굴사우나를 하고 그 외 크림, 향수 등을 만들어 이용한다.

효능을 보면, 정서적으로는 근심, 걱정, 공포, 쇼크 등, 호흡계는 감기, 독감, 소화계는 소화불량, 신경성 위자극, 간강장에 효과가 있다. 근육계에는 스트레스 관련 근육질환, 경련, 순환계는 심장관련, 비뇨기계는 갱년기장애, 월경전 증후군, 피부질환에는 부종, 지성피부, 여드름, 악취, 두피강화 등에 효과가 있다.

공업적으로 비누, 치약, 화장품, 향수 원료로 쓰인다. 그 외 음식이나 주류, 음료에 쓰인다. 이것은 로즈매리, 라벤더, 제라늄, 베르가못, 광귤오일과 희석하면 조화가 잘 된다.

2.36 프랑킨센스

학　명 : *Boswellia carteri*　　**영　명 :** Frankincense

과　명 : Burseracea　　**기타명 :** Olibanum, Gum thus

북동아프리카가 원산지로, 생육최저온도는 10~15℃이고 여름철에 반숙지삽으로 번식한다. 오일은 관목 표피의 상처난 곳에서 나온 수액을 증기증류법을 이용해서 추출한다. 빛깔은 옅은 황색을 띤 녹색이다. 주성분은 monoterpene, hydrocarbons, notably pinene, dipentene 등이며, 향기는 달콤한 봉선화향의 특징을 띤다. 높은 농도에서는 다소 귤향 같기도 하다.

아로마테라피적으로는 마사지법, 크림법, 입욕법, 흡입법, 향기램프법이나 에어로졸법을 사용한다.

치료효과를 보면, 유럽에서는 긴 겨울철 우울증 치료에 쓰이며 근심, 쇠약, 편집증, 불면증에 사용된다. 호흡기에는 해소에 효과적이며 콧속 염증 치료에

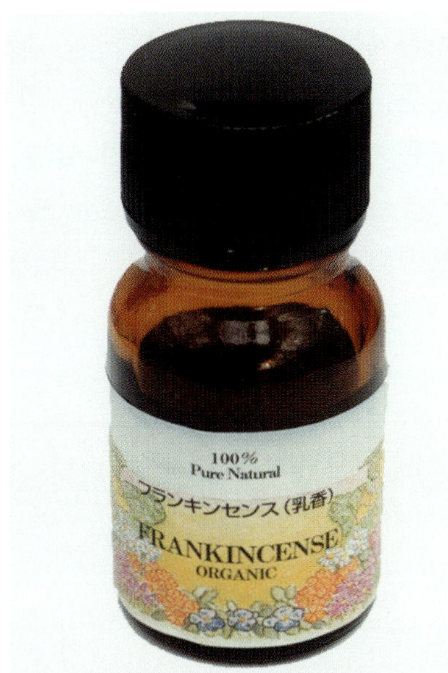

그림 112. 프랑킨센스 오일

좋다. 비뇨기적으로 갱년기장애, 월경전 신드롬에 그리고 피부적으로는 임신선, 상처자국 치료에 좋다.

공업용으로 비누, 화장품, 향수의 첨가물로 쓰이고, 약제로는 바르는 약이나 목캔디 재료로 쓰인다.

2.37 후 추

학 명 : *Piper nigrum* **영 명 :** Black pepper

과 명 : Piperaceae **기타명 :** Piper, Pepper

원산지는 인도네시아로 포도나무처럼 생긴 작은 나무이다. 최저 생육온도는 15~18℃이며 번식은 여름철에 반숙지삽을 한다. 열매를 따서 수증기 증류법으로 무색의 물 같은 오일을 추출한다. 주성분은 monoterpenes(70~80%)과 sesquiterpenes(20~30%)와 기타 산화물로 되어있다. 과피의 색깔에 따라 적색, 흑색, 백색후추로 나눈다.

아로마테라피적으로는 마사지, 향기램프법, 에어로졸법을 응용한다. 정서적으로는 피로감, 집중력감퇴, 임포텐즈 등, 호흡계는 감기, 고열, 기도 감염 등, 소화계는 가슴앓이, 설사, 변비, 구토 등, 근육계에는 류머티즘, 근육긴장 등, 순환계는 순환촉진, 스포츠 전 워밍업 등에 효과적이다.

브랜딩은 시프러스, 프랑킨센스, 산달나무오일 등과 잘 어울린다.

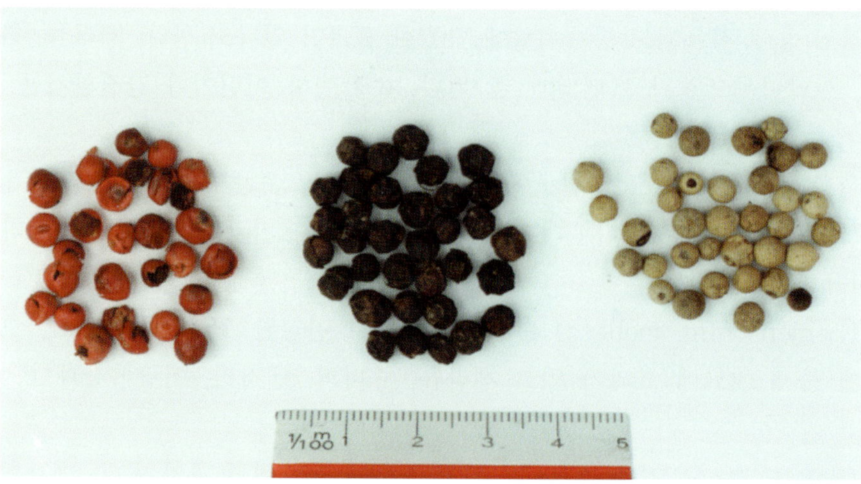

그림 113. 후추 종류(좌로부터 적색, 흑색, 백색후추)

공업적으로는 동양적 향수를 만들 때, 장미와 카네이션 향과 같이 혼합해서 사용한다. 특히 후추오일과 oleoresin은 식품첨가물로 이용되고, 그 외 알코올음료에도 많이 이용된다.

주의할 점은 요붕증을 가져올 수 있고, 민감성 피부에는 매우 자극적일 수 있다. 그러므로 염증이 있는 피부나 상처가 난 피부에는 절대 사용해서는 안된다.

2.38 기타 주요 오일

바실(Basil)은 top오일로, 걱정감소, 집중력강화, 소화촉진, 두통이나 편두통감소, 호흡기질환치유, 정신 제기능촉진효과가 있다. 베르가못, 제라늄, 네러리, 마죠람, 레몬밤, 라벤더와 브랜딩이 잘 된다. 말벌에 쏘였을 때 1~2 방울을 바르면 치료가 된다. 임산부는 사용하면 안되고, 민감한 근육의 염증을 조심한다.

장뇌(Camphor)는 base오일로 우울증, 불면증, 쇼크, 소화, 호흡계 문제, 지성피부, 여드름 등에 효과가 있으며 프랑킨센스, 네러리와 브랜딩이 잘 된다. 부은 곳에 냉습법 적용을 하면 효과가 좋다.

계피(Cinnamon)는 base오일로 피로, 소화, 기침, 혈액순환의 효과가 있으며 고수, 프랑킨센스, 감귤오일과 브랜딩을 할 수 있다.

정향(Clove)은 base오일로 일반적인 건강쇠약, 신경통, 호흡계 문제, 치통, 피부염증 등에 효과가 있으며 바실, 감귤과 브랜딩을 하면 좋다. 공기정화제로 많이 쓰인다.

페널(Fennel)은 middle오일로 소화, 변비, 오심, 지성피부, 폐경기고통감소, 관절독소 집적 억제 등에 적용되고 통풍치료에 탁월한 효과가 있다고 한다. 제라늄, 라벤더, 레몬, 장미, 산달나무오일과 브랜딩이 잘 된다. 6세 이하 어린이나 간질환자는 사용하면 안 된다.

히서프(Hyssop)는 middle오일로 근심걱정, 고혈압, 순환계, 소화, 호흡계 문제에 효과가 있으며 크레리세이지, 라벤더, 로즈매리, 세이지오일과 브랜딩이 잘 된다. 간질환자에게 사용하면 안 된다.

레몬밤(Lemon balm, melissa)은 middle오일로 긴장완화, 신경통, 소화, 고열, 월경통, 호흡계 문제 치료에 효과가 있고 제라늄, 쥬니퍼, 네러리, 이랑이랑과 브랜딩이 잘 된다.

세이지(Sage)는 top오일로 피로, 저혈압, 호흡계 질환에 효과가 있다. 베르가못, 히서프, 레몬, 라벤더, 레몬밤, 박하, 로즈매리와 브랜딩이 잘 된다. 약간 독성이 있으니 주의

하고, 초유를 먹일 때는 아기에게 지장을 주니 이용하지 말아야 한다.

백리향(Thyme)은 top오일로 피로, 우울증, 순환계, 두통, 소화기능, 감기, 순환계 문제, 근육통에 효과가 있다. 베르가못, 감귤오일, 레몬밤, 로즈매리와 브랜딩이 잘 되고 질병 감염시 백혈구 촉진의 특징이 있다.

제 3 장

아로마테라피 적용

에센셜오일은 생산지나 생산회사 그리고 보관상태에 따라 다양한 농도변화가 있으며, 적용시 효과도 사람에 따라 개인차이가 매우 많다. 이 책에서는 보편적인 아로마 용법을 설명하고 있는데, 잘못 사용하면 부작용이 우려되니, 장기간 사용시는 전문의와 반드시 상담해야 한다. 다음은 일반적으로 가정에서 적용할 수 있는 방법들이다.

3.1 응급처치법

3.1.1 곤충물린데

여름철에 야외나 집에서 어린애들이 벌레에 물렸을 때 다음과 같은 두 가지 방법으로 처방을 할 수 있다.

(1) 에어로졸 스프레이

증류수 250㎖에 다음 몇 가지 에센셜오일을 30~40방울 떨어뜨려서 사용한다. 이용할 수 있는 오일은 제라늄, 라벤더, 유카립투스, 몰약, 베르가못, 로즈매리, 티트리, 시프러스오일 등이다.

(2) 습 포 법

증류수 250㎖에 1방울의 제라늄이나 카모밀을 넣고 1방울의 라벤더오일을 첨가해서 섞는다. 여기에 거즈를 담가서 적신 후 아픈 부위에 대고 눌러준다.

3.1.2 쇼크 또는 기절

이 현상은 갑자기 뇌에 피가 부족할 때 나타난다. 환자의 발을 약간 높혀서 눕히고, 옷을 느슨하게 한 후 박하향을 환자의 코밑에 대고 향기를 흡입하게 함과 동시에, 119에 신고해서 급히 의사를 부른다. 그러면서 의식이 돌아올 때까지 손을 주물러 주거나 살살 때려준다. 또한 손과 발을 마사지하는데, 심하면 병원으로 간다. 큰 문제가 없다고 확신이 서면 의식이 돌아온 다음 집에서 치료한다. 따뜻한 허브목욕으로 긴장을 완화시키거나 복부를 마사지한 다음 침대로 옮겨준다.

(1) 흡 입 법

박하나 라벤더, 페데그란(Petitgrain)향을 직접 코에 대고 맡게 한다.

(2) 목 욕 법

목욕물에 카모밀 1방울, 페데그란향 1방울, 라벤더 1방울을 잘 섞어서 목욕물을 만든 후에 목욕을 시킨다. 효과가 낮으면 다소 농도를 높여서 사용해도 괜찮다.

(3) 마사지법

8 ㎖ 아몬드오일에 라벤더, 페데그란오일, 제라늄을 각각 1방울씩 떨어뜨려서 혼합한 다음 복부 마사지에 사용한다.

3.1.3 간단한 화상

화상부위에 희석하지 않은 라벤더오일을 거즈에 묻혀서 덮어준다. 상처 난 곳이 다소 아물기 시작하면 약간의 금잔화 연고에 카모밀, 제라늄, 라벤더, 벤조인, 산달나무, 장미오일 중에 하나를 골라 1~2방울 잘 섞어서 발라준다.

3.1.4 염 좌

염좌는 근육이 삐거나 과다한 운동 등으로 근육통이 오는 현상을 말한다. 심할 때는 통증이 오고 보통 붓게 된다. 부은 곳에 솜이나 타올을 올린 다음 얼음을 올려준다. 그리고는 1시간 간격으로 15분간 습포법을 한다. 그러나 어떤 경우도 아픈 곳을 너무 누르거나 조여서는 안 된다. 부은 곳은 어느 정도 지나면 가라앉는다. 다친 곳이 나으면, 매일 2~3회씩 수일간 마사지를 해주는 것이 좋다. 습포법은 250 ㎖ 찬물에 카모밀과 제라늄

오일을 각각 2방울씩 넣고 잘 섞은 후 수건이나 거즈를 담궜다가 살짝 짠 다음 삔부분에 올려놓는다.

마시지법은 10㎖ 아몬드오일에 마죠람, 후추, 로즈매리, 라벤더오일 등 4가지를 각각 1방울씩 떨어뜨린 후 잘 흔든 다음에 아픈 부위에 떨어뜨리고 살살 문질러준다.

3.1.5 약간 베이거나 피부껍질이 벗겨졌을 때

다음 세 가지 방법 중 하나를 택한다.

첫째, 흐르는 수돗물에 피를 닦고 끓여서 식힌 물(또는 증류수)에 각각 2방울의 라벤더 오일과 티트리오일을 넣고 혼합한 후 이 물로 씻어준다.

둘째, 원액 라벤더오일이나 알로에 겔을 발라준다.

셋째, 거즈에 2방울의 제라늄 또는 라벤더오일을 떨어뜨려서, 이것을 상처 난 부위에 덮어놓는다. 그리고 하루에 2~3회씩 갈아준다.

3.2 가정에서의 이용법

우리나라의 주거 환경 중 50%이상이 아파트이다. 아파트는 겨울철에 밀폐되어 있으며 여름철이라도 생선을 굽거나 찌개 등을 끓이고 나면 아무리 환풍기를 틀어도 냄새가 배이게 된다. 따라서 우리 주거환경에서 정유의 사용은 냄새를 중화시킬 뿐만 아니라 지친 주부들의 몸과 마음을 부드럽게 해준다. 여기서는 가정에서 사용할 수 있는 방법을 장소별로 나누어 설명하기로 한다.

3.2.1 부　　엌

다목적용으로 다음과 같은 오일의 혼합액을 만들어 재활용 샴푸통 같은 용기에 담아두었다가 3~4방울을 걸레에 묻혀 싱크대나 조리대 등을 닦아준다. 또는 바닥이나 벽 등을 닦아줘도 스며든 냄새를 없앨 수 있다.

(1) 주방용 오일

주방용 오일의 비율은 레몬, 그레이프푸르트(자몽), 페데그란오일, 티트리, 산달나무오일 등 5가지 오일을 각각 10방울씩 혼합해서 만든다.

(2) 주방용 에어로졸

에어로졸 만들기는 레몬, 베르가못, 시프러스, 페데그란, 몰약, 로즈매리, 산달나무, 박하 또는 소나무향 중에 자기가 좋아하는 것을 골라서 알코올 1~2 ㎖에 30~40방울 떨어뜨려 혼합한 후에 250 ㎖ 증류수에 넣어둔 다음 1주일 지나서 이용한다. 그런 후에 냄새나는 그릇 등에 뿌려주면 냄새를 없앨 수 있다. 이 때 소형 스프레이를 사용하면 좋다.

(3) 헹 굼 액

헹굼액을 만들어 부엌에서 사용하는 행주나 빨래, 속옷 등을 헹굴 때 사용하면 마른 후 향기가 나서 좋다. 사용하는 오일은 라벤더 3방울과 팔마로사(Palmarosa) 3방울을 물과 잘 섞어서 사용한다. 물 양에 따라 사용량을 조절하는 것이 좋다.

3.2.2 욕 실 용

목욕탕에는 많은 향을 사용할 수 있다. 가족이 선호하는 향을 뿌려 악취제거 및 방향제로 이용한다. 예를 들어, 소나무향 같은 것을 뿌려 주면 삼림욕을 하는 것 같아 기분이 좋아진다. 또는 부부가 좋아하는 향을 골라서 뿌려 주는 것도 필요하다.

(1) 향기나는 비누 만들기

누구나 한번쯤 쉽게 도전할 수 있는 것이 허브 향기나는 비누를 만드는 것이다. 먼저 향기가 없는 비누를 사서 무 써는 채칼로 잘게 부순다. 낮은 불로 비누를 녹인 다음 꺼낸다. 이 때 차가워지면서 비누가 굳기 시작한다고 느낄 때 자기가 좋아하는 몇 가지 오일을 골라서 3~4방울씩 떨어뜨린 다음 잘 휘저어서 틀에 부어 향 비누를 만든다. 특별한 선호도가 없다면 비누 한 개를 녹인 것에 산달나무오일 2방울, 레몬그래스오일 4방울, 광귤 1방울, 파초우리(*Pogostemon cablin*) 1방울, 레몬향 1방울 등을 넣는다. 물론 이 가운데 자기가 싫어하는 향을 제거하고 다른 향을 넣을 수 있는데, 피부의 민감도에 따라 선택을 한다.

(2) 면도용 스킨로션 만들기

사랑하는 사람에게 자기가 좋아하는 향으로 스킨로션을 만들어 주는 것도 특별할 것이다. 이 때 몇가지 기본방법을 알아두는 것이 중요하다. 250 ㎖의 증류수에 레몬그래스 2방울 그리고 고수(한국인에게는 냄새가 역겨울 수 있으니 조심) 또는 유카립투스오일 1

방울을 넣고 흔들어 준 다음, 5㎖의 사과식초를 넣으면 제품이 완성된다. 사용할 때는 잘 흔들어서 사용한다. 그 외 피부 민감도에 따라 좋아하는 향을 넣을 수 있다. 피부가 약해서 면도 후에 붉게 되는 피부는 티트리가 효과적으로 치료해준다.

(3) 목욕 후 얼굴용 크림

마카다미아오일이나 base cream 50㎖에 팔마로사 2방울, 마누카 또는 몰약 1방울, 산달나무오일 1방울을 섞어서 바른다. 민감한 피부는 마카다미아오일 50㎖에 팔마로사 2방울, 장미 1방울, 마누카 또는 몰약 1방울을 희석한다. 산달오일 1방울, 라벤더 2방울, 마누카 또는 몰약 1방울을 섞어 쓸 수 있다.

(4) 바디크림

바디크림은 마카다미아오일 50㎖에 팔마로사 4방울, 마누카 또는 몰약 2방울, 카저푸트 2방울, 산달오일 2방울, 레몬 2방울을 섞어서 만들어 마사지한다.

3.2.3 서재나 사무용 방

집안의 서재나 또는 사무용 방은 공기를 맑게 해주는 것이 좋다. 햇빛이 하루에 4시간 이상 쬐는 방이면 보통 로즈매리 같은 화분을 기르는 것이 좋다. 그렇지 않으면 아로마 램프를 켜 두는 것도 한 가지 방법이다.

(1) 장기간 사용시

허브램프에 자기가 좋아하는 향을 골라서 피운다. 일하기 전 아침 일찍 서재나 사무실에 피워 두면 좋다. 주로 사용하는 오일은 레몬 2방울, 고수 2방울, 겨자 1방울, 광귤 2방울 또는 로즈매리오일 등 4가지를 섞어서 사용한다. 방법은 아로마램프 상단에 물을 약간 담고, 거기에 좋아하는 오일을 떨어뜨린 후 촛불을 켠다.

(2) 향기 나는 편지지 만들기

컴퓨터를 통해 메일을 주고받는 세상이 되었으나, 독특한 향기가 나는 종이에 글을 써서 보낸다면 받는 이에게 즐겁고 황홀한 추억을 줄 것이다. 방법은 편지지에 약간의 허브오일을 묻혀 주는 것이다. 이 때 정유는 종이에 전혀 얼룩자국을 남기지 않는다. 광귤오일, 제라늄오일, 라벤더오일, 로즈매리오일 등, 자기가 좋아하는 정유를 한 방울 떨어뜨리면 향기나는 종이 편지를 만들 수 있다.

3.2.4 거　　실

어떤 사람들은 거실에 인조향을 사용하는 경우가 있다. 그러나 가족들이 함께 모여 시간을 보내는 거실에 자연의 향인 허브오일을 사용하는 것은 건강에도 매우 좋다.

(1) 에어로졸

250㎖ 증류수에 오렌지, 그레이프푸르트(자몽), 베르가못, 페데그란오일을 각각 5방울씩 넣고, 후추와 산달나무오일을 3방울씩 넣어서 흔든 다음, 가끔씩 카페트나 커텐 등에 뿌려준다. 향기도 오래가고 카페트에 기생하는 진드기도 막을 수 있다.

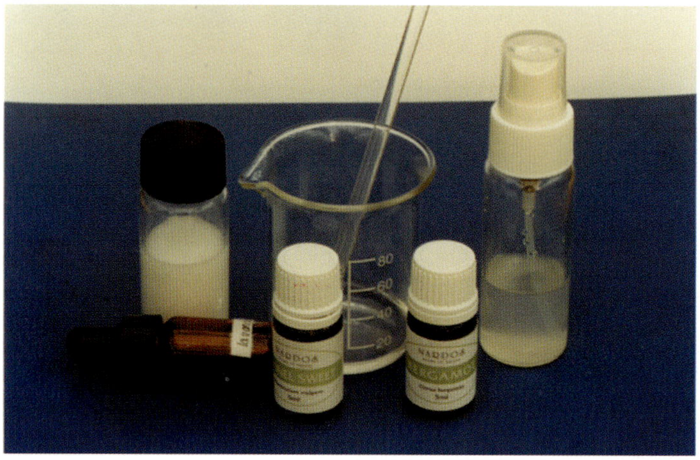

그림 114. 크림과 에어로졸 만드는 데 필요한 오일과 도구

(2) 향로 이용법

우리나라에서 쓰는 뚜껑 있는 향로(제사 때 쓰는 것)나 허브용 아로마램프에 물을 약간 넣고 제라늄, 페데그란, 레몬그래스, 산달나무, 파초우리, 벤죠인, 이랑이랑, 오렌지 혹은 레몬오일 중에서 자기가 좋아하는 것을 골라서 서너 방울 떨어뜨려 놓으면 방 전체에서 향기가 난다.

3.2.5 침　　실

긴장을 완화시켜주는 오일을 사용한다면 로맨틱한 분위기와 둘만의 행복한 기분을 느낄 수 있을 것이다.

(1) 곰팡이방제

여름에 이불이나 침대보 등을 옷장에 넣어두면 곰팡이가 생길 수 있다. 이 때 탈지면에 오일을 뿌린 다음, 둥글거나 사각형으로 향기볼(Ball)을 만들어 옷장에 넣어두면 곰팡이를 방제할 수 있다. 그리고 사용할 때도 좋은 냄새를 풍기게 한다. 사용할 수 있는 오일은 라벤더, 제라늄, 팔마로사, 파초우리, 베티버(Vetiver) 등이다.

(2) 침대보, 옷서랍

침대보, 베갯잇 또는 옷 서랍 등에도 위와 같은 방법을 이용하면 좋다.

3.3 직장 스트레스 해소법

3.3.1 어깨풀기

오랜 시간 운전을 하거나, 컴퓨터에 오래 앉아 있는 직장인, 종일 강의를 듣는 학생이나 주부들은 피곤하면 근육은 긴장하고 뭉쳐서 통증이 오게 된다. 이런 증상은 처음에는 대수롭지 않다가도 계속되면 직업병이 되어버린다. 그러므로 일정시간 일을 하고 나서는 스트레칭 등으로 근육을 풀어주고, 뜨거운 물로 목욕을 하거나 정기적인 운동과 마사지 등이 필요하다. 그런데도 목이 뻣뻣하고 어깨에 근육통이 생기면 다음과 같은 대증요법을 써보는 것이 좋다.

이용할 수 있는 오일은 박하, 마죠람, 페널 등이다. 이들 오일을 각각 10㎖의 캐리어

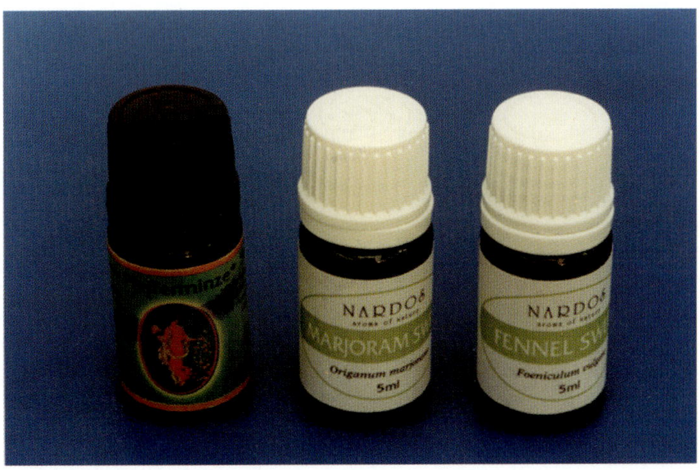

그림 115. 통증치료에 좋은 오일(좌로부터 박하, 마죠람, 페널오일)

오일에 1~2 방울 씩 떨어뜨린 후 혼합시킨 다음, 결리는 부위에 부드럽게 마사지하거나 스프레이를 해준다.

(1) 습 포 법

250 mℓ의 따뜻한 물에 마죠람오일 2방울과 세이지오일 1방울을 떨어뜨린 후 거즈에 묻혀서 통증을 느끼는 곳에 올려놓는 일을 반복한다. 이 때 효과가 없으면 각각 서너 방울을 더 혼합시켜서 실시하는 것이 좋다.

(2) 마사지법

마사지는 근육을 이완시키는데 좋다. 10 mℓ의 아몬드오일에 마죠람 1방울, 라벤더오일 1방울을 섞어서 흔든 다음, 통증부위에 바르고 마사지를 한다. 아픈 부위를 따뜻하게 하고 찬바람을 쐬지 않게 한다. 어깨가 아플 때는 무거운 가방을 매서는 안 된다.

3.3.2 서 경(書痙)

글을 많이 쓰는 작가나, 도예가, 컴퓨터를 오래 사용하는 사무원들은 손이나 손목에 심한 통증이 올 수 있는데 이를 서경이라 한다. 이 때 에센셜오일을 이용해서 부분 마사지를 하면 증상을 완화시킬 수 있다. 그리고 비타민을 섭취하는 것도 도움이 된다.

(1) 마사지법

10 mℓ 아몬드유에 시프러스 2방울, 제라늄 1방울, 로즈매리 1방울 오일을 잘 혼합해서 흔든 후에 아픈 부위에 바르고 마사지를 한다. 또는 따뜻한 물을 작은 대야에 넣고 로즈매리 오일 1~2방울을 떨어뜨린 후에 휘저은 다음 손을 담그는 것도 좋다.

3.3.3 목 염 증

감기에 걸리면 편도선이 붓고 목에 염증이 생긴다. 또는 오염된 공기를 마셔도 같은 증상을 일으킬 수 있다. 그 외 강의를 많이 한다든지, 노래방에서 고성으로 노래하는 등, 목을 오래 사용해도 나타날 수 있다. 그 결과 목소리가 탁해지고 침을 삼킬 수도 없는 경우가 생긴다. 이럴 때는 목을 쉬게 하는 것이 중요하며, 아로마테라피적으로는 습식흡입을 한다든지 가글 또는 목 부위 마사지 등이 좋다. 신선한 레몬과 꿀을 먹는 것도 좋은 민간요법이다.

(1) 습식흡입법

뜨거운 물을 대야에 담고 벤죠인 이나 산달나무 1방울, 카모밀 1방울, 라벤더오일 1방울을 각각 넣고 혼합한다. 수건으로 머리를 덮고 증기를 흡입한다.

(2) 마사지법

10㎖ 마카다미아 또는 St John's Wort(*Hypericum perforatum*) 오일에 카모밀 1방울, 소나무 또는 시프러스 1방울, 라벤더오일 1방울을 각각 섞은 다음 흔들어서 아픈 목 부위에 바르고 조심스럽게 마사지를 해준다.

(3) 가 글 법

250㎖의 따뜻한 물에 약간의 소금을 넣고, 산달나무오일 2~3방울을 떨어뜨린 후 가글을 한다.

3.3.4 무릎통증

테니스나 골프를 하면 관절에 엘보가 오고 나이가 들면 무릎통증이 온다. 이 때는 아픈 곳에 얼음찜질을 하고 쉬는 것이 좋다. 때때로 냉·온수 마사지를 번갈아 하면 효과가 있다. 그래도 차도가 없으면 오일마사지를 정기적으로 한다. 무릎 등에는 벤드를 붙이고 다니는 것이 치료효과를 증진시킨다. 오일사용법은 다음과 같다.

(1) 습 포 법

250㎖의 깨끗한 물에 유카립투스오일 2방울, 카모밀 1방울, 박하오일 1방울을 넣고 흔들어서 사용한다.

(2) 마사지법

10㎖의 St John's Wort(*Hypericum perforatum*)오일에 라벤더 2방울, 로즈매리 1방울, 유카리오일 1방울을 잘 섞어서 마사지를 한다. 또는 카제푸트 용액을 아픈 부위에 1주일 가량 발라줘도 효과가 있다.

3.3.5 사무실 공기정화

밀폐된 공간인 사무실 안은, 컴퓨터 열기로 인한 기계 냄새와 사람들의 체취나 담배

냄새로 오염될 수 있다. 이럴 때 다음과 같은 방법을 사용해서 상쾌한 분위기로 바꾸어 보자.

(1) 땀 냄새 또는 담배 냄새 제거

250㎖의 깨끗한 물에 30~40방울의 정유를 섞어서 사용한다. 한 가지 향보다는 다음 중 4~5가지를 골라서 섞는다. 주로 사용하는 향은 레몬, 그레이프푸르트(자몽), 베르가못, 소나무, 유카리, 팔마로사, 제라늄, 쥬니퍼 등이다.

(2) 일반적 공기정화

250㎖의 물에 다음 오일 중 4~5가지를 골라, 30~40방울을 섞어서 사용한다. 오렌지, 베르가못, 로즈매리, 고수, 유카리, 제라늄, 팔마로사, 라벤더, 페데그란오일 등이 주로 이용된다.

3.4 스포츠전후 이용법

3.4.1 스포츠전의 이용

근육을 부드럽게 해서 운동 전이나 등산시 혈액순환을 좋게 하기 위해서 사용한다. 정상적 피부에는 10㎖의 아몬드오일에 로즈매리 1방울, 소나무오일 2방울, 후추유 1방울을 섞어서 흔든 후에 수건에 묻혀서 종아리나 팔 등에 문질러준다. 그러나 민감성 피부에는 10㎖의 아몬드유에 라벤더 1방울, 시프러스 2방울, 팔마로사 1방울을 넣어서 사용한다.

3.4.2 스포츠후의 이용

갑자기 심한 운동이나 등산을 하면, 근육에 젖산이 많이 생겨서, 다음날 걸어다니려면 팔다리가 당기게 된다. 즉 근육세포가 제자리에 오려면 며칠동안 아프게 된다. 이 때 근육을 시원하게 풀어줄 필요가 있다. 방법은, 10㎖의 아몬드유에 시프러스 2방울, 유카리 1방울, 라벤더 1방울, 고수나 레몬오일 1방울을 넣고 잘 섞은 후 수건에 떨어뜨린 다음, 아픈 부위에 20분간 감아둔다. 목욕법은 욕조에 산달오일 1방울, 오렌지 2방울, 세이지 1방울을 떨어뜨린 다음 목욕을 하면 근육이 쉽게 풀린다. 오일의 흡수촉진을 위해 술, 알코올, 우유 등을 소량 욕조에 넣어 준다.

위의 처방 이 외에 다른 오일 종류로는 라벤더, 레몬, 유카리, 티트리, 몰약, 파초우리 등이 있는데, 사용자의 기호도와 나타나는 효능에 따라서 선택하여 이용하면 좋은 효과를 볼 수가 있다.

3.4.3 근 육 통

가장 좋은 방법은 항상 꾸준히 운동을 해야 등산이나 스키 탄 후에 근육통이 없다. 그러나 갑자기 과다한 운동 후 근육통이 생기면, 오일을 이용한 마사지를 한다. 그러나 스키를 탄 후에 강한 통증이 온다든지 발이 부으면 빨리 정형외과를 찾아가야 한다. 마사지법은 아몬드오일에 로즈매리, 마죠람, 후추, 생강오일을 2방울 정도 떨어뜨려 1~3% 정도 되게 만든 다음에, 통증이 나는 부위에 마사지를 한다.

3.4.4 발 곰팡이(무좀 등)

발에 땀이 많이 나고 수영장 등에 장기간 있을 경우에 곰팡이가 생긴다. 이럴 때 가장 중요한 것은 발을 건조하게 하고 샌들을 신는 것이다. 그러나 곰팡이가 생기면 소량의 알로에베라겔에 티트리 3방울, 라벤더오일 1방울을 넣고 혼합시킨 후에 곰팡이가 생긴 곳에 발라준다. 또는 몰약 1방울, 레몬 1방울, 라벤더오일 1방울을 동시에 소량의 알로에베라겔에 넣고 혼합한 후 환부에 발라준다. 10㎖ 금잔화오일에 티트리오일 2방울, 제라늄오일 2방울을 넣고 흔든 후, 정기적으로 발 마사지를 해준다.

3.4.5 테니스엘보

테니스를 많이 치거나, 팔을 많이 사용하는 직업, 또는 명절 때 주부들이 심하게 일을 하면서 팔을 많이 쓰면 엘보가 온다. 이 때는 쉬면서 얼음찜질을 하는 것이 효과적이다. 그러나 아로마치료를 병행하면 빨리 완화시킬 수 있다. 250㎖ 물에 박하유 1방울, 유카리 1방울, 라벤더 2방울을 섞은 다음 습포법을 실시한다. 부은 경우에는 유카리 대신에 카모밀을 사용하는 것이 좋다.

다른 처방으로는 10㎖의 St John's Wort 오일에 로즈매리 1방울, 시프러스 1방울, 후추유 1방울, 라벤더 1방울을 넣어서 흔든 후에 아픈 부위에 바르고 마사지를 해준다.

또는 5가지 오일(카제푸트 40방울, 티트리 20방울, 카누카 또는 소나무오일 20방울 라벤더오일 20방울)을 혼합한 다음 20방울을 채취하여 20㎖ 캐리어오일에 넣고 흔든 후에 아픈 부위에 1주일 정도 발라준다.

3.5 개인적 괴로움 해소법

3.5.1 체 취

체취가 심한 것은 호르몬의 패턴이 깨진 경우이거나 어떤 병이 시작될 때 증상으로 나타나는 경우가 있다. 이를 제거하는 데는 목욕, 마사지, 향수를 이용하는 방법이 있다.

(1) 목 욕 법

체취제거 목욕법은 소나무 2방울, 라벤더 2방울, 제라늄 1방울, 레몬오일 1방울을 욕조에 넣고 목욕한다. 여기에 장미 오일을 넣어도 좋다.

유럽인들은 치즈를 많이 먹어서인지 특이한 체취가 많이 나서 옛날부터 여인들이 허브 목욕을 즐겨했으며, 일본의 허브 농장에도 어김없이 허브 욕탕을 볼 수가 있다.

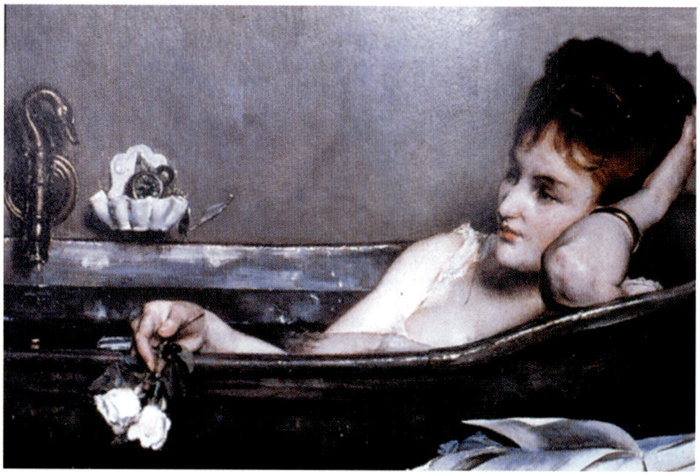

그림 116. 허브 목욕

(2) 피 부 용

목욕 후에 피부에 바르기 위해서는 20㎖의 아몬드오일에 산달오일 2방울, 시프러스오일 2방울, 페데그란오일 2방울, 라벤더오일 2방울을 섞어 흔든 후에 발라준다.

(3) 향 수

향수는 20~25㎖의 코코넛유에 라벤더, 시프러스, 로즈매리, 레몬그래스, 페데그란, 산달나무, 레몬, 그레이프푸르트, 소나무, 박하, 제라늄, 고수, 이랑이랑오일 중의 1개를

골라 10~15방울을 혼합해서 사용한다. 저장할 때는 투명하지 않은 유색병을 사용하는 것이 좋다.

3.5.2 입 냄 새

스트레스, 위궤양, 치아감염 또는 음식을 먹은 후에 입에서 냄새가 날 수 있다. 이 때는 끓여서 식힌 250㎖ 물에 몰약 1방울을 떨어뜨려서 가글을 한다. 이 때 절대 마시면 안 된다. 그 밖에 박하잎이나 고수종자 또는 카르더멈 종자를 씹으면 냄새를 금방 없앨 수 있다. 위에서 냄새가 날 경우에는 8㎖의 아몬드오일에 카르더몬 1방울, 오렌지 1방울, 네러리(Neroli)오일 1방울을 섞은 다음, 배꼽 위쪽을 시계방향으로 마사지해준다.

3.5.3 숙 취

현대인은 사업상 또는 친구들과의 우정 때문에 많은 술을 먹고, 다음날 아침에 숙취 때문에 고생을 한다. 이 때 사람에 따라 드링크제를 선호하기도하나 우선 물을 많이 마시거나 오렌지 주스를 마시는 것이 좋으며 요쿠르트도 효과적이다. 그래도 숙취해소가 안되면 다음과 같은 아로마요법을 사용할 수가 있다.

(1) 목 욕 법

목욕을 통해 숙취를 해소하려면 욕조에 로즈매리 1방울, 레몬 1방울, 그레이프푸르트 2방울, 산달오일 1방울을 떨어뜨린 후 목욕한다.

(2) 습 포 법

습포법을 사용할 때는 250㎖의 물에 팔마로사나 페데그란오일 2방울, 라벤더 1방울, 박하오일 1방울을 섞은 다음 수건에 적셔 목덜미나 이마 등에 덮어준다.

(3) 가 글 법

250㎖의 물을 끓여서 식힌 다음에, 제라늄오일 2방울을 떨어뜨린 후에 가글을 하며, 마셔서는 안 된다.

(4) 흡 입 법

흡입법으로는 생강, 박하, 레몬, 로즈매리, 그레이프푸르트, 고수향을 사용한다.

3.5.4 가스제거

식사를 잘못하면 아랫배에 가스가 차는 경우가 있다. 이것은 스트레스나 세균감염으로 나타난다. 이 때 아랫배에 오일 마사지를 하면 효과가 있다. 아랫배 마사지는 8 ㎖의 아몬드오일에 카르더몬 1방울, 박하 혹은 후추오일 1방울, 오렌지오일 1방울을 넣고 흔든 다음 사용한다. 또는 8 ㎖의 아몬드오일에 마죠람과 고수오일을 각각 2방울 섞은 후에 잘 흔들어서 마사지를 한다.

3.6 향수 제조법

사람은 누구나 자기가 좋아하는 향이 있기 마련이다. 원하는 향수를 만들 때는 우선 근본적으로 남성적인 오일과 여성적인 오일을 구분해 볼 필요가 있다.

기본적 향수를 만드는 방법은 약 30 ㎖의 jojoba나 코코넛오일에 자기가 원하는 향을 10~15방울 떨어뜨린 다음 섞어서 유색병에 보관하고 시원한 곳에서 1주일간 후숙시킨 후에 사용하면 좋다. 이 때 자기가 원하는 향은 5~6개를 골라서 쓴다.

남성적인 향은 프랑킨센스(Frankincense), 산달, 세이지, 고수, 후추, 쥬니퍼, 레몬, 그레이프푸르츠, 자스민, 페데그란, 시프러스, 장미수 등이다.

여성적인 향은 벤죠인, 몰약, 파초우리, 이랑이랑, 네러리(광귤꽃, Neroli), 레몬그래스, 베르가못, 오렌지, 카모밀, 라벤더, 제라늄, 장미오일 등이다.

남성용의 예를 들면 산달 2방울, 프랑킨센스 2방울, 페데그란 4방울, 그레이프푸르트 4방울, 시프러스 3방울, 세이지 2방울, 후추 1방울, 1방울의 장미수 또는 쟈스민을 약 30㎖의 캐리어오일(호호바 또는 코코넛오일)에 넣고 흔들어 사용한다.

여성용은 네러리오일 1방울, 장미오일 2방울, 라벤더 4방울, 팔마로사 4방울, 4방울의 오렌지나 베르가못, 파초우리 1~2방울을 동일하게 희석해서 사용한다.

향수는 에센셜오일, 알코올, 증류수의 알맞은 조합으로 만들어지지만, 개발한 회사 등에 따라 다양하게 나눈다. 일반적으로 우리가 쓰는 향수(Perfume)는 에센셜오일 15~30%와 알코올 70~85%만 이용한다. 오데토이레트(Eau de Toilette)는 에센셜오일 4~8%, 알코올 77~81%, 증류수 15%로 구성되어 있다. 오데코롱(Eau de Cologne)은 독일의 Köln에서 개발한 것을 말하는데 에센셜오일 3~5%, 알코올 77~82%, 증류수 15~18%로 구성되어 있다.

3.7 파티준비시 이용법

집에서 잔치를 하거나 특별한 파티를 할 때 주인의 취향에 맞는 아로마램프를 사용하는 것이 좋다. 디너에는 오일램프에 3방울의 페데그란오일, 세이지 2방울, 산달나무 2방울, 2방울의 고수 또는 후추 등을 떨어뜨리면 좋다. 친구를 초대해 커피를 마실 때는 제라늄 3방울, 장미 1방울, 시프러스 3방울, 산달나무오일 2방울을 섞어 써도 좋다. 손님의 취향에 맞는 오일을 선택하는 것도 친근감을 주는 좋은 기회이다.

3.8 증상에 따른 적용법

3.8.1 불 면 증

불면증 치료를 하기 위해서는 운동을 적당히 하거나 상추쌈을 먹으면 잠이 잘 온다. 가능하면 스트레스를 없애기 위해 스스로 노력하는 것이 필요하다. 몸이 나른하다고 홍차, 커피, 녹차를 많이 마시면 쉽게 잠을 이룰 수 없다. 따라서 불면증이 있는 사람은 카페인이 함유된 음료를 피하는 게 좋다.

아로마테라피적 치료의 예를 들면 다음과 같다. 목욕법은 물의 온도를 체온보다 2℃정도 높은 38~39℃로 조절하고, 이랑이랑, 제라늄, 로만카모밀을 각각 4방울 떨어뜨린 후 목욕한다. 또는 사람에 따라 로만카모밀과 제라늄 두 가지만을 2방울씩 떨어뜨리거나, 이랑이랑과 제라늄을 각각 2방울씩을 혼합해서 욕조에 넣고 목욕해도 좋다. 몰약이나 마누카 1방울, 베르가못 1방울, 라벤더 3방울을 꿀이나 우유 등에 섞어서 흔들어 준 다음 물에 넣고 목욕한다. 이 때 오일의 순도가 낮아 효과가 없을 경우에는 각각 몇 방울 씩 더 넣어서 목욕하는 것이 효과적이다. 어린이는 팔마로사 1방울, 또는 라벤더 1방울을 넣고 목욕시키면 잘 잔다.

아로마 마사지는 캐리어오일로 jojoba 40㎖에 달맞이 기름 10㎖를 섞어서 50㎖로 만들어 여기에 로만카모밀 10방울과 페데그란오일 3방울, 린덴(Linden) 3방울을 넣고 섞는다. 목욕 후에 어깨, 목 등에 마사지를 한다. 그 외 수면을 유지시키는 것으로 호프, 발러리안, 캘리포니아 양귀비, 플라워(flower)오일 등이 있다.

그러나 개인적으로 알맞은 운동을 하고, 수면에 들기 전에 과식을 하지 않는 등 적당한 수면법을 취하는 것이 무엇보다 가장 중요하다.

3.8.2 월경전 증후군 처방

여성에 따라 호르몬의 균형이 변하면서 통증과 불쾌감을 가지는 경우가 많다. 물론, 스스로 스트레스를 해소시키려는 노력이 요구된다. 먼저 식이요법으로는 동물성지방, 식물성기름, 유제품, 카페인이 든 식품을 줄이고 비타민이나 미네랄이 많은 채소나 과일을 먹는다. 그 외 비타민 C 타브렛을 먹는다. 통증을 진정시키는 데는 독일 카모밀차를 마시는 것이 좋다.

복부에 시계방향으로 마사지를 해주는 것이 좋다. 호호바(Jojoba) 40 ㎖에 달맞이기름 10 ㎖를 섞어서 캐리어오일을 만들고, 여기에 제라늄 8방울과 이랑이랑 4방울을 넣고 흔든 다음 마사지오일로 사용한다. 목욕법은 욕조에 산달나무오일 1방울, 제라늄오일 2방울, 이랑이랑오일 1방울을 넣은 후 목욕을 해도 좋다. 램프법으로는 베르가못 2방울, 레몬 1방울, 페데그란 1방울, 장미 1방울, 박하오일 1방울을 사용해도 좋다. 내복약으로는 달맞이 오일 캡슐(500 mg)을 식후 1~2개를 복용하면 좋다고 한다. 그러나 중요한 것은 자신에게 알 맞는 아로마요법을 찾는 점이다.

3.8.3 갱년기 처방

누구에게나 찾아오는 갱년기에는 심리적인 상태에 따라 고통의 정도가 다르게 나타난다. 따라서 스스로 갱년기의 문제를 해결하도록 여행이나 스포츠 등에 관심을 갖고 사람을 자주 만나는 것이 좋다.

아로마 마사지는 취침전이나 입욕 후 땀을 흘린 다음에 어깨나 머리 쪽의 근육에 실시한다. 주주바오일 40 ㎖에 달맞이 꽃 10 ㎖를 혼합한 다음 여기에 제라늄오일 8방울과 시프러스 6방울을 떨어뜨려서 혼합 후 사용한다.

목욕법은 적당한 양의 따뜻한 물에 시프러스오일 2방울, 제라늄오일 2방울, 카모밀오일 1방울을 떨어뜨린 후 목욕한다. 동량의 오일을 10 ㎖ 살구씨오일에 섞어서 마사지를 할 수도 있다. 또는 시프러스오일 2방울, 팔마로사 2방울, 산달나무오일 2방울을 욕조에 넣고 목욕하거나, 10 ㎖의 살구씨오일에 섞어서 흔든 후 마사지를 해도 좋다. 허브티로 안젤리카차를 먹으면 호르몬분비가 원활해진다.

3.8.4 주부습진

대부분의 주부들은 합성세제를 많이 사용하거나, 손을 물에 오래 담그게 되므로 습진

이 생기기 쉽다. 그런 경우에 건조시켜서 판매하는 독일카모밀 10 g과 금잔화꽃 10 g을 500 ㎖ 물에 넣고 끓여서 추출한 후에 그것을 1.5 ℓ 의 물에 희석(결국 2 ℓ 가 됨)시켜서 따뜻하게 한 후 10~15분간 손을 담근다. 증상이 심할 때는 매일 3회, 약하면 잠자기 전에 1회 실시한다. 허브크림은 금잔화오일 20 g에 벤자민 5방울을 떨어뜨려서 흔들어 사용한다. 이 때 꿀 5 g정도를 첨가해도 괜찮다.

3.8.5 햇빛에 탈 때

해수욕장이나 스키장 또는 골프장에서 약간의 방심으로 햇빛에 심하게 노출되어 피부가 손상되는 경우가 있다. 수포가 생기는 등 증상이 심하면 즉시 피부과 병원을 찾아가야 한다. 심하지 않은 경우에 목욕법은 라벤더 2방울, 카모밀오일 2방울을 넣고 목욕한다. 에어로졸법이 편리한데 250 ㎖의 깨끗한 물에 50방울의 라벤더오일을 넣고 흔들어서 탄 부분에 뿌려준다. 로션을 만들어 쓰고 싶은 사람은 15 ㎖의 알로에벨라겔과 15 ㎖의 St John's Wort를 혼합하고 여기에 카모밀 4방울, 라벤더 8방울, 제라늄 4방울을 떨어뜨려서 흔든 후 사용한다. 해수욕장 같은 곳에서 로션이 없을 때는 액상 요구르트를 약간 발라 주는 것도 한 가지 처방이다.

3.8.6 동계우울증

우울증은, 마치 긴 겨울에 동면을 하는 것 같다고 해서 유럽에서는 동계 우울증이라 한다. 특히 북유럽은 11월부터 3월까지 한 달에 2~3일 햇빛 보기가 어렵기 때문에 우울증이 더 심한 것 같다. 그래서 방에 불을 밝히고 빛요법(Light therapy)을 하면서 에센셜오일을 사용하면 효과가 있다. 한국에는 겨울에도 햇빛이 많지만, 밝은 날 좋아하는 음악을 크게 틀고 향기요법을 하면 좋으리라 본다.

목욕법은 장미오일 1방울, 오렌지오일 1방울, 그레이프푸르트 1방울, 제라늄이나 소나무오일 2방울을 욕조에 넣고 느긋하게 목욕을 한다. 목욕 후에 전신에 오일을 바를 수 있는데 20 ㎖의 살구씨오일에 페데그란오일 2방울, 이랑이랑 2방울, 오렌지오일 2방울, 산달오일 2방울, 프랑킨센스 1방울을 넣고 흔든 후 전신에 바른다.

아로마램프요법으로는 오렌지, 레몬, 그레이프푸르트, 베르가못, 팔마로사, 소나무, 시프러스, 몰약, 프랑킨센스, 생강 중에서 자기가 선호하는 것을 몇 가지 골라 사용한다. 그 외 쟈스민 1~2방울을 귀 뒤에 발라줘도 기분이 좋아진다.

이랑이랑과 쟈스민은 모든 우울증과 기분전환에 널리 쓰이는 오일이다.

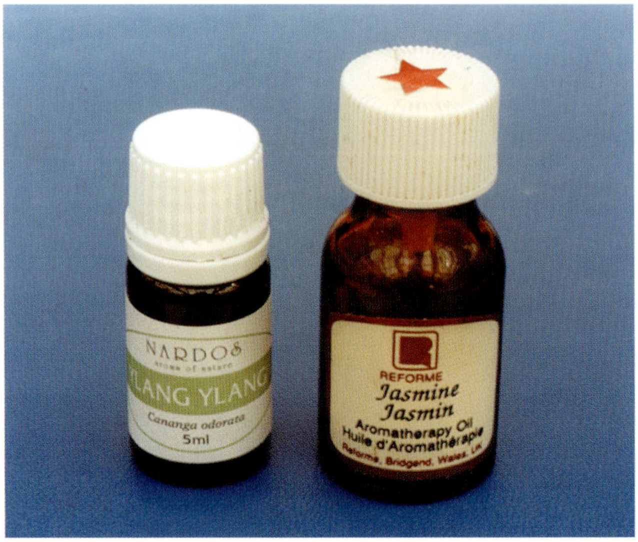

그림 117. 이랑이랑과 쟈스민오일(우울증 치료에 좋다)

3.8.7 꽃가루병

계절에 따라 개인차이가 있으나 꽃가루병으로 몹시 고생하는 사람이 있다. 어떤 사람은 봄에 꽃가루병을 앓지만, 다른 이는 가을 환절기에 고생을 하기도 한다. 이 때는 목욕법, 습포법, 흡입법 등으로 치료를 할 수 있으나, 개인차가 심하니 각각 알맞은 오일을 선택하는 것도 필요하다. 일반적인 처방을 보면 목욕법은 라벤더 2방울, 카모밀 1방울, 레몬 또는 제라늄오일 1방울을 욕조에 떨어뜨리고 목욕을 한다. 코의 윗 부분에 습포법을 이용하거나 귀 뒷쪽, 목부분에 마사지를 할 수 있다. 처방은 250㎖의 찬물에 라벤더오일 2방울, 카모밀이나 박하오일 1방울을 넣고 흔든 후에 거즈에 묻혀서 사용한다. 흡입법으로는 대야에 끓는 물을 담고 1방울의 시프러스나 소나무오일, 몰약 1방울, 박하오일 1방울을 넣고 수건으로 대야를 덮은 후 증기를 한쪽에서 마신다. 이 때 손수건에 물을 적셔서 코로 냄새를 맡아도 좋다.

3.8.8 여 드 름

얼굴에 나는 여드름을 치료하기 위해서는 산달오일 1방울, 팔마로사 2방울, 레몬오일 1방울, 라벤더 또는 카모밀 1방울 등 4가지를 15㎖의 헤이즐넛이나 살구씨오일에 희석해서 아침, 저녁으로 발라준다. 먼저 따뜻한 습포법으로 피부를 보호하면서 흡수되게 한 다음 다시 한번 더 발라준다. 얼굴사우나는 라벤더오일 1방울과 레몬 또는 쥬니퍼오일

1방울을 뜨거운 물에 넣고 발생하는 증기로 얼굴사우나를 한다. 보통 1주일에 3~4회 실시한다.

3.8.9 탈모방지

나이가 들면 탈모가 일어날 수 있다. 이를 방지하기 위해서는 tea-tree hydrolate 50 ㎖, tea-tree 2방울, 라벤더 6방울, 팔마로사 8방울, 레몬 4방울을 넣고 흔들어서 준비한다. 이것을 머리를 감고 난 다음에 몇 방울을 두피에 바르고 잘 마사지해 준다.

3.8.10 코고는 현상

유럽에서는 코고는 것을 방지하는 오일이 공급되고 있다. 그러나 국내에는 없기 때문에 만일 이용하고 싶으면 다음과 같은 에센셜오일로 처방을 할 수 있다. 자기 전에 따뜻한 한잔의 물에 레몬, 유카립투스, 라벤더, 박하를 각각 1~2방울씩 떨어뜨린 다음에 가글한다.

3.8.11 주름살 피부관리

화장품은 화학적인 반응만 하므로 얼굴을 근본적으로 치료하지는 못하고 문자 그대로 'make up'의 역할만을 한다. 그러나 에센셜오일은 피부 세포를 자극하여 재생을 시킬 뿐만 아니라 림프액을 촉진시켜 독성물질의 축적을 막고, 기름샘을 조절해서 피부를 건강하게 하며 피부에 기생하는 박테리아를 살균한다. 그 외 캐리어오일에 들어있는 식물성 성분이 노화를 억제하고 영양보습역할을 한다.

얼굴 마사지는 100% 순수한 최상급오일을 사용하며 캐리어오일 : 에센셜오일을 98 : 2의 비율로 섞어서 사용하며, 과민성 피부는 99 : 1의 비율을 택한다. 즉 캐리어오일 98 ㎖에 아로마테라피오일 40방울(2 ㎖)을 넣으면 2%가 되고, 20방울(1 ㎖)을 넣으면 내략 1%가 된다.

건성피부와 일반피부에 따라 처방을 달리하는 것이 원칙이다.

눈가 주름을 없애는 법(오. 1999)은 25세 미만은 저먼카모밀 1방울, 캐롯(당근)오일 1방울, 보레이지 2방울을 헤이즐넛오일 10 ㎖에 섞어서 사용한다.

40세 미만은 라벤더 2방울, 레몬 1방울, 비타민 E 캡슐 1개(250 I.U.), 캐롯 2방울을 헤이즐넛오일 10 ㎖에 섞는다.

45세 미만은 팔마로사 2방울, 라벤더 1방울, 비타민 E 캡슐 1개, 캐롯 3방울을 헤이즐

넛오일 10㎖에 타서 사용한다.

45세 이상은 라벤더 1방울, 레몬 1방울, 로즈 1방울, 캐롯 3방울에 비타민 E캡슐 2개, jojoba oil 5방울을 헤이즐넛오일 10㎖에 섞어서 마사지한다.

주름살을 없애 주기 위한 마사지오일은 40대는 네러리 10방울, 라벤더 10방울, 프랑킨센스 10방울, 로즈매리 2방울, 페널 10방울, 레몬 3방울, 캐롯 10방울, 달맞이꽃(이브닝프림로즈) 10방울에 헤이즐넛, 아몬드, 소맥배아유(휫점오일) 가운데 하나를 혼합해서 30㎖를 만들어서 마사지한다.

Messing(1998)법에 의하면 jojoba oil(또는 아보가도오일)과 소맥배아유를 3 : 1로 섞은 후 프랑킨센스와 네러리를 각각 서너 방울 떨어뜨린 후 사용하면 주름이 생기는 것을 방지할 수 있다고 한다.

〈참 고 문 헌〉

1) Becker-Dillingen, J. 1956. Handbuch des gesamten Gemüsebau. Paul Parey.
2) Boros, G. 1966. Unsere Küchen- und Gewürzkräuter. Verlag Eugen Ulmer, Stuttgart.
3) Braun, H. and D. Frohne. 1994. Heilpflanzenlexikon, 6. Auflage, Gustav-Fischer-Verlag, Stuttgart.
4) Bremness, L. 1988. The complete book of herbs. Dorling Kindersley, London.
5) Bundessortenamt. 1996. Heil- und Gewürzpflanzen (Beschreibende Sortenliste. 1996) Landbuch-Verlag.
6) Dachler, M. and Pelzmann. H. 1989. Heil- und Gewürzpflanzen. Österreichischer Agrarverlag, Wien.
7) FAO. 2000. Statistical Database.
8) Farrell. K. F. 1985. Spices condiments and seasonings. AVI Book.
9) Haas, H. 1991. Arzneipflanzenkunde, Bl-Wissenschaftsverlag, Mannheim.
10) Keville, K. 1997. Herbs. Barnes & Noble Books.
11) Kowalchik, C and W. H. Hylton. 1987. Illustrated encyclopedia of herbs. Rodale Press.
12) Kreuter, M. L. 1979. Kräuter Gewürze aus dem eigenen Garten. BLV Gartenbauberater.
13) Lawless, J. 1995. Essential oils. Barnes & Noble.
14) Lee. M. J. 2001. Production of functional Korean-mint (*Agastache rugosa*) by slenium in hydroponic culture. Dissertation, Korea Uni.
15) Melchior, H. and H. Kastner. 1974. Gewürze. Verlag Paul Parey.
16) Messing, N. 1998. Praxisbuch der heilenden Õle. Verlag Peter Erd.
17) Müller, E. 1999. 100 Heilpflanzen selbst gezogen. Leopold Stocker.
18) Oyen L.P.A. and Dung Nguyen Xuan. 1999. Plant Resources of South-East Asia No. 19 Essential-oil plants. Prosea.
19) Reader:s Digest. 1990. Magic and medicine of plants The Reader:s Digest Association. Inc.
20) Schauenberg, P. F. Paris. 1975. Heilpflanzen. BLV Verlagsgesell.
21) Von Braunschweig, R. 1996. Teebaum-Öle. Gräfe und Unzer Verlag.
22) Whitton, S. 1997. Ätherische Öle & Essenzen. Könemann.
23) Wilson, R. 1980. Aromatherapy for vibrant health and beauty. Avery Pub.
24) 林眞一郎. 1998. アロマテラピー. 主婦の友社.
25) 田中靜一. 1991. 中國食物事典. 紫田書社.
26) 掘田滿萊. 1989. 世界有用植物事典. 平凡社.
27) 武政三男. 1977. スパイス 百科事典. 三琇書房.
28) 陽川昌範. 1998. ハーブの科學. 養賢堂.
29) 김충호, 박권우. 2001. 국내주요호텔의 서양채소 및 허브의 연간 수요도 변화. 원과지. 19(1) : 85.
30) 박권우. 1986. 서양채소론. 고대출판부.
31) 박권우, 김영식. 1984. 품종, 뇨소엽면시비 그리고 식물부위가 채소 및 조미료식물의 질산염 함량에 미치

는 영향. 고대농림농집. 24 : 87-91.
32) 박권우, 류경오. 2000. 모듬쌈채. 허브월드.
33) 박권우, 박성옥. 2001. 레몬밤의 발아력 증진과 최적 발근조건 구명을 통한 번식체계 개발. 원과지. 19(1) : 53.
34) 서은주. 1998. 수경 바실의 생육과 정유함량에 미치는 무기성분 및 생육조건의 영향. 고려대 박사학위 논문.
35) 신애자, 박권우. 2001. 국내허브산업 및 아로마테라피 현황. 원과지. 19(1) : 139.
35) 신애자. 2000. 국내허브산업 및 아로마테라피의 현황과 발전방향. 고려대 석사학위논문. pp 1~53.
36) 오홍근. 1997. 아로마건강법. 도솔.
37) 이문정. 2001. 수경재배시 셀레니움에 의한 기능성 방애잎 생산(영문), 고려대 박사학위 논문.
38) 이우승. 1994. 한국의 채소. 경북대출판부.
39) 이종노. 1999. 몇가지 허브의 발근에 미치는 삽수 및 상토의 영향. 고려대 자연자원대 석사학위 논문.

– 찾아보기 –

(가)

(나)

(다)

(라)

(마)

(바)

(사)

(아)

(자)

– INDEX –

(A)

(B)

(C)

(D)

(E)

(F)

(G)

개정판
허브 및 아로마테라피

2007년 3월 15일 개정판 1쇄 발행
2012년 8월 20일 2쇄 발행
값 30,000원

저 자 박 권 우
발행자 양 희 돌

경기도 고양시 일산서구 덕이동 408-4
發行處 先 進 文 化 社
〈등록제410-2005-000040호〉
ISBN 978-89-7392-248-2 92520

☏(031)925-8237・8238, FAX 925-8239